KB090715

그림으로 이해하는 인체 이야기

영양학의 기본

와타나베 쇼 감수 차원 감역 양지영 옮김

BM (주)도서출판 성안당

들어가며

이 책은 오랜 시간 관심을 가져온 병리학, 면역학, 영양학, 공중위생학 등을 바탕으로 국립건강영양연구소 이사장으로 몸담았던 식육추진위원의 경험까지 활용해서 영양학에 뜻을 둔 사람들이 영양학이라는 학문을 전체적으로 조감할 수 있게 구성했다.

현대사회에서 영양은 여러 방면에 두루 걸쳐 있는 중요한 문제이다. 음식이 만들어지고 공급되는 과정과 배경을 이해해야 하고, 지구 환경이 악화되는 상황에서 '의료·식·농·환경'을 하나의 문제로 바라봐야 한다. 그리고 TPP(환태평양경제동반자협정)와 같은 국제적 합의를 준수하면서 공정무역으로 저개발국가의 농민과 어민을 착취하지 않도록 배려와 관심을 가져야 한다. 게다가 건강한 생활을 영위하기 위해서는 안전과 안심이 보장되는 식재료 확보도 중요하다.

이 책에서는 생화학과 생리학에만 치우치지 않도록 영양소를 꼼꼼하게 따질 뿐만 아니라, 식품을 기본으로 한 영양학과 식사까지 제시하여 몸은 물론 마음도 건강하게 키우는 이상적인 영양학의 방안을 제시한다. 그 근저에는 건강 유지를 위한 일본의 전통적 식양생(食養生) 사상을 빼놓을 수 없다. 그리고 전쟁 전과 후는 물론 전쟁 중에 활약한 영양학 관계자의 업적도 되짚어 보고 있다.

특히 "무엇을 얼마나 먹으면 좋을까?"라는 질문에는 현장에서 활동하는 영양사에게 도움이 되도록 기본식은 현미·채식으로, 반찬은 '마고타치와야사시이(대두, 참깨, 달걀, 우유, 미역, 채소, 육류, 어류, 버섯, 감자류 등의 머리글자만 따서 기억하기 쉽게 만든 슬로건—역주)'로 분류하고, 필요한 에너지 섭취량은 '체중×0.4단위'로 계산하는 등 다수의 실천적인 지혜를 소개했다. 이에 건강하게 장수를 누리는 미래를 준비하는 데 도움이 될 것이다.

독자 여러분에게 이 책이 영양학에 흥미를 더하는 계기가 되어 관리영양사 또는 식품지도사로 성장할 수 있기를 바란다.

공익사단법인 생명과학진흥회 이사장 / 일본 종합의학회 회장

와타나베 쇼

3장 _ 물 · 체액 · 혈액의 기능 ·········· 73

4장 _ 3대 영양소와 대사 ·········· 85

이 책을 보는 방법

영양학이해

영양섭취와 건강보조식품

POINT

- 건강보조식품은 건강을 유지하고 질병의 위험성을 줄이기 위해 복용한다.
- 전체적인 균형 면에서는 건강보조식품보다 식물로 섭취하는 편이 좋다.
- 좋은 면과 나쁜 면을 모두 가진 식품이니 주의한다.

식사 보조를 위해 이용

건강보조식품은 비타민과 무기질 등의 성분을 응축해서 정제나 캡슐 형태로 압축하여 만든 건강보조식품이다. 질병의 치료가 목적인 의약품과는 달리 미병(未病)의 단계에서 건강을 회복하기 위해 사용된다.

예를 들면, 폴리페놀의 일종인 케르세틴에는 강압효과, 크산토릴룸는 항염증 효과가 인정받고 있다. 또한 비타민 유사물질인 콜린, 이노시톨, 코엔자임Q10, 비타민 U 등에는 피로감, 체력 저하를 개선하는 효과가 있다는 연구 결과가 있다.

그러나 효과가 보증된 것은 극히 소수이다. 게다가 체내흡수율을 생각하면 앞에 열거된 성분을 건강보조식품보다는 평소 식사로 섭취하는 편이 효과적이다. 건강보조식품은 영양이 부족할 때 돕는 보조식품일 뿐 결코 식사 대용은 아니다.

대량섭취나 약과의 병행에 주의

다양한 종류의 건강보조식품을 알기 쉽게 정리한 것이 건강보조식품 지도(오른쪽 그림 참조)이다. 모두 대량으로 섭취하거나 약과 병행해서 복용하면 부작용을 일으킬 수 있다. 또한 건강보조식품에는 긍정적인 면과 부정적인 면을 모두 가진 것이 있다. 예를 들면, 식이섬유에는 암이나 혈관장애의 발병을 억제하는 효과가 있는 한편 다른 영양소를 배출해버리는 부작용도 있다. 어떤 건강보조식품이든 섭취할 때는 우선 약사나 의사와 상담한다.

38

시험에 나오는 어구

건강보조식품
영양보조식품, Supplement가 추가, 보충을 의미하는 것처럼 부족한 비타민이나 무기질 등의 성분을 보충해서 섭취하는 것. 치료 목적인 의약품과는 달리 건강 유지나 질병의 위험성을 줄일 목적으로 사용한다.

키워드

미병(未病)
동양의학의 개념으로 병에 걸린 것은 아니나 방치하면 병이 될 상태. 구체적으로 말하면 검사 수치에는 이상이 있지만 증상은 없거나 또는 2015년부터는 건강보조식품에 대한 표시에 기능성표시가 추가되었다. ...정해진...

메모

기능성식품과의 차이
기능성식품이란 인체에 대한 작용이나 효과가 인정된 것. 특정 효과를 콜로이드...다. 2015년부터는 건강보조식품에 대한 ...정해진 일정한 ...요건...

POINT
본문에서 학습한 내용의 포인트를 정리한다.

시험에 나오는 어구
자격증 시험의 출제 가능성이 높은 용어를 콕 짚어 준다.

키워드
본문의 중요한 용어나 어려운 용어 해설.

메모
본문에서 사용한 용어의 보충이나 내용에 관련된 정보 게재.

식욕 조절의 메커니즘

뇌의 시상하부에 존재하는 식욕중추와 만복중추는 한쪽이 활동하고 있으면 다른 한쪽의 기능이 억제된다.

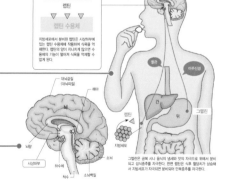

3장 영양의 기초지식

시상하부(만복중추)

렙틴

렙틴 수용체

지방세포에서 분비된 렙틴은 시상하부에 있는 렙틴 수용체에 작용하여 식욕을 억제한다. 렙틴의 양이 지나치게 많으면 수용체가 없어 식욕을 억제할 수 없게 된다.

혈관

미주신경

대뇌겉질
(대뇌피질)

해마

간

렙틴

위

그렐린

뇌

지방세포

뇌량

시상하부

하수체

소뇌

척수

소뇌겉질

그렐린은 공복 시나 음식의 냄새와 맛의 자극으로 위에서 분비되고 식욕중추를 자극한다. 한편 렙틴은 식후 혈당치가 상승해서 지방세포가 자극되면 분비되어 만복중추를 자극한다.

컬러 일러스트와 해설
구조나 시스템을 치밀한 일러스트와 캡션을 이용해 시각적으로 해설한다.

일러스트 해설
부위나 기능을 확대해서 더욱 상세하게 설명한다.

미니 칼럼
영양학과 운동에 관한 정보를 소개한다.

Athletics Column

운동 직후에 식욕이 감퇴하는 이유

식사 전에 운동하면 간에 축적됐던 그렐린이 에너지로 사용되면서 일시적으로 혈당치가 높아진다. 혈당치는 식사를 해도 높아지기 때문에 몸은 음식물을 섭취했다고 착각해서 식욕이 감소한다. 또한 운동하면 식욕을 자극하는 그 그렐린이라는 호르몬의 분비가 줄어들기 때문에 실제로는 배가 고파도 고프다고 느끼지 못한다. 그렐린은 운동의 강도가 셀수록 줄어드면서 식욕감퇴의 강도가 높아진다는데 이런 효과는 운동 후 1시간 정도 지속된다. 따라서 배고플 때 가볍게 운동을 하면 식욕이 억제될 뿐만 아니라 여분의 에너지까지 연소할 수 있어서 다이어트에 효과적이다.

19

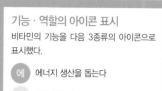

기능 · 역할의 아이콘 표시
비타민의 기능을 다음 3종류의 아이콘으로
표시했다.

에 에너지 생산을 돕는다

체 몸을 만든다

기 기능성이 있다

※ 제5장 「비타민의 종류와 기능」,
제6장 「무기질과 기타 영양소의 기능」의
내용을 보는 방법.

섭취 표준
각 영양소의 1일 섭취량을 〈일본인 식사 섭취
기준(2015)〉을 참고해서 연령별로 게재했다.

비타민 B₁₂

에 체 기

POINT
* 조효소로 단백질 합성이나 에너지생산을 돕는다.
* 세포분열에 필요한 핵산을 합성하며 조혈작용을 돕는다.
* 중추신경의 기능 유지나 개선에 작용한다.

동물성에 많이 함유되어 체내에서 조효소로

비타민 B₁₂는 구성성분 1개에 무기질인 코발트를 가지고 있어서 코발라
민이라고도 한다. 간이나 어패류 등 동물성식품에 많지만, 식물성식품에는
거의 없다.

비타민 B₁₂는 체내에서 아데노실코발라민과 메틸코발라민으로 변화되어
조효소로 기능한다.

조효소의 기능과 결핍증

조효소는 엽산과 더불어 아미노산대사에 관여하고 단백질 합성과 에너지
생산을 돕는다. 또한 비타민 B₁₂와 엽산은 핵산의 합성에도 관여한다. 핵산
은 세포분열에 꼭 필요한 성분으로, 적혈구를 합성해서 적수나 위장의 점막
등의 조직 생성을 돕는다. 적혈구는 언제나 골수에서 만들어지기 때문에
비타민 B₁₂ 또는 엽산이 부족해지면 적혈구의 생산이 정체되어 악성빈혈(거
대적혈구빈혈)이 발병의 원인이 된다.

또한 비타민 B₁₂에는 뇌와 척수로 이루어진 중추신경의 기능을 정상적으
로 유지하며 개선하는 기능도 있다. 비타민 B₁₂를 투여해서 수면장애가
개선되었다는 증례도 있다.

결핍은 극단적으로 편식이 심한 경우가 아니라면 발생하기 어렵지만,
고령자나 철저한 채식을 하는 사람은 비타민 B₁₂의 흡수가 원활하지 않으므로 주의
가 필요하다. 악성빈혈인 경우에는 전신피로, 현기증, 두근거림, 식욕부진
의 증상이 나타난다.

과잉섭취의 염려는 거의 없다.

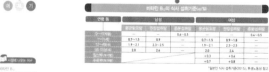

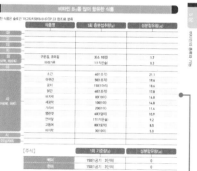

섭취 요령
본문에서 설명한 영양소가 어떤
식품에 함유되고 어떻게 먹으면
효과적인지, 영양소의 섭취 요
령을 소개하고 있다.

영양소를 많이 함유한 식품의 기준
각 영양소의 섭취량 기준은 주식+9품목
으로 균형 잡힌 영양소를 섭취할 수 있도
록 '마고타치와야사시이'의 분류에 따라 이
책의 독자적인 계산법으로 산출했다. 실제
조리할 때도 참고하기 쉽게 만들었다.

※성분 함유량은 「일본 식품 표준성분표 2015(7
차 개정)」을 참고로 산출했다.

마 콩 · 콩가공제품
고 참깨 · 견과류
타 달걀
치 우유 · 유제품
와 미역 · 해조류
야 채소 · 과일
사 어패류 · 육류
시 버섯류
이 감자류
주식 흰쌀 · 현미

몸과 영양의
기초지식

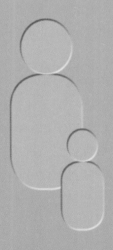

몸과 영양

지구환경과 먹거리

- 지구환경을 지키려면 로컬푸드 구매로 '지산지소(地産地消)'를 실천해서 푸드마일리지를 줄여야 한다.
- 동시에 개개인이 평소 음식쓰레기 줄이기에 관심을 가져야 한다.

일본의 푸드마일리지는 세계 최하위

지구가 삶의 터전인 우리 인간에게 지구환경을 지키는 일은 큰 테마 중 하나이다. 우리가 먹는 식품은 지구에서 생육된 것이긴 해도, 그 식재료를 먼 곳에서 운반하는 일은 지구환경에는 큰 부담이다. 이것을 수치로 나타낸 것이 푸드마일리지(Food Miles)이다.

푸드마일리지는 수입량(t)×운송거리(km)로 산출되어 식재료의 생산지와 소비지가 가까울수록 수치가 작아지고, 반대로 멀수록 커진다. 일본 푸드마일리지는 2001년 추산 결과 국민 1인당 7,093(t·km), 총량 약 9,000억 (t·km)으로 수치가 눈에 띌 정도로 세계 최하위였다. 그 요인은 일본 식재료 자급률이 낮다는 점과 이를 보충하기 위해 해외에서 대량의 식재료를 수입한다는 점이다.

실제로 일본 식량자급률은 칼로리 기준이나 생산액 기준 전체 선진국 중 최저 수준이다. 푸드마일리지의 수치를 조금이라도 줄이기 위해서 권장되는 것이 지역 생산물을 지역에서 소비하자는 지산지소(地産地消)이다. 지역의 농업 활성화를 위해서도 지산지소의 확대에 거는 기대가 크다.

한편 일본에서는 연간 약 1,700만t의 식품 폐기물이 배출되는데, 그중에는 아직 먹을 수 있는데 폐기되는 음식물 쓰레기가 약 500~800만t이라고 한다.

우리는 영양을 의식하면서 동시에 지구환경도 염두에 두고 친지구적 식량의 입수 방법과 획득한 식재료를 쌀 한 톨 버리지 않고 활용할 수 있는 방법을 최선을 다해 고민하고 실천해야 한다.

시험에 나오는 어구

푸드마일리지
1994년에 영국의 환경운동가 팀 랭(Tim Lang)이 제시한 개념. 이산화탄소 배출이 환경에 미치는 영향 정도를 식량의 양과 운송 거리를 곱해 수치로 표시한다.

키워드

식량자급률
식량 소비가 국내 농업생산으로 어느 정도 공급되고 있는지를 나타내는 지표. 그것을 칼로리와 금액으로 환산한 것이 칼로리 기준과 생산액 기준의 식량자급률이다.

국가별 푸드마일리지 비교(품목별)

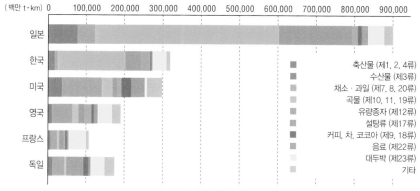

나카다 테쓰야 『푸드마일리지 - 당신의 음식이 지구를 바꾼다』, 일본평론사, 2007

선진국의 식량자급률

다른 선진국(미국 127%, 프랑스 129%, 독일 92%, 영국 72%)과 비교해보면 일본의 식량자급률(칼로리 기준)은 최저 수준이다.

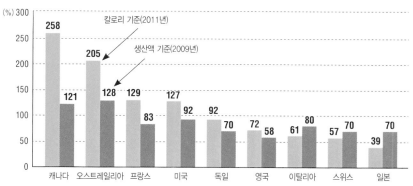

※일본 농림수산성 「식품수급표」, FAO "Food Balance Sheets" 등을 토대로 농림수산성에서 추산
(알코올류 등은 포함되지 않음).

식량자급률은 칼로리 기준이 일반적이다

식량 전체의 자급률을 나타내는 지표에는 칼로리 기준과 생산액 기준이 있다. 칼로리 기준은 식량 생산율을 칼로리로 환산해서 1인 1일당 국내 생산품 칼로리를 하루에 소비한 칼로리 총량으로 나누어 산출한다. 생산액 기준은 생산량을 가격으로 환산해서 국내에 소비된 식량 금액으로 나누어 산출하는데, 수치가 가격에 따라 좌우되기 때문에 일반적으로 칼로리 기준 수치를 이용한다.

영양학의 역사 ①

- 영양학은 '의학의 아버지'인 히포크라테스에서 시작되었다고 한다.
- 로마 시대 갈레노스는 해부를 통해 장기로 흐르는 혈액의 흐름을 나타내었다.
- 18세기 후반에 라부아지에가 호흡과 연소는 동일한 현상이라는 사실을 증명했다.

의학, 자연과학과 밀접하게 관계된 영양학

영양학은 생물학을 기본으로 의학과 자연과학의 진보와 함께 발전했다. 영양학은 고대 그리스 의학자 '의학의 아버지'로 불리는 히포크라테스(Hippocrates, 기원전 460년~375년경)에 의해 시작되었다고 전해진다. 히포크라테스는 "음식으로 고칠 수 없는 병은 의사도 고칠 수 없다", "음식이 곧 약이고 약이 곧 음식이다"와 같은 많은 명언을 남겼다. 지금으로부터 2500년 전에 이미 인간에게 식사가 얼마나 중요한지를 이해하고 널리 알리려고 애썼다.

로마 시대에 의사로 활약한 갈레노스(Claudios Galenos, 130년~200년경)는 해부학의 창시자로 불리며 장기와 혈액의 관계를 나타내었다. 또한 섭취한 음식물이 생체 내에서 열로 쓰인다고 생각하여 식이요법의 중요성을 역설했다. 이후 그리스 로마 의학과 식사요법을 중시하는 인식은 18세기까지 이어졌다.

18세기 후반에는 프랑스 앙투안로랑 드 라부아지에(Antoine Laurent de Lavoisier, 1743~1794)가 호흡으로 인해 유기물(음식)이 연소해서 탄소가스와 물로 변한다는 사실을 증명했다. 이것이 에너지대사의 개념을 확립하는 계기가 되었다. 1827년에는 영국의 윌리엄 프라우트(William Prout, 1785~1850)가 우유의 성분을 당질, 단백질, 지질로 분리하는 데 성공했다.

미국의 월버 올린 애트워터(Wilbur Olin Atwater, 1844~1907)는 당질, 단백질, 지질 1g 당의 에너지양을 각각 4kcal, 4kcal, 9kcal로 칼로리 기준을 만들었는데, 이것이 애트워터 계수이다.

시험에 나오는 어구

히포크라테스
과학에 근거해서 의학의 기초를 만들어 '의학의 아버지'라 불린다. 제자들이 편집한 『히포크라테스 전집』 중 '히포크라테스 선서'에는 의사의 윤리와 임무가 적혀 있는데, 이 선서문은 현대 의학교육으로 계승되고 있다.

키워드

라부아지에
질량불변의 원리와 연소이론을 발표. 유기물이 연소하여 이산화탄소와 물이 생성된다는 에너지대사의 기초를 구축했고, '근대영양학의 창시자'로 불린다.

영양학 역사상 중요한 사건

연대	인물	나라	주요내용
기원전 400년경	히포크라테스	그리스	질병의 중요한 요소로 혈액, 점액, 담즙, 흑담즙을 제창. 식이요법의 중요성을 주장
2세기경	클라우디오스 갈레노스	로마	섭취한 음식물은 생체 내의 열로 이용된다고 생각했고, 식이요법을 중요시함
15세기경	파라켈수스	스위스	자연 관찰과 실험을 기반으로 한 의학을 제창했다. 의학에 화학을 도입하여 금속화학물로 의약품을 만듦
1614	산토리오	이탈리아	섭취한 음식물과 배변량은 피부와 호흡을 통해 증발하는 불감증설(느끼지 못하는 땀)을 포함하면 똑같아진다는 사실을 측정하여 증명
1748	요한 고틀리브 간	스웨덴	뼈의 주성분이 칼슘과 인이라는 사실을 발견
1753	제임스 린드	영국	괴혈병의 원인이 신선한 채소와 과일의 부족이라는 인과관계를 임상실험을 통해 밝히고 논문으로 발표
1785	앙투안로랑 드 라부아지에	프랑스	호흡으로 들이마신 산소의 81%는 탄소가스로, 19%는 수소와 결합하여 물이 된다는 현상을 발견
18세기 후반	라차로 스팔란차니	이탈리아	위액이 음식물의 소화를 돕는다는 사실을 발견
1812	키리히호프	러시아	전분을 약산으로 익히면 포도당으로 분해된다는 현상을 발견
1814	미셸 슈브릴	프랑스	중성지방은 지방산과 글리세롤로 구성된다는 사실을 증명했고, 담즙에서 콜레스테롤을 분리하는 데도 성공
1827	윌리엄 프라우트	영국	우유 성분에서 당질, 단백질, 지질의 3대 영양소를 분리
1831	룩스	독일	전분이 침에 의해 당으로 변한다는 사실을 증명
1833	앙셀름 파얜과 장 프랑수아 페르소	프랑스	보리의 맥아(엿기름)의 추출액에서 전분을 포도당으로 바꾸는 물질을 발견하여 디아스타아제로 명명
1838	헤라르뒤스 요하네스 멀더	네덜란드	단백질 구성성분을 밝히고 단백질을 '프로테인'으로 명명
1844	슈미트	러시아	전분, 자당, 젖당 등을 탄수화물로 명명
1873	포스터	독일	생명유지에는 미네랄이 필수이고, 식물로 섭취해야 할 필요성을 발표
1883	윌버 올린 애트워터	미국	봄베열량계를 개량해서 식품의 함유열량을 측정하여 애트워터 계수를 정함
1906	프레더릭 가울랜드 홉킨스 등	영국	필수아미노산의 생리적인 효과를 확인
1911	카지미르 풍크	폴란드	쌀겨에서 각기병을 예방하는 인자를 추출하여 비타민으로 명명
1915	앨머 맥컬럼	미국	비타민을 지용성과 수용성으로 분류
1936	윌리엄 커밍 로즈	미국	성인에게 필요한 필수아미노산 8종류와 필요량을 결정
1937	한스 애돌프 크레브스	독일	피루브산을 연소시켜 에너지를 만들어내는 TCA회로를 발견했다. 크레브스 회로라고도 함

영양학의 역사 ②

- 영국의 프레더릭 가울랜드 홉킨스가 3대 영양소 외에도 영양소가 있다는 사실을 증명했다.
- 각기병의 원인과 치료 방법을 찾는 과정에서 발견된 쌀겨 성분에 비타민이라는 이름을 붙였다.

세계 최초로 비타민을 추출한 스즈키 우메타로

3대 영양소(지질, 당질, 단백질) 중 지질은 1814년에 프랑스의 미셸 슈브뢸((Michel Eugène Chevreul, 1786~1899)이 지방산과 글리세롤의 결합으로 트리아실글리세롤(중성지방)이 만들어진다는 것을 증명했다. 당질은 1831년 독일의 룩스(Luchs, 1800~1837)가 전분이 침에 의해 당으로 변한다는 사실을 발견했고, 1833년에 프랑스의 앙셀름 파얜(Anselme Payen, 1795~1871)과 장 프랑수아 페르소(Jean Francois Persoz, 1805~1868)는 전분을 포도당으로 바꾸는 성분을 발견하고 디아스타아제라고 명명했다. 단백질은 1906년에 영국의 프레더릭 가울랜드 홉킨스(Frederick Gowland Hopkins, 1861~1947) 등이 필수 아미노산의 생리적인 효과를 확인했고, 1936년에는 윌리엄 커밍 로즈(William Cumming Rose, 1887~1985)가 필수아미노산과 비필수아미노산으로 분류하는 데 성공했다.

홉킨스는 3대 영양소 외에 필요한 영양성분이 있다는 사실을 증명하여 비타민 발견의 발판을 마련하였다. 비타민 연구는 19세기 말엽부터 각기병의 원인 규명에서 더 진전하여 1897년에는 네덜란드의 크리스티안 에이크만(Christiaan Eijkman, 1858~1939)이 각기병과 유사한 증상에 걸린 닭에게 쌀겨를 먹이자 병이 호전되었다는 사실을 발견했다. 일본에서는 1910년에 스즈키 우메타로(鈴木梅太郎, 1874~1943)가 쌀겨에서 추출한 성분을 오리자닌이라고 명명했지만, 논문 발표의 지연으로 1911년에 쌀겨의 성분에 비타민(현재의 비타민 B_1)이라고 이름을 붙인 폴란드의 카지미르 풍크(Casimir Funk, 1884~1967)가 최초 사용자가 되었다. 이후 괴혈병이나 펠라그라 등의 원인 규명을 통해 계속해서 비타민이 발견되었다. 더불어 미량성분의 무기질도 19세기에 들어서 발견되면서 그 중요성이 밝혀지기 시작했다.

시험에 나오는 어구

각기병
비타민 B_1의 결핍증. 일본에서는 에도시대(1603~1868년)에 서민의 생활이 윤택해지고 주식을 현미에서 백미로 바꾸면서 대유행이 시작되었다. 이후 각기병의 원인을 규명하는 것을 통해 일본의 영양학이 발전했다.

키워드

괴혈병
비타민 C의 결핍증. 모세혈관이 약해져서 피부나 잇몸 등 전신 모세혈관에서 출혈이 심해지는 병이다.

펠라그라
나이아신(니코틴산)의 결핍증. 얼굴이나 손에 홍반이 나타나거나 구강 점막에 염증이 생기거나 한다. 증상이 심해지면 환각이나 환청 등 신경성 장애가 나타난다. 과거에는 남미 지역과 같이 트립토판이 없는 옥수수를 주식으로 하는 민족에서 많이 발생했다.

비타민 발견의 역사

종류		연대	주요내용
지용성 비타민	비타민 A	1915년	앨버 맥컬럼(Elmer McCollum, 미국)등이 처음으로 지용성 비타민의 존재를 증명. 지방에 녹는 것을 지용성 A, 물에 녹는 것을 수용성 B로 명명
		1920년	드러몬드(Jack Cecil Drummond, 영국)가 지용성 A를 비타민 A라고 명명
	비타민 D	1918년	멜란비(Edward Mellanby, 영국) 등이 강아지 실험으로 구루병의 예방인자를 발견
		1922년	앨버 맥컬럼(미국)이 예방인자를 비타민 D라고 명명
	비타민 E	1922년	에반스(Herbert M. Evans, 미국)와 비숍(Katharine S. Bishop, 미국)은 실험용 흰쥐의 불임예방인자를 발견
		1924년	슈어(Bennet Sure, 미국)는 항불임인자를 비타민 E라고 명명
	비타민 K	1929년	헨릭 댐(Carl Peter Henrik Dam, 덴마크)은 병아리 실험을 통해 혈액응고인자에 필요한 인자를 발견, 비타민 K라고 명명
수용성 비타민	비타민 B₁	1884년	다카키 카네히로(高木兼寛, 일본)는 각기병의 원인이 식사에 있다는 것을 증명. 해군의 식사를 개선하여 각기병 예방에 성공
		1897년	네덜란드의 에이크만은 각기병과 유사한 증상에 걸린 닭의 먹이에 쌀겨를 섞으면 치료된다는 사실을 증명
		1910년	스즈키 우메타로가 쌀겨에서 각기병에 효과가 있는 티아민(나중에 오리자닌이라고 명명)을 분리
		1911년	폴란드의 풍크는 쌀겨에서 각기병에 효과가 있는 성분을 추출하여 비타민이라고 명명
		1920년	영국의 드러몬드의 제안으로 비타민이라고 명명
		1927년	비타민 B 중에서 열에 불안정한 성분을 비타민 B₁이라고 명명
	비타민 B₂	1926년	셔먼(H.C. Sherman, 미국)이 비타민 B 중에서 가열을 해도 파괴되지 않는 성장촉진작용성분을 발견
		1933년	쿤(Richard Kuhn, 독일) 등이 비타민 B₂를 분리. 비타민 B와 비슷한 역할을 하지만 두 번째로 발견되었다고 해서 비타민 B₂라고 명명
	나이아신	1914년	조셉 골드버거(Joseph Goldberger, 미국) 등은 역학실험을 통해 펠라그라의 원인이 식사에 있다는 사실을 밝힘
		1937년	엘라비엠(Elvehjem et al, 미국) 등은 니코틴산 투여로 개의 펠라그라를 치료하고 동물의 간에서 니코틴산을 발견
	비타민 B₆	1934년	헝가리 출신의 센트죄르지(Szent–Györgyi Albert)는 실험용 쥐의 피부염의 예방인자를 발견하고 비타민 B₆라고 명명
		1938년	쿤 등이 비타민 B₆를 분리
	비타민 B₁₂	1948년	악성 빈혈을 연구하던 중에 폴커스(Karl A. Folkers, 미국) 등이 비타민 B₁₂를 발견하고 분리
	엽산	1931년	루시 윌스(Lucy Wills, 영국)가 거대적아구성 빈혈 연구를 통해 예방인자를 발견하고 비타민 M으로 명명
		1941년	미첼(Herschel K. Mitchell, 미국) 등이 시금치에서 항빈혈인자를 발견하여 엽산이라고 명명
	비오틴	1935년	괴글(Fritz Kögl, 네덜란드) 등이 피부염을 개선하는 인자를 난황에서 발견하고 비오틴으로 명명
	판토텐산	1933년	윌리엄(Roger Williams, 미국) 등이 효모의 성장에 필요한 성분으로 바이오스라는 물질을 발견하고, 그 속에 판토텐산이 있다고 지적
		1939년	쥬크스(Thomas Hughes Jukes, 미국) 등이 닭의 피부염 예방인자로 판토텐산을 발견
	비타민 C	1747년	해군 군의관 제임스 린드(James Lind, 영국)가 선원에게 레몬과 오렌지를 먹인 결과로 괴혈병이 치료되는 것을 발견
		1920년	드럼먼드(Sir Jack Cecil Drummond, 영국)는 오렌지 과즙에서 괴혈병의 예방인자를 분리해서 비타민 C로 부를 것을 제안

몸과 영양

식욕의 구조

 POINT

- 식욕은 뇌의 시상하부에서 조절된다.
- 위에서 그렐린이 분비되면 섭식중추가 자극을 받아 식욕이 생긴다.
- 식사 후 지방세포에서 렙틴이 분비되면 식욕이 억제된다.

식욕은 뇌의 섭식중추와 만복중추에서 조절

인간에게는 '먹고 싶다'는 의욕을 일으키는 섭식중추(공복중추)와 '배가 부르다'고 느끼는 만복중추가 있다. 둘 다 뇌의 시상하부에 존재하며 여러 가지 호르몬과 신경전달물질의 자극을 받으면서 식욕을 조절한다.

식욕을 증진하는 그렐린과 억제하는 렙틴

식욕은 오감과 환경에 자극을 받지만, 그중에서도 시각, 후각, 미각은 중요하다. 요리의 색깔이나 그릇에 담긴 모양 등의 시각적 효과, 음식 냄새로 인한 후각의 자극, 적당한 온도로 맛있게 조리된 미각의 자극 등이 대뇌의 복잡한 네트워크를 거쳐 위와 장 그리고 섭식중추를 자극한다. 위를 자극할 때 분비되는 물질이 펩티드 호르몬인 그렐린이다. 그렐린이 분비되면 미주신경을 경유해 섭식중추를 자극해서 식욕을 증진한다.

한편 식욕 억제에 작용하는 것이 렙틴이라는 호르몬이다. 식사를 하면 혈당치가 상승하고 지방세포가 자극을 받아 렙틴이 분비된다. 렙틴은 혈액속을 지나 만복중추에 있는 렙틴 수용체에 작용하여 식욕을 억제한다. 렙틴은 교감신경에도 작용하여 지방의 축적을 억제하고 에너지 소비를 촉진하는 기능도 있다.

렙틴은 지방세포의 수가 많을수록 분비량도 많은데, 한꺼번에 대량의 렙틴이 뇌로 보내지면 렙틴 수용체의 기능이 떨어져 식욕을 억제할 수 없게 된다. 비만한 사람일수록 식욕을 억제하지 못하는 이유가 여기에 있다.

 시험에 나오는 어구

렙틴
그리스어로 '마르다'라는 의미가 있는 호르몬이다. 체지방의 지방세포에서 분비되어 시상하부의 수용체에 작용하여 식욕을 억제한다.

키워드

그렐린
펩티드 호르몬의 하나로 식욕을 증진하고 성장호르몬 분비를 촉진하는 작용을 한다. 렙틴과는 길항관계로 균형을 잡으면서 과식을 억제한다.

메모

렙틴의 작용과 비만예방
만복중추를 자극하는 렙틴은 음식을 먹기 시작한 후 약 20분 정도 경과 후 지방세포에서 분비되기 때문에 먹는 속도가 빠르면 과식의 원인이된다. 비만을 예방하기 위해서는 음식을 잘 씹고 천천히 먹으면서 만복중추가 기능할때까지 기다리는 것이 중요하다. 또한 무엇보다 렙틴 수용체가 제대로 기능해야 하는데, 규칙적인 생활과 충분한수면이 효과적이라고 한다.

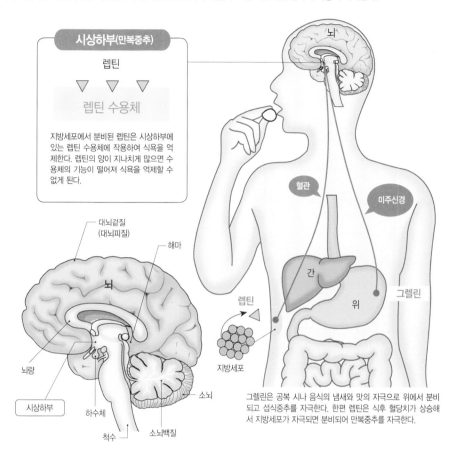

식욕 조절의 메커니즘

뇌의 시상하부에 존재하는 식욕중추와 만복중추는 한쪽이 활동하고 있으면 다른 한쪽의 기능이 억제된다.

시상하부(만복중추)

렙틴

▽ ▽ ▽

렙틴 수용체

지방세포에서 분비된 렙틴은 시상하부에 있는 렙틴 수용체에 작용하여 식욕을 억제한다. 렙틴의 양이 지나치게 많으면 수용체의 기능이 떨어져 식욕을 억제할 수 없게 된다.

뇌

혈관

미주신경

간

위

그렐린

렙틴

지방세포

대뇌겉질
(대뇌피질)

해마

뇌

뇌량

시상하부

하수체

척수

소뇌백질

소뇌

그렐린은 공복 시나 음식의 냄새와 맛의 자극으로 위에서 분비되고 섭식중추를 자극한다. 한편 렙틴은 식후 혈당치가 상승해서 지방세포가 자극되면 분비되어 만복중추를 자극한다.

🏃 Athletics Column

운동 직후에 식욕이 감퇴하는 이유

식사 전에 운동하면 간에 축적했던 그렐린이 에너지로 사용되면서 일시적으로 혈당치가 높아진다. 혈당치는 식사를 해도 높아지기 때문에 몸은 음식물을 섭취했다고 착각해서 식욕이 감소한다. 또한 운동하면 식욕을 자극하는 그렐린이라는 호르몬의 분비가 줄어들기 때문에 실제로는 배가 고파도 고프다고 느끼지 못한다. 그렐린은 운동의 강도가 셀수록 기능이 떨어지면서 식욕감퇴의 정도가 높아지는데, 이런 효과는 운동 후 1시간 정도 지속된다. 따라서 배고플 때 가벼운 운동을 하면 식욕이 억제될 뿐만 아니라 여분의 에너지까지 연소할 수 있어서 다이어트에 효과적이다.

3대 영양소

- 중요한 에너지원은 당질, 지질이고, 부족해지면 단백질도 사용된다.
- 몸을 만드는 중요한 성분은 단백질과 지질이다.

3대 영양소의 역할

우리의 몸이 살아가기 위해서는 에너지가 필요하다. 그 에너지원이 당질과 지질이다. 이 두 가지가 부족해졌을 때는 단백질도 사용된다. 그러나 원래의 상태로는 에너지로 쓰일 수 없기 때문에 음식으로 섭취하고 소화 기관에서 분해한 후에 사용된다. 그 과정에서 가장 빨리 에너지로 변하는 것이 당질로 1g당 4kcal가 생긴다. 당질보다 소화 흡수에 시간이 걸리지만 에너지 효율이 뛰어난 것이 지질로 1g당 9kcal가 발생한다. 둘 다 과다 섭취하면 중성지방의 형태로 체내에 쌓이게 되므로 주의할 필요가 있다.

단백질은 1g당 4kcal의 에너지를 만들지만, 주로 몸을 만드는 성분으로 사용된다. 살아가기 위해서는 근육, 뼈, 내장, 피부, 머리카락을 유지하는 일도 중요한데, 단백질은 그 구성성분으로 꼭 필요하다. 지질도 몸을 만드는 주요성분으로 주로 세포막과 호르몬의 재료로 사용된다.

에너지양은 BMI(체질량지수)를 기준으로

이처럼 당질, 지질, 단백질은 생명을 유지하는 데 매우 중요한 요소이기 때문에 이들을 '3대 영양소'라고 한다.

보건복지부 · 한국영양학회, 2015 한국인 영양소 성취기준, 2015(19세 이상)에 따르면 영양소의 과부족은 BMI를 기준으로 측정한다. 또한 섭취 균형은 단백질 7~20%, 지질 15~30%, 당질(탄수화물) 55~65%가 표준 지수이다.

시험에 나오는 어구

kcal
1cal은 1기압에서 물 1g의 온도를 14.5℃에서 1℃로 올리는 데 필요한 열량. 1kcal는 물 1kg를 1℃ 높이는 데 필요한 열량

키워드

BMI(체질량지수)
Body mass index의 약자. 비만도를 나타내는 체질량지수. 남녀 모두 22의 수치가 생활습관병에 걸릴 확률이 가장 낮다고 한다.

메모

1g당 에너지양
영양소를 체외에서 물리적으로 연소시킬 때 얻을 수 있는 에너지양(연소 에너지양)은 1g당 당질 4.10kcal, 지질 9.45kcal, 단백질 5.65kcal. 이를 기준으로 소화 흡수율을 고려해서 체내에서 연소했을 때의 에너지양(생리적 에너지양)을 계산한 것이 당질과 단백질 4kcal, 지질 9kcal이다. (단, 단백질은 펩티드의 분해열이나 요소로 인해 탄소를 잃기 때문에 실제로는 2~3kcal 정도)

에너지밸런스(energy balance)의 기본개념

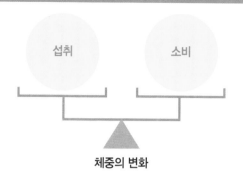

섭취

소비

체중의 변화

에너지 섭취량과 에너지 소비량이 같을 때 체중이 일정해지면서 건강한 신체(BMI)가 유지된다. 에너지밸런스는 '에너지 섭취량 - 에너지 소비량'으로 정의되고 「일본인 식사 섭취기준 (2015년)」에는 BMI를 에너지 지표로 삼고 있다.

기준 BMI(체질량지수)의 범위(18세 이상)

【BMI의 계산식】

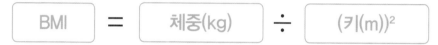

$$BMI = 체중(kg) \div (키(m))^2$$

연령(세)	비만 진단 기준 BMI(kg/㎡)
18~49	18.5~24.9
50~69	20.0~24.9
70 이상	21.5~24.9

〈계산 예시〉
30세 키 170cm, 체중65kg인 경우에는 65÷(1.7)² = 22.49로 BMI는 기준범위 내이다.

※남녀 모두 어디까지나 기준으로만 참고
「일본인 식사 섭취기준(2015년)의 개요」
(일본후생노동성) 참고

에너지 생산에 관련된 영양소의 균형(1세 이상)(%)

| 단백질 | 지질 | | 탄수화물 |
	총지질	포화지방산	
13~20%	20~35%	7~20%	55~65%

1. 각 영양소의 범위는 대략적인 수치를 나타내므로 대상에 따라 탄력적으로 유용한다.
2. 지질은 구성성분인 포화지방산 등 질적인 배려도 충분히 이루어져야 한다.
3. 알코올을 포함한다.
4. 식물성 섬유의 섭취목표량에 각별한 주의를 기울인다.

비타민과 무기질

POINT
- 지용성 비타민은 과잉섭취를, 수용성 비타민은 결핍증에 주의한다.
- 무기질은 소금의 과다섭취를, 칼슘과 철은 영양부족에 주의한다.

지용성 비타민과 수용성 비타민

3대 영양소와 비교해서 요구되는 양은 적어도 생명을 유지하는 데 **빼놓**을 수 없는 영양소가 비타민과 무기질이다.

비타민은 크게 지용성 비타민과 수용성 비타민으로 나뉜다. 지용성 비타민은 A, D, E, K 4종류로 지방에 잘 녹지만 물에는 녹지 않는 특징이 있다. 소변으로 배출되지 않기 때문에 체내에 축적되기 쉽고, 특히 A, D, E는 과량섭취하면 과잉증이 생길 위험성이 높다. 그래서 일본인 식사 섭취 기준에도 상한섭취량이 정해져 있다.

수용성 비타민은 비타민 B군이라 불리는 B_1, B_2, 나이아신, B_6, B_{12}, 엽산, 비오틴, 판토텐산과 비타민 C의 9종류로 물에 잘 용해되는 특징이 있다. 또한 빛과 열에 약하고 소변으로 배출되기 쉬운 성질이 있다. 특히 비타민 B_1, B_2, C는 쉽게 부족해지므로 주의해야 한다.

필수 무기질과 미량 무기질

무기질은 미네랄이라고도 불리며 하루 필요량이 100㎎ 이상인 필수 무기질과 100㎎ 미만인 미량 무기질 크게 두 가지로 구별한다. 그중에서도 부족해지기 쉬운 것이 칼슘과 철이다. 그리고 과거보다 개선은 되었으나 여전히 과다섭취가 문제되고 있는 것이 소금이다.

부족해지기 쉬운 비타민과 무기질 일부는 체내에서 합성되기도 하지만, 필요한 양을 다 채울 수 없기 때문에 식사로 섭취해야 한다. 반면, 기능성식품은 먹기 쉽다는 장점 때문에 자칫 대량으로 섭취할 우려가 있으므로 장기 복용은 좋지 않다. 다양한 식품으로 균형 잡힌 영양소를 섭취하도록 하자.

시험에 나오는 어구

비타민
비타민은 대부분 각기병이나 괴혈병, 구루병과 같은 결핍증의 원인을 찾다가 발견되었다. 최근에 발견된 것은 B로으로 아미노산의 성질을 갖고 있어 Vit(생명) +amin(아미노산) = Vitamin이라는 이름이 붙었다.

무기질
인체를 구성하는 원소 중에 산소(65%), 탄소(18%), 수소(10%), 질소(3%)를 제외한 4%가 무기질(미네랄)이다.

키워드

식염(NaCl)
필수 무기질 중 하나로 식사 섭취 기준에서 제시하는 것은 나트륨(Na)뿐이다. 염소(Cl)를 포함한 식염상당량으로 여긴다.

비타민과 무기질의 주된 결핍증과 과잉증

비타민의 종류		주된 결핍증과 과잉증
지용성 비타민	비타민 A	(과잉증) 두통, 구토, 간기능장애 (결핍증) 야맹증, 성장장애
	비타민 D	(과잉증) 고칼슘혈증, 신장장애, 동맥경화 (결핍증) 구루병, 골다공증, 골연화증
	비타민 E	(결핍증) 용혈성빈혈, 동맥경화, 신경장애
	비타민 K	(과잉증) 빈혈, 혈압저하* (결핍증) 신생아의 소화관출혈
수용성 비타민	비타민 B₁	(결핍증) 식욕부진, 피로, 부종, 각기병, 베르니케뇌증
	비타민 B₂	(결핍증) 피부 트러블, 탈모, 구내염, 눈질환
	나이아신	(결핍증) 펠라그라, 피부염, 신경증상
	비타민 B₆	(결핍증) 피부염, 구내염, 빈혈, 식욕부진, 면역력 저하
	비타민 B₁₂	(결핍증) 악성빈혈
	엽산	(결핍증) 악성빈혈, 구내염, 위궤양, 태아의 신경관 폐쇄 장애
	비오틴	(결핍증) 피부염
	판토텐산	(결핍증) 과민증, 불안감, 권태감, 현기증, 두근거림
	비타민 C	(결핍증) 주름, 기미, 철 결핍성 빈혈, 괴혈병, 성장부진

※항혈액응고제를 복용하는 사람이나 혈전증이 있는 사람의 경우

무기질의 종류		주된 결핍증과 과잉증
필수 무기질	칼슘(Ca)	(과잉증) 철 침착증, 석회화 (결핍증) 골다공증, 골연화증, 불안, 과민증
	인(P)	(과잉증) 철 결핍성 빈혈, 골다공증 (결핍증) 체중 감소, 근육수축, 신부전
	마그네슘(Mg)	(결핍증) 골다공증, 식욕부진, 피로감, 팔다리 쥐, 심질환
	나트륨(Na)	(과잉증) 부종, 고혈압, 신장병
	칼륨(K)	(과잉증) 심정지
미량 무기질	철(Fe)	(결핍증) 철 결핍성 빈혈, 현기증, 호흡곤란, 두통, 식욕부진
	동(Cu)	특별히 없음
	아연(Zn)	(결핍증) 미각장애, 탈모, 식욕부진, 피부염, 면역기능 저하
	망간(Mn)	(결핍증) 어린이 발육장애, 생식기능저하, 불임
	요오드(I)	(과잉증) 갑상선기능 장애 (결핍증) 갑상선종, 피로, 권태감, 체온저하, 유산
	몰리브덴(Mo)	특별히 없음
	셀레늄(Se)	(과잉증) 셀레늄중독(탈모, 손톱변형, 위장장애), 식욕부진, 빈혈 (결핍증) 관절염, 근육위축, 면역력저하, 케산병
	크롬(Cr)	(결핍증) 말초신경 장애, 당질대사이상, 당뇨병

활약이 기대되는 **임상영양사**

임상영양사는 영양학 분야의 전문가로 최근 사회적 수요가 늘어나는 자격증 중 하나이다.

그 배경에는 오래전부터 당뇨병이나 동맥경화, 암 등 생활습관병이 문제가 되면서 예방이나 개선을 위해서는 식습관을 비롯한 생활습관의 개선이 시급한 상황이다. 또한 생활 습관으로 인해 질병을 앓는 사람의 신체 상황이나 영양 상태를 관리하면서 효과적으로 치료하기 위해서도 임상영양사의 역할이 중요해졌다.

특히 그들은 병원이나 간병복지시설에서 중요한 역할을 하고 영양 관리가 필요한 환자의 영양평가와 영양 관리계획, 영양지도를 실시한다. 최근에는 NST(영양 서포트팀)의 일원으로 의사나 간호사, 약제사 등과 협력하면서 치료의 성과를 올리는 역할에 대한 기대도 높아지고 있다. 이러한 기대에 부응하기 위해 필요한 것은 영양이나 식품, 조리는 물론 의학이나 약학적인 전문지식이다. 갈 길은 멀고 험해도 음식을 통해 사람들을 건강하게 이끌어주는 보람이 있는 직업 중 하나라고 할 수 있다.

일본에서는 최근 몇 년 사이에 약 2만 명 전후가 시험에 응시했고, 합격률은 40~50%이다. 특히 학교를 갓 졸업한 사람의 합격률은 약 95%로 상당히 높다.

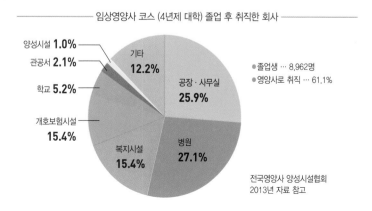

임상영양사 코스 (4년제 대학) 졸업 후 취직한 회사

양성시설 **1.0%**
관공서 **2.1%**
학교 **5.2%**
개호보험시설 **15.4%**
복지시설 **15.4%**
기타 **12.2%**
공장·사무실 **25.9%**
병원 **27.1%**

● 졸업생 … 8,962명
● 영양사로 취직 … 61.1%

전국영양사 양성시설협회
2013년 자료 참고

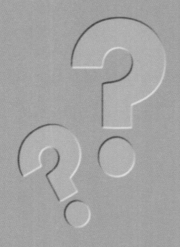

1장

영양학이란

영양학의 목적

- 살아가기 위해 먹을거리를 구해서 조리하고 먹고 소화하고 흡수하는 행위를 영양이라고 한다.
- 영양학의 목적은 먹는 활동을 통해 건강한 장수를 실현하는 데 있다.

영양은 살아가기 위한 행위

영양학이란 영양에 관해 연구하는 학문이지만, 그 대상이 되는 식품에 함유된 영양소만을 다루는 것이 아니다. 우리 인간은 음식을 통해 **영양소**를 얻기 때문에 식품을 구해 조리해서 먹고, 그것을 소화하고 흡수하는 과정을 통해 생명을 유지한다. 이와 같이 살아가기 위한 행위 전부를 영양이라 하고, 그것을 연구하는 학문이 영양학이다.

의학이 의료를 중심으로 진단 · 치료 · 치유라는 수평축이라고 하면, 영양학은 임신, 출생에서 성장, 노화, 죽음에 이르기까지의 세로축을 서포트하는 학문이기도 하다. 그렇기 때문에 생리학이나 생화학과 같은 학문을 체계적으로 공부하고 최첨단 지식을 익혀서 응용해야 할 필요가 있다. 또한 의료와 교차하는 부분에서는 환자를 대상으로 한 임상영양학을 배워 영양요법을 실천하는 자세도 필요하다.

시대는 영양결핍증 대책에서 생활습관병 대책으로

과거의 영양학 연구의 목적은 각기병이나 괴혈병과 같은 영양결핍증을 밝히고 치료하는 데 있었다. 그러나 식생활이 풍요로워지면서 점차 과식이나 편식 등으로 인한 생활습관병 등 각 개인이 안고 있는 여러 가지 문제를 해결하기 위한 연구가 필요해지고 있다.

인간의 일생은 생 · 노 · 병 · 사라고 하지만, 영양학의 도움으로 적절한 식사와 운동으로 건강을 유지할 수 있다면, 의료의 도움을 받지 않아도 건강한 장수를 누릴 수 있다. 영양학의 이상은 이를 실현하는 데 있다.

시험에 나오는 어구

영양소
식품에 함유된 성분으로 에너지의 원천이 되거나 성장과 생명 유지에 필요한 것으로 당질, 지질, 단백질의 3대 영양소와 여기에 비타민, 무기질을 포함한 5대영양소 등이 있다.

키워드

영양
생물이 살아가는 데 필요한 물질을 체내에 흡수하고 그것을 이용해서 불필요해진 물질을 체외로 배출한다. 이러한 생명 유지를 위한 모든 행위를 말한다.

WHO(세계보건기구)
World Health Organization의 약자로, 1948년 설립한 이후 세계 모든 사람의 건강을 보호하기 위해 광범위한 활동을 하는 국제연합의 전문기구이다.

영양학의 역할

의학은 병에 걸렸을 때 진단·치료·치유의 과정으로 인간의 일생과 건강을 유지하게 한다. 한편, 영양학은 병을 예방하고 건강 유지를 위한 식사와 생활습관에 관한 올바른 지식과 실천 방법을 알려주고 서포트한다.

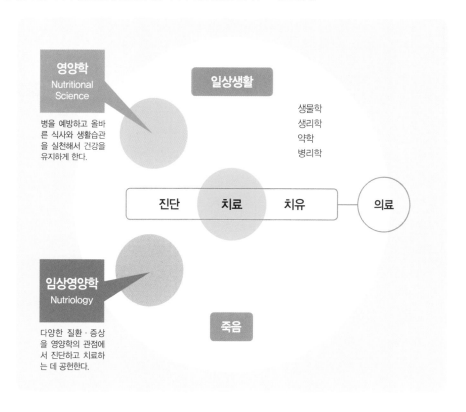

영양학
Nutritional Science

병을 예방하고 올바른 식사와 생활습관을 실천해서 건강을 유지하게 한다.

일상생활

생물학
생리학
약학
병리학

진단　치료　치유　—　의료

임상영양학
Nutriology

다양한 질환·증상을 영양학의 관점에서 진단하고 치료하는 데 공헌한다.

죽음

WHO의 건강에 대한 정의는?

건강에 대해 WHO(세계보건기구) 헌장에서는 "단순히 질병이 없는 상태가 아니라 육체적, 정신적, 사회적으로 완전히 안정된 상태"(WHO 한국사무소 번역 – 역주)라고 말한다. 영양학도 마찬가지로 영양 측면에서 신체적인 건강만을 염두에 두지 않고 음식을 통해 정신적, 사회적으로도 안정된 상태를 추구한다는 목적을 가지고 넓은 시야로 영양학의 역할에 최선을 다하는 것이 중요하다.

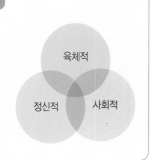

육체적

정신적　사회적

하루 에너지 필요량

1일 에너지 필요 추정량 ＝ 필요량

생활습관병 예방을 위해서는 1일 필요한 에너지 섭취량과 소비량의 균형이 중요하다. 「일본인 식사 섭취기준(2015년)」이 지표로 삼았던 기준이 BMI(오른쪽 페이지 참조)이다. BMI가 기준수치를 넘을 경우 식사량과 내용, 운동량을 개선할 필요가 있다.

1일 적정 에너지 필요량을 일반인도 쉽게 이해할 수 있는 산출법이 '체중×0.4단위'이다. 이 계산식으로 1일 에너지 필요 추정량을 얻을 수 있는데, 이 결과를 에너지 필요량으로 보면 과식을 예방하고 비만한 사람은 개선이 가능하다는 것이다.

영양지도는 신체활동 수준에 맞게

1단위는 80kcal을 나타낸다. 일본인이 일상생활에서 섭취하는 식사량은 80kcal 단위로 제시하기 편해서 병원의 영양지도사도 자주 사용한다. 일본당뇨병학회에서도 이것을 기준으로 80kcal 식품성분표를 간행했다.

이 단위를 사용하면 체중 60kg인 사람일 경우 하루 에너지 필요량은 24단위(1,920kcal)가 된다. 세 끼 식사로 예를 들면 아침 8, 점심 6, 저녁 10단위로 나누듯이 개인의 생활 리듬이나 환경에 맞게 구성할 수 있다. '체중×0.4단위'는 신체활동 수준이 Ⅰ(낮음)이거나 Ⅱ(보통)인 성인남녀에 적용할 수 있다. 신체활동 수준이 Ⅲ(많음)인 사람은 '체중×0.5단위', 병으로 거의 자리보전하는 고령자는 '체중×0.3단위'로, 신체활동 수준에 따라 산출 계수를 조정한다.

시험에 나오는 어구

1단위는 80kcal
일본당뇨병학회와 병원에서 영양지도에서 사용되는 단위. 80kcal에 상당하는 식품량은 달걀 소 한 알, 생선 한 토막, 우유 한 잔, 공깃밥 반 그릇(50g) 등. 칼로리보다 먹는 양을 파악하기 쉽다.

키워드

칼로리(kcal)
에너지의 단위는 국제단위 기준에 따라 줄(J)을 사용하도록 정해져 있지만, 영양학 분야에서는 칼로리도 인정되고 있다.
1kcal ＝ 4.18J

메모

기초대사량
BM(basal metabolism)
이른 아침 공복 상태에서 20~25℃의 실내에 가만히 누워서 측정했을 때 소비한 에너지양. 보통은 BMR(체중 1kg당 소비에너지)로 표시한다.

기준 BMI의 범위(18세 이상) ※1, ※2

연령(세)	기준 BMI(kg/m²)
18~49	18.5~24.9
50~69	20.0~24.9
70 이상	21.5~24.9 ※3

※1 남녀 모두 어디까지나 기준으로만 참고할 것.
※2 관찰역학 연구로 보고된 총 사망률이 가장 낮았던 BMI를 기준으로 질병별 발병률과 BMI와의 관계, 사망원인과 BMI와의 관련성, 일본
인의 BMI의 실태까지 고려한 종합적인 판단을 통해 기준범위 설정
※3 70세 이상의 경우는 총 사망률이 가장 낮았던 BMI와 실태와의 괴리가 나타났기 때문에 병약한 상태나 생활습관병의 예방도 고려할
필요가 있다는 점까지 감안해서 기준 BMI 범위를 21.5~24.9로 정했다.

예 키 170cm, 체중 80kg 남성의 경우

$$80 ÷ 1.7 × 1.7 = 27.68$$

BMI가 약 27.7은 기준수치보다 높기 때문에 생활습관병 예방의
관점에서 보면 에너지 섭취량을 자제할 필요가 있다.

【신체활동수준】

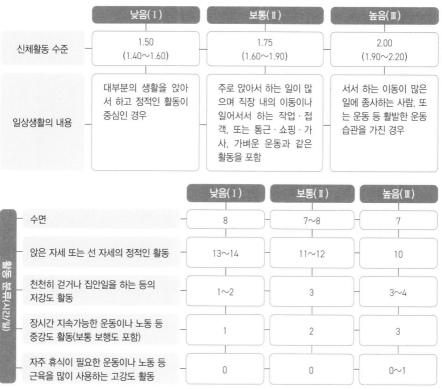

	낮음(Ⅰ)	보통(Ⅱ)	높음(Ⅲ)
신체활동 수준	1.50 (1.40~1.60)	1.75 (1.60~1.90)	2.00 (1.90~2.20)
일상생활의 내용	대부분의 생활을 앉아서 하고 정적인 활동이 중심인 경우	주로 앉아서 하는 일이 많으며 직장 내의 이동이나 일어서서 하는 작업·접객, 또는 통근·쇼핑·가사, 가벼운 운동과 같은 활동을 포함	서서 하는 이동이 많은 일에 종사하는 사람. 또는 운동 등 활발한 운동 습관을 가진 경우

활동 종류(시간/일)		낮음(Ⅰ)	보통(Ⅱ)	높음(Ⅲ)
	수면	8	7~8	7
	앉은 자세 또는 선 자세의 정적인 활동	13~14	11~12	10
	천천히 걷거나 집안일을 하는 등의 저강도 활동	1~2	3	3~4
	장시간 지속가능한 운동이나 노동 등 중강도 활동(보통 보행도 포함)	1	2	3
	자주 휴식이 필요한 운동이나 노동 등 근육을 많이 사용하는 고강도 활동	0	0	0~1

「일본인 식사 섭취기준(2015년)」 일본후생노동성 참고

균형 잡힌 식사의 기준

- 마이플레이트는 미국에서 시작된 균형 잡힌 식사의 지표이다.
- 접시의 반은 채소와 과일, 나머지 반은 곡물과 단백질, 컵에는 우유·유제품을 색상별로 디자인한다.

식사의 선택 방법을 쉽게 파악할 수 있는 마이플레이트

건강을 위해서는 '균형 잡힌 식사'가 중요하다고 한다. 그렇다면 '균형 잡힌 식사'란 구체적으로 무엇을 말하는 것일까?

지금까지 '균형 잡힌 식사'를 표현하는 다양한 방법이 고안되었는데, 그중에서도 2011년에 미국농무부(USDA)가 발표한 '마이플레이트'(My Plate)'가 가장 이해하기 쉽다고 한다.

둥근 접시 위에 식품과 영양소를 색상별로 구분해서 배치하여 균형 잡힌 식사를 시각적으로 파악하기 쉽게 표현했다. 접시의 반은 채소(Vegetables)와 과일(Fruits)로 채우고 나머지 반은 밥이나 빵 등 곡물(Grains), 생선과 고기 등의 단백질(Protein)로 구성되어 있다. 오른쪽 위에 놓인 동그라미는 컵으로 우유·유제품(Dairy)을 나타낸다.

마이플레이트를 참고로 제시한 건강한 식사를 위한 10가지 포인트에서는 영양의 균형을 위한 식품 선택 방법을 구체적으로 소개하고 있다. 특히 비만을 비롯한 생활습관병을 예방하기 위해서 지방분이나 설탕, 소금을 줄이는 요령이 포함되어 있다.

생활습관병 예방은 일본에서도 중요한 테마이다. 곡물을 주식, 단백질을 주요리, 채소를 반찬으로 생각하고 우유·유제품, 과일을 똑같이 응용하면 일본에서도 활용할 수 있다.

키워드

마이플레이트(My Plate)
미국에서 오랜 기간에 걸쳐 사용해온 식품피라미드를 대신해 더욱 알기 쉬운 밸런스 가이드 지표로 고안되었다. 2011년의 발표에서는 미셸 오바마 대통령부인이 프레젠테이션을 맡았다.

메모

건강한 식사를 위한 10가지 포인트
미국농무부(USDA)가 관리하는 웹사이트(https://www.choosemyplate.gov/)에 게재된 '10 tips Nutrition Education Series'를 정리한 내용

식사 가이드라인 '마이플레이트'란?

마이플레이트는 2011년에 미국농무부(USDA)가 발표한 비만이나 생활습관병 예방과 개선을 위해 고안한 식사 가이드이다. 영양소별로 식품을 4개의 그룹으로 나누고 한 개의 접시를 색깔로 구분해서 무엇을 어떻게 균형 있게 먹으면 좋을지를 시각적으로 표현했다.

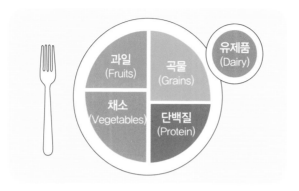

【건강한 식사를 위한 10가지 포인트】

1 하루에 필요한 양을 파악하자.

20쪽과 28쪽에서 소개한 BMI와 '체중×0.4단위'를 이용해서 하루에 필요한 칼로리를 산출하면 쉽게 칼로리를 조절할 수 있다.

2 평소 식사를 음미하며 적당량을 먹도록 하자.

식사는 몸이 필요로 하는 양만큼만 적당히 한다. 그리고 빨리 먹거나 다른 일과 병행하면서 먹으면 과식의 원인이 되므로 주의한다.

3 과식하지 않도록 주의하자.

접시나 컵은 작은 것을 고르고, 자신이 먹을 만큼만 담는다. 외식할 때는 작은 것을 고르거나 다른 사람과 나누어 먹고, 남은 음식은 포장하는 등 과식하지 않는 방법을 궁리한다.

4 더 먹어야 할 식품을 파악해두자.

채소나 과일, 전립 곡물이나 무지방·저지방인 우유·유제품 등, 칼슘과 칼륨, 비타민 D, 식이섬유 등이 풍부한 식품을 의식적으로 먹는다.

5 식사의 반은 채소와 과일로 채우자.

빨간색, 오렌지색, 녹색과 같은 색이 선명한 채소를 적극적으로 먹는다. 또한 과일도 요리나 디저트에 잘 활용해서 빼놓지 말고 챙겨 먹는다.

6 우유·유제품은 무지방이나 저지방(1%)을 고르자.

무지방·저지방(1%) 우유·유제품을 고른다. 이런 종류의 제품은 일반 우유·유제품과 비교해서 칼로리와 포화지방산이 적으면서 칼슘의 양은 같다.

7 곡물의 반은 정제되지 않은 것으로 하자.

주식으로 먹는 쌀이나 보리의 반은 정제되기 전인 현미나 전립분을 고른다. 비타민과 무기질이 더욱 풍부하다.

8 더 줄여야 할 식품을 파악해두자.

지방이나 설탕, 소금이 많이 함유된 케이크나 쿠키, 아이스크림, 단 음료, 피자, 소시지, 베이컨 등을 매일 먹지 않도록 하고, 양을 줄인다.

9 염분이 적은 식품을 고르자.

수프나 빵, 냉동식품, 통조림 등을 살 때는 영양 성분표시를 확인해서 되도록 염분량이 적은 것을 고른다. 가정에서 요리할 때도 염분을 줄인다.

10 단 음료 대신에 물을 마시자.

청량음료나 스포츠음료는 설탕이 많이 함유되어 칼로리를 과다 섭취하게 된다. 수분이 필요할 때는 되도록 물을 마시도록 한다.

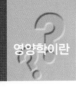

일본 식품 피라미드

- 식사 가이드라인으로 실천하기 쉬운 것은 '일본 식품 피라미드'와 '마고타치와야사시이'라는 슬로건이다.
- '일본 식품 피라미드'는 생활습관병이나 암 예방의 효과도 기대할 수 있다.

자신에게 맞는 방법으로 실천

'균형 잡힌 식사'의 기준에는 후생노동성과 농림수산성이 장려하는 '식사 밸런스 가이드'가 있다. 일본에서는 그 밖에도 누구나 쉽게 '무엇을' '얼마나' 먹으면 좋을지의 지표가 되는 다양한 식사 가이드라인을 고안해왔다. 그 중에서 알기 쉽고 실천하기 쉬운 것이 '일본 식품 피라미드'와 '마고타치와야사시이'라는 슬로건이다.

'일본 식품 피라미드'는 식품의 기능성을 중심으로 계절과 양을 고려해서 구성한 것이다. 하루에 먹는 양을 한눈에 파악할 수 있도록 고안되었으며, 에너지원이 되는 가장 아래층의 곡류의 양이 400g으로 가장 많고, 피라미드의 위로 올라갈수록 섭취량은 적어진다. 이러한 식품을 이용해 주식, 주요리, 반찬, 국으로 식단을 구성하면 어렵지 않게 균형 잡힌 식사를 실천할 수 있다.

이 피라미드를 기준으로 삼으면 하루 섭취 에너지 1,600~2,000kcal (20~25단위)가 된다. 곡물에 현미와 흑미, 보리 등의 잡곡이 포함되어 배가 든든한 데다 기능성이 풍부한 식품이 많아 비만이나 당뇨병 등과 같은 생활습관병과 암 예방에도 효과적이다.

'마고타치와야사시이'라는 슬로건은 2차 대전 후의 식사 지도에 큰 성과를 올렸던 '영양삼색운동'과 더불어 식사 지도를 하는 데 활용되었다. 9품목을 먹는다는 취지로 주식과 식품의 머리글자를 따서 만든 슬로건으로 누구나 알기 쉽고 방법도 간단하다. 양적인 지표는 없지만, '무엇을' 먹으면 좋을지에 대한 기준으로 삼을 수 있다. 자신에게 맞는 방법으로 현명하게 활용해보자.

 키워드

일본 식품 피라미드
전 국립건강영양연구소 소장인 와타나베 쇼(渡邊昌)가 고안. 전통적인 일본 식재료의 장점을 재평가해서 기능성식품인자를 축으로 종류, 양을 고려해 작성했다.

영양삼색운동
영양소를 크게 적·황·녹 3가지 색으로 구분해서 누구나 쉽게 균형 잡힌 식사를 할 수 있도록 보급하는 식생활 개선 운동이다. (역주)

 메모

'마고타치와야사시이'
GHQ(연합국최고사령부. 1945~1952)하에서 곤도 토시코 등이 고안한 '영양삼색운동'과 함께 일반 사단법인 영양개선보급회에서 국민의 식생활 개선을 목적으로 활용되었다.

일본 식품 피라미드

아래 그림에서 제시한 6종류 식품군의 기준량을 하루 동안 섭취하면 자연스럽게 균형 잡힌 식사를 할 수 있다.

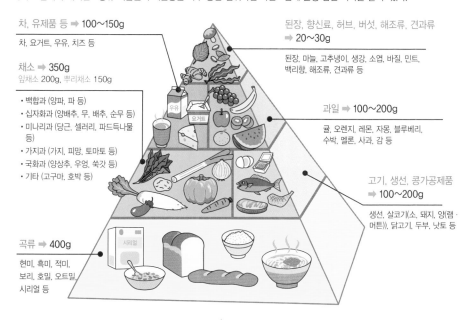

차, 유제품 등 ➡ 100~150g

차, 요거트, 우유, 치즈 등

채소 ➡ 350g
잎채소 200g, 뿌리채소 150g

- 백합과 (양파, 파 등)
- 십자화과 (양배추, 무, 배추, 순무 등)
- 미나리과 (당근, 셀러리, 파드득나물 등)
- 가지과 (가지, 피망, 토마토 등)
- 국화과 (양상추, 우엉, 쑥갓 등)
- 기타 (고구마, 호박 등)

곡류 ➡ 400g

현미, 흑미, 적미,
보리, 호밀, 오트밀,
시리얼 등

된장, 향신료, 허브, 버섯, 해조류, 견과류
➡ 20~30g

된장, 마늘, 고추냉이, 생강, 소엽, 바질, 민트,
백리향, 해조류, 견과류 등

과일 ➡ 100~200g

귤, 오렌지, 레몬, 자몽, 블루베리,
수박, 멜론, 사과, 감 등

고기, 생선, 콩가공제품
➡ 100~200g

생선, 살코기(소, 돼지, 양(램·
머튼)), 닭고기, 두부, 낫토 등

기준으로 삼은 하루 에너지 필요량의 기준은 일반적인 생활을 한다면 성인에서 노인까지 남녀 모두 오른쪽의 방법으로 구할 수 있다.

 ×

※1단위 = 80kcal
(병으로 자리보전하는 고령자라도 체중×0.3단위는 필요)

예 체중 60kg인 사람의 경우에는 60×0.4 = 24단위
이것을 아침 점심 저녁 8단위씩 나눠서 먹는다.
밥 1공기 150g은 3단위이므로 먹는 양을 계산하기 쉽다.

반찬의 슬로건 '마고타치와야사시이'

주식 + 9품목을 먹으면 균형 잡힌 식생활을 실현할 수 있다고 해서 오랫동안 일본인 식사 지도에 활용되었다. 지금도 전국 각지에서 이용되고 있다. 하루 섭취량의 기준도 '마고타치와야사시이'로 분류해서 생각하면 알기 쉽다(P.105~157 참조).

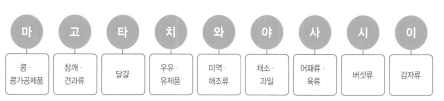

마	고	타	치	와	야	사	시	이
콩·콩가공제품	참깨·견과류	달걀	우유·유제품	미역·해조류	채소·과일	어패류·육류	버섯류	감자류

식품 성분표

● 식품 성분표는 가식부 100g당 에너지와 영양성분의 데이터를 바탕으로 작성한다.
● 「일본 식품 표준성분표 2015」에서는 식품 품목 2,191개, 성분 항목 52개가 게재되어 있다.

식품 품목은 초판의 538 품목에서 2,191 품목으로 증가

식품 성분표는 식품에서 폐기 부분을 제외한 가식부(可食部)의 100g당 에너지와 영양성분의 함유량을 정리한 것이다. 2015년에 증보·개정된 「일본 식품 표준성분표 2015(7차 개정)」은 영양관리와 식품의 영양표시, 통계·조사 등 모든 영양 관련 데이터베이스로 활용되고 있다.

식품 표준성분표는 1950년에 처음 발표되었다. 당시 게재된 식품은 538 품목, 성분항목은 14개였으나, 새로 개정될 때마다 추가되어 현재는 2,191 품목, 성분 항목은 52개가 되었다. 식품에 함유된 성분량은 계절이나 기후, 생산된 장소에 따라 차이가 생기지만, 표준성분치로 실측해서 수치화해둔 내용이 중요하기 때문에 데이터베이스로서의 가치가 있다.

일본인 식사 섭취기준과 성분 항목이 일치

6차 개정판인 식품 표준 성분표 2010에서는 성분 항목 7개가 새롭게 추가되었다(오른쪽 페이지 그림 참조). 그중에 5항목(요오드, 셀레늄, 크롬, 몰리브덴, 비오틴)은 「일본인 식사 섭취기준(2010년)」의 성분 항목에 맞춰 추가된 것이다. 최신판인 2015년(7차 개정)에서는 유기산 부분에 클로로겐산과 카테킨 등의 기능성분이 추가되었을 뿐만 아니라 영양계산에 도움이 되는 항목이 늘어났다.

또한 탄수화물 양이 실제 식품분석에 근거해서 추가 게재되어 단당과 식물섬유량의 내용을 자세히 파악할 수 있게 되면서 당뇨병이나 비만한 사람의 당분 관리에 큰 도움이 되었다.

 시험에 나오는 어구

식품 성분표
일본 식품 표준성분표의 약칭. 일본의 최초 식품성분표는 1931년 「일본 식품 성분표 총람」(1,045품목 게재)이라는 명칭으로 내무성 영양연구소에서 발행되었다. 현재 식품성분표는 2차 대전 후 '일본 식품 표준성분표'라는 이름으로 새롭게 작성해서 1950년에 발표한 것을 개정한 것이다. 지금은 문부과학성의 과학기술·학술심의회 자원분과회가 데이터를 작성하였다.

 키워드

일본인 식사 섭취기준
국민의 건강 유지와 증진을 목적으로 하루에 필요한 에너지양과 영양소 섭취량의 기준을 제시한 것. 후생노동성이 정하고 있다.

「일본 식품 표준성분표 2015」의 성분항목

성분항목은 52항목이고, 식품은 2,191품목이 게재되어 있다.

항목			단위
폐기율			%
에너지			kcal／kJ
수분			
단백질 아미노산 조직으로 구성된 단백질*			
지질(트리아실글리세롤 당량)*			g
지방산	포화		
	일가불포화		
	다가불포화		
콜레스테롤			mg
탄수화물 이용 가능한 탄수화물 (단당 당량)			
식이섬유	수용성		g
	지용성		
	총량		
회분			
무기질 (미네랄)	나트륨		mg
	칼륨		
	칼슘		
	마그네슘		
	인		
	철		
	아연		
	동		
	망간		
	요오드*		μg
	셀레늄*		

항목			단위
무기질 (미네랄)	크롬*		
	몰리브덴*		
비타민	A	레티놀	μg
		α-카로틴	
		β-카로틴	
		β-크립토크산틴	
		β-카로틴당량	
		레티놀 활성당량	
	D		
	E	α-토코페롤	mg
		β-토코페놀	
		γ-토코페놀	
		δ-토코페롤	
	K		μg
	B₁		mg
	B₂		
	나이아신		
	B₆		
	B₁₂		μg
	엽산		
	판토텐산		mg
	비오틴*		μg
	C		mg
소금상당량			g

*은 「일본 식품 표준성분표 2010」(문부과학성)에서 추가된 성분
항목

「일본 식품 표준성분표 2015(7차 개정)」의 토픽

2015년도 7차 개정판에서는 식생활의 변화와 사회의 요구에 대응하기 위해서 313품목의 식품이 추가되어 2,191품목으로 늘었다. 추가된 항목은 생선회, 덴푸라와 같은 일본식, 건강지향을 반영한 발아현미와 오곡미, 아마씨유, 알레르기 대책 음식으로 먹는 쌀가루빵이나 쌀가루면, 서양식 음식인 베이글, 마스카르포네치즈 등이다. 또한 만두, 치킨카레 등의 부식에 관해서는 성분치의 계산 방법도 예시되었다. 해외용으로 작성된 영어판에도 영양가를 명확히 해두어서 일본식 붐을 일으키는 계기가 될 것으로 전망한다. 탄수화물은 단당과 식이섬유의 자세한 내용이 추가로 기재된 것 외에도 전분, 포도당, 과당 등 조성별로 별책도 작성되어 식사 지도에 활용하기 쉽도록 구성되었다. 상세한 데이터는 문부과학성 웹사이트에서 다운받을 수 있다.

식사 섭취기준

POINT

- 「일본인 식사 식품 섭취기준」은 에너지와 영양소양의 기준을 제시한 것으로 후생노동성이 5년에 한 번씩 개정한다.
- 2015년도부터 에너지섭취량 기준에 BMI가 추가되었다.

영양소에 관한 세 종류의 지표

　「일본인 식사 식품 섭취기준」은 국민의 건강을 유지하고 증진하면서 생활습관병의 예방과 중병을 예방할 목적으로 에너지 및 영양소양의 기준을 제시한 것으로 건강관리나 영양지도 등의 지표로 중요한 역할을 한다. 후생노동성이 5년에 한 번 개정하고 있고, 「일본인의 식사 섭취기준 2015」는 2015년부터 2019년까지 5년간 이용되었다.

　에너지섭취량의 기준에는 '에너지 필요 추정량'이 설정되어 있다. 또한 2015년도부터 에너지는 섭취량과 소비량의 균형을 유지하는 것이 중요하다는 인식에서 BMI를 지표로 삼고 있다.

　섭취 부족이 걱정되는 영양소에 대해서는 '평균필요량'과 '권장섭취량'의 2가지 지표가 설정되었고, 양쪽 모두 설정할 수 없는 영양소에는 '충분섭취량'이 설정되었다.

　'평균필요량'은 섭취량이 필요량 이하인 사람의 경우 그 영양소가 부족할 확률이 50% 이상으로, 섭취량이 적을수록 부족할 확률이 높다는 것을 유추할 수 있다. '권장섭취량'은 섭취량이 권장량에 도달해있다면 그 영양소가 부족할 확률은 약 2.5%로 낮은 상태라고 여겨진다. '충분섭취량'은 섭취량이 충분섭취량 이상이면 부족해질 위험성이 거의 없다고 판단된다.

　또한 과잉으로 섭취하면 건강 장애를 일으키는 영양소에 관해서는 '상한섭취량'이 설정되어 있다. 생활습관병을 예방하는 데 있어 과잉섭취나 부족이 문제되는 영양소에는 '목표섭취량'이 설정되어 있다.

시험에 나오는 어구

일본인 식사 섭취기준
일반적으로 식사 섭취기준이라고 한다. 과거에는 영양소요량이라는 명칭이었고, 처음 책정된 것은 1941년이었다. 당시에는 주로 결핍증 대책이 목적이었다. 2005년에 개정되면서 현재의 명칭으로 변경되었다.

메모

BMI 계산법
신장과 체중을 다음과 같은 식에 적용해서 산출한다.
체중(kg)÷키(㎡)

생활습관병 예방을 목적으로 한 '목표섭취량'
2015년도 판에서는 나트륨(소금량)의 수치가 2010년도보다 낮게 변경되었다. 소금양은 18세 이상 남성은 9.0g/일 미만 → 8.0g/일 미만, 18세 이상 여성은 7.5g/일 미만 → 7.0g/일 미만이 되었다.

일본인 식사 섭취기준의 영양소 지표에 대해서

식사 섭취기준에는 3대 영양소와 비타민, 무기질은 '평균필요량', '권장섭취량', '충분섭취량', '상한섭취량'인 4개의 지표가 설정되어 있다. 식사내용을 평가하고 지도할 때에는 그 내용을 충분히 이해해서 활용하는 것이 중요하다. 또한 '평균필요량'과 '상한섭취량'은 임상시험이나 역학조사를 바탕으로, '충분섭취량'은 매년 11월에 이루어지는 국민 식사섭취와 건강상태에 관한 조사 '국민건강·영양조사'를 근거로 산출한다.

● 섭취 부족이 걱정되는 영양소에 설정

평균필요량 (EAR / estimated average requirement)

대상 집단(성별·나이 계급별)을 구성하는 50%의 사람이 필요량을 채우고 있다고 추정되는 1일 섭취량. 부족해질 위험성은 약 50%로 높다.

권장섭취량 (RDA / recommended dietary allowance)

대상 집단(성별·나이 계급별)을 구성하는 대부분의 사람(97~98%)이 필요량을 채우고 있다고 추정되는 1일 섭취량. 부족해질 위험성은 약 2.5%로 낮다.

충분섭취량 (AI / adequate intake)

평균필요량과 권장섭취량을 산정하기 위한 충분한 과학적 근거를 얻을 수 없을 경우에 대상 집단(성별·나이 계급별)에 속하는 사람이 양호한 영양상태를 유지하는 데 충분한 양을 추정한다.

● 과잉섭취가 문제되는 영양소에 설정

상한섭취량 (UL / tolerable upper intake level)

대상 집단(성별·나이 계급별)을 구성하는 대부분의 사람이 과잉섭취로 인한 건강 장애의 위험을 피할 수 있는 섭취량의 상한량. 이 섭취량을 넘지 않도록 주의가 필요하다.

● 생활습관병 예방을 목표로 설정

목표섭취량 (DG / tentative dietary goal for preventing life-style related diseases)

생활습관병 예방을 위해 일본인이 지켜야 할 섭취량 또는 그 범위이다.

식사 섭취기준의 각 지표를 나타내는 개념그래프

가로축은 습관적인 영양소의 섭취량, 세로축은 부족 또는 과잉섭취에 따른 위험성을 나타낸다. 섭취량이 0에 가까워질수록 부족해질 위험성이 높아진다. 섭취량이 '평균필요량'의 양이라면 부족해질 위험이 0.5(50%), '권장섭취량'은 0.025(25%), '충분섭취량'에서는 거의 위험성이 없다. '상한섭취량'은 부족해질 위험성이 없지만, 섭취량이 늘어날수록 과잉섭취에 따른 건강 장애 위험성이 높아진다.

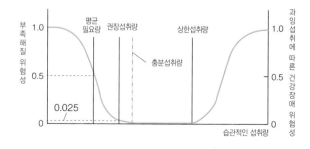

영양섭취와 건강보조식품

- ●건강보조식품은 건강을 유지하고 질병의 위험성을 줄이기 위해 복용한다.
- ●전체적인 균형 면에서는 건강보조식품보다 식품으로 섭취하는 편이 좋다.
- ●좋은 면과 나쁜 면을 모두 가진 식품이 있으니 주의한다.

식사 보조를 위해 이용

건강보조식품은 비타민과 무기질 등의 성분을 응축해서 정제나 캡슐 형태로 압축하여 만든 건강보조식품이다. 질병의 치료가 목적인 의약품과는 달리 미병(未病)의 단계에서 건강을 회복하기 위해 사용된다.

예를 들면, 폴리페놀의 일종인 케르세틴에는 강압효과, 크산토필류는 항염증 효과가 인정받고 있다. 또한 비타민 유사물질인 콜린, 이노시톨, 코엔자임Q10, 비타민 U 등에는 피로감, 체력 저하를 개선하는 효과가 있다는 연구 결과가 있다.

그러나 효과가 보증된 것은 극히 소수이다. 게다가 체내흡수율을 생각하면 앞에 열거한 성분을 건강보조식품보다는 평소 식사로 섭취하는 편이 효과적이다. 건강보조식품은 영양이 부족할 때 돕는 보조식품일 뿐 결코 식사 대용은 아니다.

대량섭취나 약과의 병행에 주의

다양한 종류의 건강보조식품을 알기 쉽게 정리한 것이 건강보조식품 지도(오른쪽 그림 참조)이다. 모두 대량으로 섭취하거나 약과 병행해서 복용하면 부작용을 일으킬 수 있다. 또한 건강보조식품에는 긍정적인 면과 부정적인 면을 모두 가진 것이 있다. 예를 들면, 식이섬유에는 암이나 혈관장애의 발병을 억제하는 효과가 있는 한편 다른 영양소를 배출해버리는 부작용도 있다. 어떤 건강보조식품이든 섭취할 때는 우선 약사나 의사와 상담한다.

시험에 나오는 어구

건강보조식품
영양보조식품. Supplement가 추가, 보충을 의미하는 것처럼 부족한 비타민과 무기질 등의 성분을 보충해서 섭취하는 것. 치료 목적의 의약품과 달리 건강 유지나 질병의 위험성을 줄일 목적으로 사용한다.

키워드

미병(未病)
동양의학의 개념으로 병에 걸린 것은 아니나 방치하면 병이 될 상태. 구체적으로 말하면 검사 수치에는 이상이 있지만 증상은 없거나. 또는 증상은 있지만 검사 수치는 정상범위이거나 하는 상태를 말한다.

메모

기능성식품과의 차이
기능성식품이란 인체에 어떤 작용이나 효과가 인정된 것으로 특정 효과를 광고해도 된다고 허용된 식품을 말한다. 2015년부터는 건강보조식품 표시와 관련된 법이 개정됨에 따라 과학적 근거가 있다면 건강보조식품이라도 일정 효과를 표시할 수 있게 되었다.

건강보조식품

그래프의 위쪽은 피부미용 · 다이어트를 지향하는 것, 아래쪽은 본연의 상태를 지향하는 경향이 강한 것, 가운데는 항산화작용이 뛰어난 것을 배치했다. 좌측은 섭취하면 비교적 몸 상태가 좋아지는(효과를 기대할 수 있는) 것, 우측은 몸 상태가 나빠지기 쉬운 (부작용이 있는) 것이다.

피부미용 · 다이어트 지향

무기질
칼슘, 마그네슘, 철, 인, 칼륨,
아연, 셀레늄, 크롬, 나트륨,
망간, 구리, 요오드

피부미용
콜라겐, 히알루론산,
로얄젤리, 율무, 상어
연골, 태반추출물

변비해소
식이섬유, 양송이버섯,
알로에, 맥주효모,
올리고당, 유산균,
락토페린, 질경이

다이어트
아미노산, 카르니틴, 키틴,
키토산, 캡사이신, 레시틴,
가르시니아 캄보지아,
짐네마 실베스트로, 뽕잎

항산화력을 높임
비타민 A, 비타민 C, 비타민 E,
코엔자임Q10, 레드와인 폴리페놀,
대두 이소플라본, 카테킨, 프로폴리스,
스피룰리나, 녹즙, 블루베리, 루테인

수면 · 릴랙스
멜라토닌, 서양쥐오줌풀,
망종화

혈액 · 혈관
은행잎 추출물, DHA, EPA,
포스파티딜콜린, 포스파티딜
세린, 홍국균, 전동싸리,
나토키나제, 토코페놀

면역력을 높임
β-글루칸, 아가리쿠스버섯,
잎새버섯, 차가버섯, 후코이단,
고양이발톱, 클로렐라,
에키나시아, 유청단백질,
식물스테로이드

대사력을 높임
비타민 B₁, 비타민 B₂, 나이아신,
비타민 B₆, 판토텐산, 비오틴, 엽산,
비타민 B₁₂, 매실 액기스, 구연산,
마늘, 가시오갈피

뼈 · 관절
비타민 D, 비타민 K,
글루코사민,
콘드로이틴

몸 상태 양호 ← → **몸 상태 불량**

본연의 상태 지향

와타나베 쇼 「신 · 종합의료학」, 종합의료학원, 2014, P.61

건강보조식품 성분의 긍정적인 면과 부정적인 면

	긍정적인 면	부정적인 면
식이섬유(Fiber)	대장암 · 혈관장애 발병 억제	영양소 배출
철	잠재성 철 결핍성 빈혈 치료	산화스트레스 증강, 2형 당뇨병 발병 촉진
칼슘	뼈 형성 촉진, 일부 암 발병 억제	동맥경화 촉진, 칼슘 침착
아르지닌	혈관 확장, 동맥경화 억제	임상 연구로 효과를 나타내지 못했음
ω3지방산	염증 · 동맥경화 억제	출혈경향? (항혈전약 병용 시 주의)
비타민 E	항산화작용, 동맥경화 억제	과잉섭취 시 지방에 축적
β카로틴	항산화작용, 동맥경화 억제	과잉섭취 시 지방에 축적
카르니틴	지질대사 촉진	동맥경화 촉진

와타나베 쇼 「신 · 종합의료학」, 종합의료학원, 2014, P.63

유전자와 영양

POINT

- 유전자는 세포핵 내 DNA사슬 안에 존재한다.
- 유전자의 개인차는 유전자를 구성하는 염기 배열의 차이로 발생한다.
- 유전자 정보를 활용한 개인 맞춤 영양에 대한 기대가 커지고 있다.

SNP 정보로 유전자와 병의 관계를 밝힌다

똑같이 식사해도 살이 찌는 사람과 찌지 않는 사람이 있다. 거기에는 유전자가 영향을 미치는 경우가 있다. 유전자란 세포분열 시 세포에서 세포로 전해지는 설계도를 말한다.

유전자는 세포핵 내 DNA 안에 존재한다. DNA는 4종류의 염기 중 1개와 당과 인산이 결합한 구조로 뉴클레오티드를 1단위로 하여 사슬 모양으로 연결된 이중나선구조를 형성한다. 이중나선구조를 구성하는 4종류의 염기 배열이 유전자정보이다.

유전자의 개인차는 염기 배열의 변이로 발생된다. 배열의 변이가 집단 1% 이상의 빈도로 발생할 경우를 유전자다형이라고 한다. 유전자다형 중 가장 많이 나타나는 것은 1개의 염기가 바뀌거나 사라지거나 하면서 발생하는 단일염기다형(SNP 또는 SNPs)이다. 이것이 대부분의 유전자병이나 생활습관병과 관련이 있다는 사실은 SNP의 해석을 통해 밝혀졌다.

그러나 생활습관병은 단지 유전자적 요인만으로 발병하는 것은 아니다. 스트레스와 같은 환경적 요인이나 식생활, 운동부족과 같은 생활습관의 요인과 더 관련이 깊다. 예를 들면, 에너지를 열로 변환하는 짝풀림단백질(UCP3)의 유전자에 변이가 있는 사람은 살이 찌기 쉬워진다. 이런 경우에는 식생활에서 에너지섭취량을 관리하면 비만을 예방할 수 있다. 이처럼 유전자정보를 활용해서 개인에게 맞추는 영양 관리를 맞춤(오더메이드) 영양이라고 하는데, 앞으로 생활습관병을 예방하는 대책 중 하나로 기대를 모으고 있다.

시험에 나오는 어구

맞춤(오더메이드) 영양
유전자정보를 이용해서 개인이 가진 대사의 특성에 맞춰 영양을 관리하는 일. 비슷한 형태의 맞춤 의료나 맞춤 식품의 연구가 진행되고 있다.

키워드

유전자다형
집단 중 1% 이상의 빈도로 발현되는 유전자 염기 배열의 변이. 집단 중 1% 미만의 빈도로 발생하는 염기의 변이를 유전자변이라고 한다.

짝풀림단백질(UCP3)
몸의 근육이나 갈색지방세포에 존재하고 당질이나 지질의 에너지를 열로 직접 변환하는 단백질이다.

DNA의 구조

DNA는 긴 사슬의 분자로 그것이 히스톤이라는 단백질에 실타래처럼 감겨서 염색체를 구성한다.

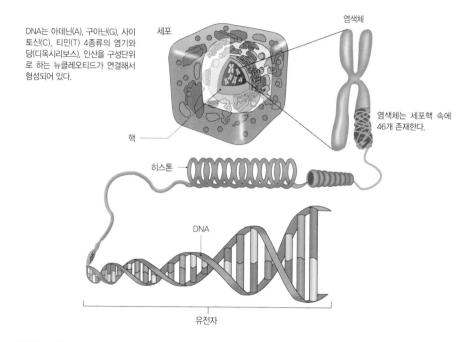

DNA는 아데닌(A), 구아닌(G), 사이토신(C), 티민(T) 4종류의 염기와 당(디옥시리보스), 인산을 구성단위로 하는 뉴클레오티드가 연결해서 형성되어 있다.

세포

핵

염색체

염색체는 세포핵 속에 46개 존재한다.

히스톤

DNA

유전자

생활습관병의 발병 요인

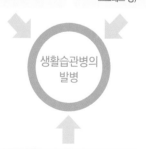

유전요인
(유전자로 인한 것)

외부환경요인
(병원체, 유해물질,
스트레스 등)

생활습관병의
발병

생활습관요인
(식생활, 운동, 휴양, 흡연, 음주,
정신활동의 패턴 등)

「후생성 보건의료국 생활습관병 대책실」 참고

생활습관병과 유전자적 요인

	유전자적 요인
본태성 고혈압	안지오텐시노젠 등의 관련 유전자 20종류
당뇨병	당뇨병 감수성 유전자 10종류
동맥경화성질환	아포단백질 유전자와 LDL 수용체 유전자
이상지질혈증	지질대사와 관련된 APOA5 유전자 등
비만	β3아드레날린 수용체 유전자, 콜레시스토키닌A 수용체 유전자 등

다이어트 효과를 높이는
시간 영양학

시간 영양학은 인간의 체내시계를 고려해서 음식의 종류와 먹는 시간·순서·속도 등을 제창하는 새로운 영양학이다. 몸속 대부분의 세포는 독자적인 리듬을 가진 시간 유전자를 가지고 있다. 그 주기를 조정하면 더욱 효율적으로 건강을 유지하거나 다이어트를 할 수 있다.

생체리듬이 1일 25시간이라는 것은 지금까지 잘 알려진 사실이다. 시계는 물론 빛조차 없는 곳에서 지내면 매일 약 1시간씩 밤이 늦어진다. 이를 방지하는 데 효과적인 것이 햇빛과 아침식사다. 아침에 일어나서 햇빛을 받으면 뇌의 체내시계가 리셋되어 몸이 지구 시간에 순응한다. 아침식사는 단순히 영양만 공급하는 것이 아닌 내장 활동의 기능을 조정해서 에너지 대사를 활발하게 한다.

시간 영양학에서는 '먹는 시간'의 한 예로 단백질이나 지질은 아침식사와 점심식사로 꼭 섭취해야 한다고 한다. 왜냐하면 간과 위의 기능은 점심에 활발해지기 때문에 체내에 중성지방이 축적되기 어렵기 때문이다. 그러나 18시 이후에는 중성지방을 축적해서 비만해지기 쉬우므로 지질은 자제하도록 한다. 단것을 먹는다면 16시~17시 정도가 적당하다. 인슐린 분비가 증가하는 시간대로 혈당치가 높아지기 어렵기 때문이다.

'먹는 순서'는 식이섬유가 많은 채소부터 먹으면 혈당치의 급격한 상승을 막아서 당뇨병 예방에 도움이 된다. 그리고 잘 씹어서 '먹는 속도'를 천천히 조절하는 것만으로도 혈당치의 급격한 상승을 억제할 수 있다.

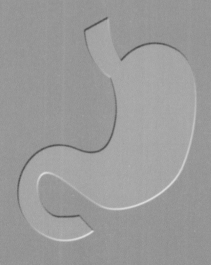

2장

소화와
흡수의 구조

소화기관의 구조

POINT

- 소화는 음식물을 분자로 분해해서 흡수하기 쉽게 하는 과정이다.
- 소화관은 음식물의 소화에 관여하는 하나의 관으로 길이 약 9~10m이다.
- 부속기관은 소화 분해효소를 생산·방출해서 소화를 돕는 장기이다.

소화관과 부속기관으로 이루어진 소화계

인간은 섭취한 음식물을 에너지로 바꿔서 생명을 유지한다. 그러나 음식물을 바로 에너지로 사용할 수 있는 것은 아니다. 음식물의 분자 대부분은 너무 커서 그대로 흡수하지 못하기 때문에 작은 분자로 분해하는 작업이 필요하다. 그 작업을 수행하기 위한 몸의 구조가 소화관이다.

소화하는 기관은 소화기관이라고 하며 소화관과 부속기관으로 구성되어 있다. 소화관은 음식물이 소화되는 과정에서 통과하는 하나의 관으로 입술, 구강에서 시작해 식도, 위, 소장, 대장을 거쳐 항문으로 연결된다.

길이는 신장의 약 6배인 약 9~10m이고, 기본적으로는 내강안쪽에서 점막하층, 바깥근육층, 장막의 3층으로 구성된다. 부속기관은 구강의 침샘(턱밑샘, 귀밑샘, 혀밑샘 등) 외에 간, 담낭, 췌장이 있고 소화효소를 분비해서 소화를 돕는다.

소화는 기계적 소화와 화학적 소화로 진행

소화기관에서 이루어지는 소화의 종류에는 기계적 소화와 화학적 소화가 있다. 기계적 소화는 구강에서 음식물을 잘게 씹는 씹기와 위나 소장에서 일어나는 연동운동 등 물리적인 힘으로 음식물을 작고 부드럽게 만든다.

화학적 소화는 침과 췌액과 같은 소화효소에 의한 화학적 작용으로 음식물 성분을 분해한다. 분해된 성분 중에 영양소는 체내로 흡수되고 남은 소화물은 대장에서 수분으로 흡수되어 변으로 체외로 배출된다.

시험에 나오는 어구

소화관
입에서 항문까지 연결되는 관. 통과하는 동안에 소화·흡수가 이루어진다.

소화효소
음식물을 소화관에서 흡수하기 쉽도록 분해하는 단백질로 소화액에 포함된 침 속에 있는 아밀라아제, 위액 속에 있는 펩신, 췌액에 있는 리파아제 등이 있다. 각각 당질, 단백질, 지질로 분해하는 영양소가 정해져 있다.

키워드

연동운동
먹은 내용물을 서서히 진행시키는 규칙적인 수축운동으로 소화관 전체에서 일어난다. 자율신경의 활동으로 무의식중에 이루어진다.

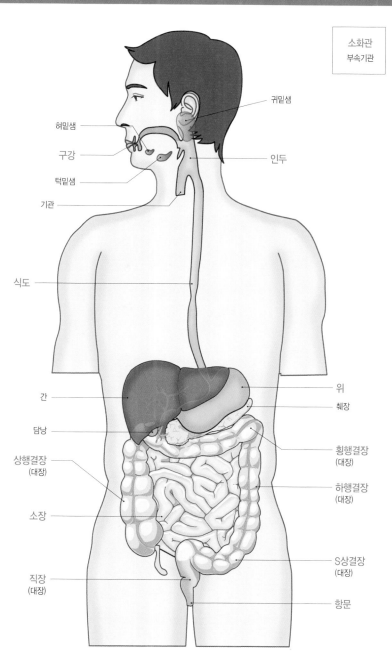

소화관
부속기관

귀밑샘

허밑샘

구강

턱밑샘

인두

기관

식도

간

위

췌장

담낭

횡행결장
(대장)

상행결장
(대장)

하행결장
(대장)

소장

S상결장
(대장)

직장
(대장)

항문

소화 · 흡수

소화관과 소화효소

- 음식물은 소화관을 통과하는 동안 다양한 소화효소에 의해 소화 · 분해된다.
- 소화효소의 분비는 자율신경과 소화관 호르몬이 조절한다.

소화기관에 따라 다른 소화효소

입으로 들어간 음식물은 소화관을 통과하는 사이에 다양한 소화효소에 의해 조금씩 소화 · 분비된다. 분비되는 소화효소는 소화기관에 따라 다르지만, 전부 자율신경과 소화관 호르몬에 의해 조절된다.

구강으로 음식물이 들어가면 부교감신경이 자극을 받아 소화효소인 아밀라아제를 함유한 침이 분비된다. 아밀라아제는 당질(전분)의 일부를 말토스로 분해한다. 그리고 음식물이 위로 보내지면 위가 자극을 받아 산성도가 높은(pH1~2) 위액과 소화관 호르몬인 가스트린이 분비되면서 소화가 진행된다. 또한 위액에는 단백질 분해효소인 펩신이 있어 단백질의 일부를 분해한다.

소화 · 흡수의 약 90%를 책임지는 소장

내용물이 소장의 십이지장으로 보내져 콜레시스토키닌이라는 소화관 호르몬이 분비되고 그것이 신호가 되어 췌장에서는 췌액이, 담낭에서는 담즙이 분비된다. 췌액에는 당질, 단백질, 지방을 분해하는 효소가 있어서 소화 · 분해가 진행된다. 담즙은 지방을 유화시켜 췌액의 리파아제가 분해하는 것을 돕는다. 그 후 내용물은 연동운동으로 소장의 공장에서 회장으로 3~5시간에 걸쳐 보내지고, 소장의 점막에서 분비된 소화효소에 의해 더 작게 분해된다. 최종 분해 산물인 글루코스나 아미노산 등은 모세혈관으로, 지방산이나 모노글리세리드의 대부분은 림프관으로 운반되어 체내로 흡수된다. 소화 · 흡수에 있어 소장의 역할은 중요한데, 약 90%는 소장에서 이루어지기 때문이다.

시험에 나오는 어구

자율신경
신체 각 부분의 활동을 관리하면서 24시간 계속 활동하는 신경을 말한다. 활동할 때나 점심에 활발해지는 교감신경과 안정된 상태나 밤에 활발해지는 부교감신경으로 나뉜다.

소화관 호르몬
세크레틴 · 가스트린 등 소화관 내에서 분비되는 호르몬을 말한다. 소화액의 분비나 소화관의 운동을 촉진한다.

메모

체내흡수율
음식물은 소화관 내에서 영양소로 분해되고 흡수상피세포를 통해 간으로 운반된다. 이때 체내에 분비되는 영양소의 비율을 흡수율이라고 한다.

3대 영양소의 소화기관과 소화효소

음식물은 소화관을 지나는 동안에 소화되지만, 당질, 단백질, 지질의 각 영양소는 분해되는 장소나 소화효소의 종류가 다르다.
분해된 성분의 약 90%가 소장의 흡수상피세포로 흡수된다.

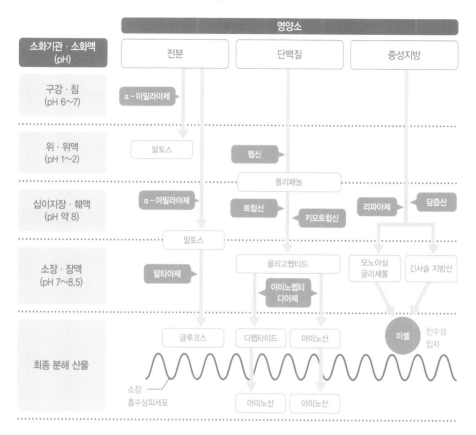

Athletics Column

식후 바로 운동은 소화불량의 원인이 된다

식사 직후에는 음식물을 소화하기 위해 혈액이 위로 집중되고 위액이 분비되어 연동운동이 이루어진다. 이때 운동
을 하면 혈액이 근육으로 보내지면서 위에 필요한 혈액이 부족해져서 소화불량의 원인이 된다. 식후에는 소화를 돕기
위해 30분~1시간 정도는 몸을 쉬게 하는 편이 좋다. 일반적으로 식후 운동은 소화가 어느 정도 진행되어 혈당치가 안
정된 1~2시간 후가 적당하다. 한편, 식전 운동은 다이어트에 효과적이지만, 극도의 공복 상태는 피해야 한다. 혈당치
가 떨어졌는데 운동으로 혈중 포도당까지 소비되어 부족해지면 현기증으로 쓰러질 수 있기 때문이다.

씹기와 삼키기

POINT

- 구강에서는 씹기와 침에 의해 음식물의 소화가 시작된다.
- 침의 약 95%는 턱밑샘, 귀밑샘, 혀밑샘의 침샘에서 분비된다.
- 침에 함유된 α-아밀라제가 전분을 말토스로 분해한다.

소화는 씹기와 침의 분비로 시작한다

음식물 소화는 구강이라 불리는 입안에서 시작된다. 입안에 들어 있는 음식물은 턱관절과 이의 움직임으로 잘게 부서지고 으깨져 혀로 섞이면서 씹기가 이루어진다. 이때 입안의 침샘에서는 침이 분비되어 소화가 잘되도록 돕는다. 음식물을 씹기로 작게 만드는 과정을 기계적 소화, 침과 같은 소화효소의 작용에 의한 분해를 화학적 소화라고 한다.

침의 성분과 성질은 분비 장소에 따라 다양하다

침의 약 95%는 큰 침샘(3대 침샘)이라고 불리는 턱밑샘, 귀밑샘, 혀밑샘에서 분비된다. 구강에는 그 외에도 입술(입술샘)이나 혀(혀샘)처럼 곳곳에 작은 침샘이 있는데 하루에 분비되는 침은 1~1.5ℓ나 된다. 주성분은 물이지만, 그 밖의 성분이나 성질은 분비되는 장소에 따라 다르다.

턱밑샘과 귀밑샘에서 분비되는 침은 소화효소인 α-아밀라제를 대량 함유하고 있어서 당질의 일종인 전분을 말토스(엿당)로 분해한다. 혀밑샘의 침에는 뮤신이라는 당단백질이 있는데, 이 끈적끈적한 성분이 입안의 건조함을 막아준다.

입안에서 씹기와 침으로 작고 부드러워진 음식물은 혀의 움직임으로 목구멍 안쪽으로 운반되고 인두에 닿으면 연하반사가 일어나 식도로 보내진다(삼키기). 이때 잘못해서 기도로 들어가는 것을 오연이라고 하는데, 오연이 일어나면 목이 막혀 괴로워진다.

시험에 나오는 어구

아밀라제
침 속에 있는 소화효소의 일종. 흰쌀이나 밀가루 등에 함유된 전분을 말토스(엿당)로 분해한다. 췌장에서 분비된 췌액도 함유하고 있다.

키워드

침(타액)
혀밑샘에서 분비되는 침은 뮤신이라는 단백질이 풍부해서 점성이 높아 점액성 타액으로 불리고, 뮤신이 없는 귀밑샘의 침은 끈적임이 없어 장액성 타액으로 불린다.

메모

삼키기
음식물 덩어리를 식도로 향해 삼키는 것을 말한다. 음식물이 인두에 닿으면 뇌의 연수와 교뇌에 있는 연수중추에 자극이 전해지고 무의식의 연하반사에 의해 삼키는 동작이 발생한다.

구강 구조

구강은 소화관의 입구로 씹기와 침의 분비가 음식물을 더욱 잘게 부수고 전분은 말토스(엿당)로 분해된다.

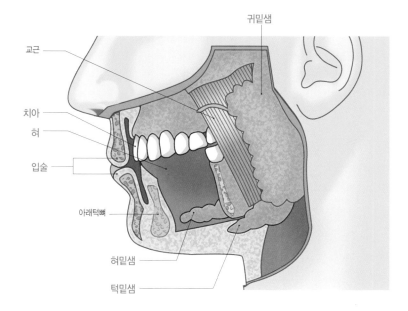

귀밑샘

교근

치아

허

입술

아래턱뼈

허밑샘

턱밑샘

삼키기의 구조

음식물은 목구멍 속의 인두에 닿으면 연하반사가 일어나 식도로 보내진다.

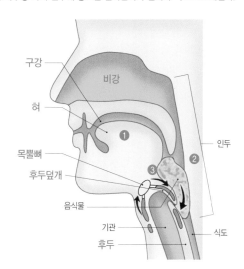

구강

비강

허

목뿔뼈

후두덮개

음식물

기관

후두

인두

식도

❶ 구강으로 들어간 음식물을 허가 깊숙이 안으로 보낸다(수의운동).

❷ 음식물이 목구멍의 인두에 닿으면 연하반사가 일어나 식도로 보내진다.

❸ 음식물이 통과할 때에는 인두덮개가 기관의 입구를 막는다.

49

식도와 위의 기능

POINT
- 식도는 음식물이 지나가면 확장되고 6~10초 사이에 통과한다.
- 위는 분문, 위체, 유문으로 나뉘고, 음식물이 들어가면 복잡한 수축과 이완운동을 한다.
- 위산이 음식물을 살균하고 펩신이 단백질을 분해해서 유미즙 상태로 만든다.

식도로 들어간 음식물은 연동운동으로 분문으로 이동

입안에서 부드러워진 음식물은 삼키기(연하)로 식도로 들어가면 연동운동을 해서 위로 보내진다. 식도는 길이 약 25cm의 섬세한 타원형 관으로 음식물이 통과할 때는 크게 확장된다. 관의 내강은 튼튼한 중층편평상피로 덮여 있어 음식물이 지나가기 쉽도록 점액이 분비되어 표면이 부드러워진다. 식도를 통과하는 데 걸리는 시간은 액체는 약 1초, 고체는 6~10초이다.

식도의 끝부분은 위의 분문과 연결된다. 분문은 평소 닫혀 있지만, 음식물이 식도를 지나 분문에 다다르면 자극을 받아 괄약근이 풀리면서 음식물이 위로 보내진다.

위에서는 위액과 단백질 분해효소가 살균·분해

위는 J자형의 주머니 형태로 부풀어 있는 기관으로 주요 부분을 위체부라 하고, 소장으로 연결되는 부분을 유문부라고 한다. 분문이 열려 음식물이 들어오면 위는 복잡한 수축과 이완운동을 하고 위벽에서는 염산이 주성분인 강한 산성의 위액이 분비된다. 위액은 펩신이라는 단백질 분해효소도 있어 음식물에 있는 단백질의 일부가 소화된다. 위벽도 단백질로 이루어져 있지만 위벽의 표면을 점성이 강한 점액이 덮고 있고, 그 위에 위산이 분비되기 때문에 위벽이 산이나 소화액으로 소화될 일은 없다. 위액과 펩신으로 살균, 분해되어 유미즙 상태가 된 내용물은 연동운동으로 유문 쪽으로 보내지고 천천히 십이지장으로 이동한다. 유문에서는 알칼리성 점액이 분비되어 내용물의 강한 산을 중화시키고, 십이지장의 내벽이 산으로 침해되는 것을 막는다.

시험에 나오는 어구

펩신
위벽을 덮은 점막에는 무수한 구멍이 있고, 주세포에서는 펩시노겐. 벽세포에서는 염산. 점액세포에서는 점액이 분비된다. 펩신은 펩시노겐이 염산으로 분해되어 생기는 단백질 분해효소이다.

키워드

위액
1일 1~1.5ℓ가 분비된다. 산성도는 평소에도 pH2로 강하고, 게다가 공복 시에는 pH 1~1.5로 더 늘어난다(pH 7이 중성). 식초의 pH 2~3보다 강해서 위에 침투한 세균을 죽이거나 음식물의 분해를 돕는다.

메모

유문
유문괄약근으로 인해 좁아져 있어 내용물이 산성이면 반사적으로 닫고, 중성이거나 약산성이면 열어서 십이지장으로 보낸다. 그 기능이 떨어지면 십이지장이 강한 산의 침해를 받아 궤양의 원인이 된다.

식도와 위의 구조

식도는 약 25cm의 좁은 관으로 위와 분문으로 연결되어 있다. 위는 위저부, 위체부, 유문부로 크게 세 부위로 나뉜다.

식도

경부식도(약 5cm)

식도상부. 삼켜진 음식물은 식도 입구의 잘록한 부분 (제1협착부(식도 입구부))를 거쳐 식도 속으로 운반된다.

흉부식도(16~18cm)

식도중부. 음식물은 연동운동으로 제2협착부(대동맥 교차부)의 잘록한 부분을 거쳐 하부로 보내진다.

복부식도(2~3cm)

식도하부. 식도열공에서 위의 분문까지. 식도가 지나가는 횡격막의 구멍을 식도구멍, 그 주변의 잘록한 부분을 제3협착부(횡격막 관통부)라고 한다.

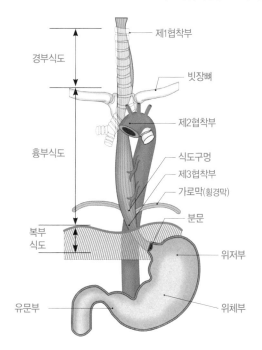

제1협착부
경부식도
빗장뼈
제2협착부
흉부식도
식도구멍
제3협착부
가로막(횡격막)
분문
복부식도
위저부
유문부
위체부

위

분문

식도와 위의 경계에 있고 음식물의 역류를 막고 있다.

위저부 (위의 상부)

분문 끝에서 넓어지는 부분

위체부

위의 중심부

유문부

위의 하부로 유문은 십이지장과의 경계에 있다.

위벽 구조

위벽은 점막으로 덮여 있고 깊게 패인 구멍이 많다. 위액이나 펩시노겐은 구멍 속의 세포에서 나와 위벽으로 분비된다.

위소와 위선 입구에 있는 홈

부세포 위선이 얕은 부분에 있고, 점액인 뮤신을 분비

위샘 위벽에 주름처럼 형성되어 있는 깊은 구멍으로 주세포 등의 분비세포가 있다.

벽세포 염산이 주성분인 위산을 분비한다.

주세포 위선이 깊은 부분에 있고, 펩시노겐을 분비한다.

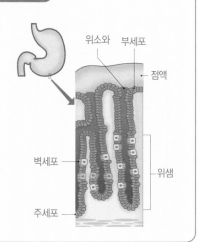

위소와 부세포
점액
벽세포
위샘
주세포

십이지장과 소장의 기능

- 소장은 십이지장, 공장, 회장으로 구성되어 있고 길이는 6~7m이다.
- 소장에서는 소화·흡수의 90%가 3~5시간 동안에 이루어진다.
- 영양소는 흡수상피세포의 표면에 나 있는 미세융모가 흡수한다.

십이지장에서는 담즙과 췌액이 소화를 돕는다

유미즙 상태로 소화된 내용물은 유문에서 조금씩 십이지장으로 보내진다. 십이지장은 소장의 일부이고 공장, 회장으로 이어진다. 소장의 길이는 6~7m이고, 내용물은 3~5시간 걸려서 통과하는 사이에 소화·흡수의 90%가 이루어진다.

십이지장의 길이는 25cm이고 전체적으로 보면 짧은 편이나, 간에서 담낭을 거친 담즙이, 췌장에서는 췌액이 주입되어 소화의 중요한 역할을 맡고 있다. 췌액은 알칼리성(pH 7~8.5)으로 위에서 보내온 약산성의 내용물을 중화해서 소화효소가 활동하기 쉬운 환경을 만드는 기능도 있다.

영양소는 소장의 내벽에 있는 미세융모에서 흡수

소장은 직경 약 2.5~4cm로 내벽에는 윤상으로 뻗어 있는 윤상주름(케르크링주름)이 있고, 주름의 표면에는 1mm²당 20~40개의 융모가 빽빽하게 돋아 있다. 융모의 내부에는 모세혈관과 림프관이 통과하고 뿌리에 있는 장선에서는 소화효소가 분비된다. 소장에 들어있던 내용물이 연동운동으로 운반되는 동안에 다양한 소화액과 섞이면서 소화가 진행된다.

소화된 영양소는 융모 표면에 있는 흡수상피세포 1개당 약 600개 정도로 빽빽하게 자라있는 미세융모로 흡수된다. 이처럼 소장의 미세융모에 의해 이루어지는 소화가 막소화이다. 그리고 당질이 분해된 글루코스(포도당)나 단백질이 분해된 아미노산, 펩티드 등은 모세혈관으로 들어가 문맥에서 간으로, 림프관으로 들어간 지질은 다시 경부에서 정맥으로 들어간 후에 간으로 운반된다.

시험에 나오는 어구

공장
회장과의 경계가 명확하지 않지만, 다른 기관보다 규칙적인 윤상주름이 많은 것이 특징이다. 민무늬근이 발달해서 연동운동이 활발하고 내용물이 빨리 통과하기 때문에 해부할 때에 비어 있는 경우가 많다. 이것이 공장이라는 명칭의 유래이기도 하다.

회장
공장보다 두껍고 내벽이 두텁다. 점막에 면역기능을 하는 림프 소절의 집합인 파이어판(Peyer's Patch)이 있는 것이 특징이다. 공장은 약 2.5m, 회장은 약 3.5m로 회장의 점막주름은 공장과 비교해 불규칙적이다.

키워드

흡수상피세포
표면에 나 있는 작은 융모를 통해 영양소를 흡수한다. 영양흡수세포라고도 한다. 융모의 뿌리에서 계속 생겨나서 오래된 세포와 교체된다. 수명은 약 1일.

메모

소장의 소화효소
장선에서 분비된 소화효소에는 락토스(젖당)를 갈락토스(포도당)로 분해하는 락타아제, 단백질을 아미노산으로 분해하는 에렙신 등이 있다.

소장과 점막의 구조

소장은 크게 3부분으로 나뉜다. 위에서 가까운 쪽부터 십이지장, 공장, 회장이라고 부른다. 길이는 성인이 6~7m이고, 통과하는 내용물의 소화 · 흡수 중 90%가 이루어진다.

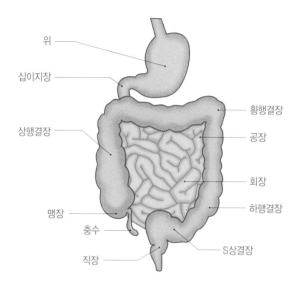

- 위
- 십이지장
- 상행결장
- 맹장
- 충수
- 직장
- 횡행결장
- 공장
- 회장
- 하행결장
- S상결장

윤상 단면

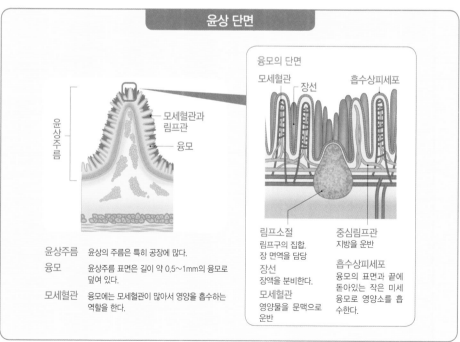

융모의 단면

- 모세혈관과 림프관
- 융모
- 윤상주름
- 모세혈관
- 장선
- 흡수상피세포
- 림프소절
- 중심림프관
- 장선
- 모세혈관

윤상주름	윤상의 주름은 특히 공장에 많다.
융모	윤상주름 표면은 길이 약 0.5~1mm의 융모로 덮여 있다.
모세혈관	융모에는 모세혈관이 많아서 영양을 흡수하는 역할을 한다.

림프소절
림프구의 집합.
장 면역을 담당

장선
장액을 분비한다.

모세혈관
영양물을 문맥으로
운반

중심림프관
지방을 운반

흡수상피세포
융모의 표면과 끝에
돋아있는 작은 미세
융모로 영양소를 흡
수한다.

소화·흡수

대장의 구조와 기능

POINT
- 소장에서 보내진 소화물은 대장에서 수분을 흡수해서 대변이 된다.
- 소화물은 연동운동으로 결장의 상행결장에서 S상결장으로 운반되어 대변이 된다.
- 장내세균은 섬유질을 분해해서 비타민 B군이나 비타민 K를 만든다.

맹장, 결장, 직장으로 구성된 대장

대장은 소장에서 이어지는 소화관으로 소장보다 두껍기 때문에 붙여진 이름이다. 길이는 약 1.6~2m이고, 맹장, 결장, 직장으로 나뉜다.

소장에서 영양소가 흡수된 소화물은 오른쪽 하복부에 있는 회맹판을 통해 맹장으로 보내진다. 회맹판은 소화물이 소장으로 역류하는 것을 막고 있다. 회맹판보다 밑에 있는 길이 약 6cm의 주머니 모양의 부분이 맹장인데, 딱히 소화에는 관여하지 않는다. 맹장의 약간 아래에 붙어 있는 5~6cm의 충수는 맹장의 일부이나 퇴화한 기관이다.

대장의 내벽에는 결장반월주름이 있는데, 소장처럼 융모는 아니고 주로 수분을 흡수해서 대변을 만드는 역할을 한다. 이 일을 맡은 기관이 결장으로 종류에는 상행결장, 횡행결장, 하행결장, S상결장으로 구분된다.

결장에서 대변이 형성되고 배변할 때까지 직장에 정체

소화물은 연동운동으로 상행결장에서 조금씩 S상결장으로 이동한다. 그 사이에 수분이 빠지고 섬유질은 장내세균으로 분해되어 상행결장을 통과할 즈음에는 반고형 상태의 대변이 되어 있다. S상결장에 도착한 대변은 그곳에서 한참을 정체하다가 조금씩 직장으로 보내진다. 직장은 길이 15cm로 배변을 할 때까지 대변을 쌓아두는 역할을 한다. 어느 정도 쌓이면 배변 반사가 일어난다.

장내세균은 섬유질의 분해 외에도 비타민 B군이나 비타민 K를 만드는 기능을 한다. 그 수가 상당히 많고, 균의 종류나 수는 나이나 음식, 몸 상태에 따라 달라진다.

 키워드

맹장
인간이나 육식동물은 맹장을 쓰지 않기 때문에 작지만, 초식동물의 몸속에서는 식이섬유를 분해하는 기능이 있기 때문에 잘 발달하였다.

충수
점막 아래에는 많은 림프조직이 있고 몸을 방어하는 기능에 관여한다는 연구가 진행되고 있다. 충수염은 충수가 염증을 일으키는 병으로 심한 복통을 유발한다. 예전에는 염증이 맹장까지 진행된 상태에서 발견되기도 해서 맹장염이라고도 했다.

 메모

장내세균
장내에는 약 100종류. 약 100조 개의 세균이 살고 있고, 비피더스균 등 인간에게 유익한 유익균. 해로운 영향을 미치는 웰치균 등의 유해균, 몸이 약해지면 유해물질을 만들어내는 대장균 등의 기회주의균 등이 있다. 대변의 반 이상이 장내세균이라고 한다.

대장의 구조

대장은 소장에 이어지는 약 1.6~2m의 소화관으로 소장에 가까운 쪽에서 맹장, 결장, 직장이라고 한다. 그리고 결장은 상행결장, 횡행결장, 하행결장, S상결장으로 구분된다. 인간에게는 흔적으로만 남아 있는 충수는 맹장에 붙어 있다.

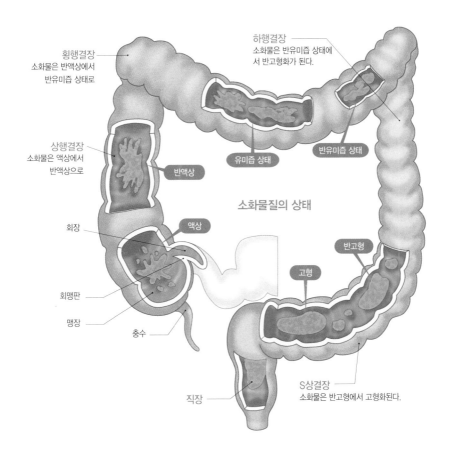

하행결장
소화물은 반유미즙 상태에서 반고형화가 된다.

횡행결장
소화물은 반액상에서 반유미즙 상태로

상행결장
소화물은 액상에서 반액상으로

반유미즙 상태

유미즙 상태

반액상

소화물질의 상태

회장

액상

반고형

회맹판

고형

맹장

충수

직장

S상결장
소화물은 반고형에서 고형화된다.

Athletics Column

장내 환경과 스포츠의 관계

　　스포츠의 활력을 높이기 위해서는 기초체력을 만들어 경기에 필요한 근력을 만드는 일이 중요하다. 따라서 균형 잡힌 식사가 불가결한데, 섭취한 영양소를 체내에서 제대로 흡수하려면 장의 상태를 건강하게 유지해야 한다. 장의 상태를 건강하게 만들어 유익균이 늘어나면 단백질의 이용률도 높아진다는 연구 결과도 있다. 장내 환경을 지키기 위해서는 요구르트, 낫토, 된장 등 발효식품이나 식이섬유를 함유한 식품(P.173 참조)을 적극적으로 활용하기, 충분한 수면 취하기, 지나친 과음은 자제하기, 8시간 이상 공복 시간 가지기 등을 실천하도록 하자.

간의 구조와 기능

- 문맥은 주로 영양소를, 간동맥은 산소를 간으로 운반해서 대사작용을 돕는다.
- 간에서는 영양소의 대사활동 외에도 해독작용, 많은 활성물질의 합성 등이 이루어진다.

횡격막 바로 아래에 있는 인체의 가장 큰 장기

간은 인체에서 가장 큰 장기로 무게가 1~1.5kg이나 된다. 음식물이 통과하는 소화관이지만 영양소의 대사작용에도 밀접한 관련이 있기 때문에 소화기관으로 분류된다.

횡격막의 바로 아래에 있고 위쪽에는 간낫인대라 불리는 경계선이 있어 우엽과 좌엽으로 나뉜다. 간에서는 많은 화학반응이 일어나는데, 그 재료를 운반해오는 것이 문맥과 간동맥이라는 2개의 혈관이다. 문맥에서는 주로 소장 등의 소화관에서 흡수된 영양소를, 간동맥에서는 산소와 혈액이 같이 운반되어 간에서 합류한다. 그리고 혈액은 무수한 갈래로 나뉘어 간소엽 속의 굴모세혈관이라 불리는 모세혈관을 통과한다. 간소엽은 약 50만 개의 간세포가 모여서 이루어진 것으로 그사이를 다양한 모세혈관이 퍼져 있다. 굴모세혈관을 통과한 혈액은 중심정맥을 거쳐 하대정맥에 모여서 심장으로 다시 돌아간다.

간소엽의 굴모세혈관이 대사기능의 중심 무대

혈액이 굴모세혈관을 통과하는 사이에 여러 가지 화학반응이 발생하고 3대 영양소의 대사 외에도 비타민류나 철의 저장이 이루어진다. 당질의 경우에는 혈액 속에 글루코스(단당)가 지나치게 많으면 글리코겐(다당류)이나 중성지방(트리아실글리세롤)을 합성해서 저장하고, 부족하면 글리코겐을 글리코스로 분해해서 방출한다. 약물이나 알코올 성분은 해독해서 혈액으로 돌려보내면 신장으로 배설된다. 또한 몸 전체의 대사기능에 중요한 역할을 담당하는 알부민이나 혈액응고에 필요한 피브리노겐과 같은 혈액응고인자를 생성한다.

시험에 나오는 어구

문맥
소화관에서 흡수된 영양소를 간으로 운반하는 정맥. 매분마다 간으로 공급되는 약 1ℓ의 혈액 중에 약 80%는 문맥에서 보낸다.

간소엽
사방 약 1~2cm 정도의 크기. 안에는 약 50만 개의 간세포가 있고, 틈에는 무수한 모세혈관이 통과한다.

키워드

3대 영양소의 대사
포도당에서 글리코겐을 합성. 단백질, 지질의 합성도 이루어진다.

메모

간의 재생력
간은 생명을 좌우할 만큼 중요한 장기이기 때문에 수술로 간의 70%를 절제해도 원상태로 복귀할 만큼 재생력이 뛰어나다.

간의 구조

간은 인체에서 가장 큰 장기로 무게가 1~1.5kg이나 된다. 크게 우엽과 좌엽으로 나뉘며 영양소의 대사나 저장, 해독 등의 기능이 있다.

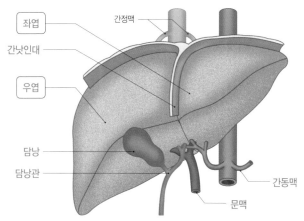

간의 구조

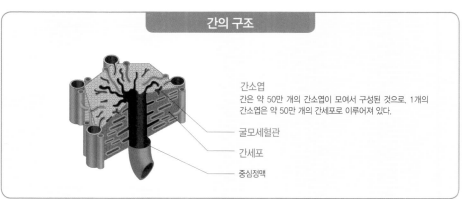

간소엽
간은 약 50만 개의 간소엽이 모여서 구성된 것으로, 1개의 간소엽은 약 50만 개의 간세포로 이루어져 있다.

굴모세혈관

간세포

중심정맥

간의 주요 기능

영양소의 대사	3대 영양소(당질, 단백질, 지질)의 합성과 분해를 한다.
저장	비타민 A, D, B₁₂나 철을 저장하고 필요할 때 방출한다.
해독작용	암모니아, 알코올, 약물 등을 해독한다.
혈액응고인자의 생성	피브리노겐, 프로트롬빈 등의 혈액응고인자를 합성한다.
혈액량의 관리	혈액을 저장하고 필요할 때 방출한다.
담즙의 생성	콜레스테롤을 합성해서 담즙을 만든다.

담낭의 구조와 기능

POINT

- 담낭은 간에서 만들어진 담즙을 저장하고 필요에 따라 십이지장으로 방출한다.
- 담즙은 담낭에서 6분의 1~12분의 1 정도로 농축되어 황색에서 갈색으로 변색된다.
- 십이지장은 지방의 분해를 도와 체내에 흡수가 잘 되도록 한다.

담낭은 간 아래에 붙어 있는 길이 7~10cm의 장기

담낭은 간의 우엽 아래에 붙어 있고 길이 7~10cm로 가지와 같은 모양을 하고 있다. 간처럼 소화관은 없으나, 영양소의 소화 흡수에 중요한 역할을 하는 담즙이 필요할 때마다 십이지장으로 방출한다.

담낭에는 담즙산이 있어 십이지장으로 들어온 유미즙 상태의 내용물이 지방을 유화시킨다. 그리고 췌장에서 분비된 리파아제와 같은 지방분해효소의 일을 도와준다. 또한 트리아실글리세롤(중성지방)이 분해해서 생기는 지방산이 장에서 흡수하기 쉬운 형태로 바꾸는 역할도 한다.

담즙은 식후 1시간 정도 지나서 십이지장으로

담즙은 간에서 생성되어 총담관과 담낭관을 거쳐 담낭으로 운반된다. 막 생성된 담즙의 90%가 수분으로 색깔이 황색이지만, 담낭에서 대기하는 사이에 6분의 1~12분의 1 정도로 농축되어 갈색으로 변한다. 식후 1시간 정도 지나서 지방분이 많은 내용물이 십이지장으로 들어오면 이번에는 십이지장이 나설 차례이다. 십이지장에서 콜레시스토키닌이라는 소화관 호르몬이 분비되면 그것이 자극되어 담즙이 담낭관에서 총담관을 거쳐 십이지장으로 방출된다. 췌장에서 보낸 췌액과는 총담관에서 합류한다. 담즙과 췌액은 모두 알칼리성으로 위에서 십이지장으로 보내진 산성 내용물을 중화시키는 역할도 한다.

담즙에 함유된 담즙산의 98~99%는 나중에 회장으로 재흡수된 후 간으로 돌아가서 다시 담즙의 재료가 된다. 이것을 장간순환이라고 한다.

시험에 나오는 어구

담즙
담즙산 외에 빌리루빈, 콜레스테롤 등을 포함한다. 십이지장에는 1일 600~800㎖가 분비된다.

키워드

콜레시스토키닌
십이지장의 점막이 지방에 함유된 아미노산이나 지방산을 감지하면 분비된다. 그 자극으로 담낭이 수축해서 담즙을 방출한다.

메모

장간순환
담즙에 함유된 빌리루빈도 장에서 대사작용으로 우로빌리로겐이라는 물질로 변해 장으로 재흡수되어 간으로 돌아간 후에 다시 담즙의 재료로 쓰인다.

담낭의 구조

담낭은 간 아래에 붙어 있고 길이는 7~10cm로 가지와 같은 모양을 한 장기. 영양소의 소화 흡수에 필요한 담즙을 만드는 중요한 역할을 한다.

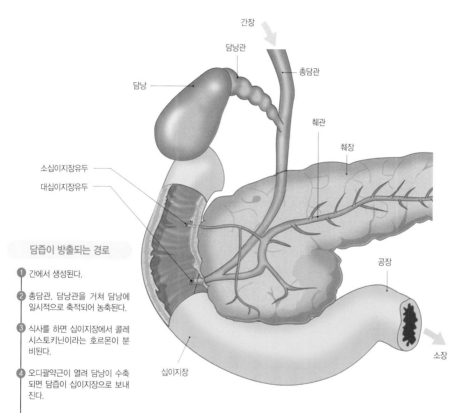

간장

담낭관

담낭

총담관

췌관

췌장

소십이지장유두

대십이지장유두

공장

담즙이 방출되는 경로

1 간에서 생성된다.

2 총담관, 담낭관을 거쳐 담낭에 일시적으로 축적되어 농축된다.

3 식사를 하면 십이지장에서 콜레시스토키닌이라는 호르몬이 분비된다.

4 오디괄약근이 열려 담낭이 수축되면 담즙이 십이지장으로 보내진다.

소장

십이지장

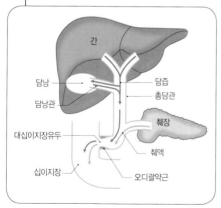

간

담낭

담낭관

대십이지장유두

십이지장

담즙

총담관

췌장

췌액

오디괄약근

담즙이 지방에 미치는 영향

담즙에 포함된 담즙산에는 물의 표면장력을 약화시키는 계면활성작용이 있다. 음식물에 섞여서 십이지장으로 운반된 지방 알갱이는 담즙산에 의해 유화(외부의 영향을 받기 쉬운 상태로 만드는 것)되어 미셀이라는 입자로 변한다. 미셀로 변한 지방은 불안정해서 지방분해효소의 영향을 받기 쉬워진다. 이처럼 담즙은 지방분해효소가 활동하기 쉽게 도와준다.

췌장의 구조와 기능

POINT

- 췌장에는 췌액을 분비하는 기능과 호르몬을 분비하는 기능이 있다.
- 췌액에는 3대 영양소의 분해효소가 있어 십이지장의 소화를 돕는다.
- 췌액은 내용물을 중화해서 소화효소가 일하기 쉽게 만든다.

췌액은 가장 중요한 소화액

췌장은 위의 뒤쪽에 있는 길이 10~15cm 정도의 가늘고 긴 장기이다. 몸체 오른쪽으로 십이지장이 있는 곳을 췌두(머리), 중간을 췌체(몸), 가장 가늘고 비장과 연결된 부분을 췌미(꼬리)라고 한다.

췌장에는 외분비기능과 내분비기능이 있고, 소화에 큰 역할을 하는 것이 외분비기능에서 분비되는 췌액이다. 췌액에는 3대 영양소인 당질, 단백질, 지질을 전부 분해하는 효소가 있어 가장 중요한 소화액이다.

췌액은 췌장의 90%를 구성하는 선방이라 불리는 조직 속의 선방세포로 만들어진다. 췌액은 도관에 모여 췌장의 중심을 통과하는 췌관으로 보내지고 대십이지장유두를 거쳐 십이지장으로 흘러 들어간다. 췌액은 알칼리성의 중탄산이온을 많이 함유하고 있어서 위에서 보내진 산성의 내용물을 중화시키면서 자신이 분비하는 소화효소가 일하기 쉬운 환경을 만든다.

인슐린 분비가 부족해지면 당뇨병으로

췌장의 내분비기능은 선방 속의 작은 세포가 섬처럼 모인 랑게르한스섬에 산재해 있다. α세포와 β세포가 있고 α세포에서는 글루카곤이, β세포에서는 인슐린이라는 호르몬이 분비된다. 둘의 작용은 정반대로 글루카곤은 혈당치를 높이고, 인슐린은 혈액 속의 글루코스(포도당)를 세포로 유입해 에너지로 이용해서 혈당치를 낮춘다. 글루카곤과 인슐린이 균형을 이룰 때는 건강하지만, 인슐린이 부족해서 포도당이 제대로 쓰이지 못해 혈당치가 높은 상태가 지속되면 당뇨병이 된다.

시험에 나오는 어구

췌액
많은 소화효소를 가지고 있고, 1일 약 1,500mℓ가 분비된다. 담즙과 마찬가지로 십이지장에서 분비되는 콜레시스토키닌(P.59 참조)이라는 소화호르몬이나 부교감신경의 자극으로 분비가 촉진된다.

키워드

인슐린
랑게르한스섬의 β세포에서 분비되는 호르몬. 생명 유지에 중요한 혈당치를 높이는 호르몬은 많지만, 낮추는 기능이 있는 호르몬은 오직 인슐린뿐이다.

메모

외분비기능과 내분비기능
외분비의 선방세포로 만들어진 췌액이 분비되어 십이지장에서 작용하는 것이 외분비기능이고, 내분비의 랑게르한스섬에서 만들어진 호르몬이 혈액 속으로 분비되어 몸 전체에 작용하는 것이 내분비기능이다.

췌장의 구조

췌장은 위의 뒤쪽에 있는 길이 10~15cm 정도의 가늘고 긴 장기. 강력한 소화효소인 췌액을 분비하는 외분비기관인 동시에 혈당치를 조절하는 호르몬을 분비하는 내분비기관이기도 하다.

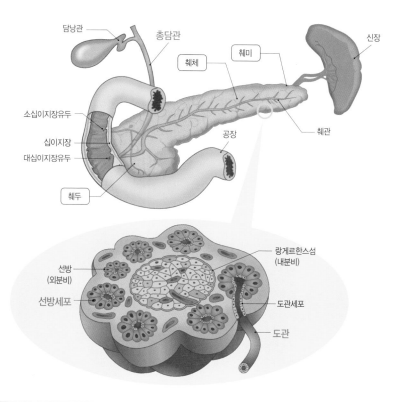

췌액에 포함된 주요 소화효소

분해하는 영양소	소화효소	작용
당질	α-아밀라아제	전분을 분해해서 말토스(엿당)로 만든다.
단백질	트립신	단백질이나 펩티드를 분해해서 더 작은 폴리펩티드나 아미노산으로 만든다.
	키모트립신	
	엘라스타아제	
	카복시펩티데이스	
지질	리파아제	담즙에서 유화된 지방을 분해해서 지방산과 글리세롤로 만든다.
	콜레스테롤에스테르 가수분해효소	콜레스테롤에스테르 가수분해효소를 지방산과 콜레스테롤로 만든다.

소화 · 흡수

당질의 소화 흡수

POINT
● 식사로 가장 많이 섭취하는 당질은 다당류인 전분이다.
● 전분은 단당류인 글루코스(포도당)로 분해된 후 소장에서 흡수된다.

가장 많이 섭취하는 당질은 전분

당질은 분자의 구성에 따라 크게 단당류, 이당류, 다당류 세 가지로 나뉜다(P.92 참조). 그중에 단당류만 몸에 흡수되고, 이당류와 다당류는 단당류로 소화 · 분해된다. 우리가 식사를 통해 가장 많이 섭취하는 당질은 곡물이나 빵, 감자류 등에 함유된 전분이다. 전분은 다당류이기 때문에 단당류로 분해되어야 한다.

전분(다당류)의 소화 흡수

음식물에 함유된 전분은 입안으로 들어가면 일부는 침 속의 α-아밀라아제에 의해 말토스(엿당)로 분해된다. 그다음에 위에서 십이지장으로 이동하면 췌액의 α-아밀라아제가 남은 전분을 말토스와 덱스트린으로 분해한다. 그리고 마지막으로 소장의 흡수상피세포에 있는 미세융모에서 분비된 말타아제 등의 소화효소가 단당류인 글루코스(포도당)로 분해한다. 분해된 글루코스가 이번에는 흡수상피세포의 미세융모에 흡수되어 모세혈관을 거쳐 간으로 운반된다. 이처럼 소장의 미세융모에서 일어나는 소화를 막소화라고 한다.

수크로스와 젖당(이당류)의 소화 흡수

전분 외의 당질 중에 음식물로 섭취할 기회가 많은 것이 설탕의 주성분인 수크로스(자당)와 우유에 함유된 락토스(젖당)이다. 모두 이당류로 입안으로 들어간 후 소장의 흡수상피세포의 미세융모에서 분비된 효소에 의해 단당류로 분해되어 흡수된다.

주요 당질의 소화 흡수

당질은 소장의 흡수상피세포의 세포막에서 소화효소에 의해 절단되어 단당류가 되고, 흡수상피세포에 흡수된 후 모세혈관을 거쳐 간으로 운반된다.

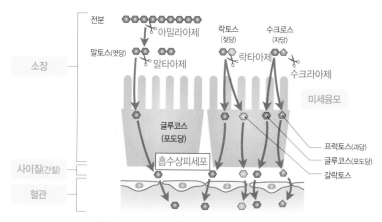

소화관	소화효소	당질의 종류		
구강	**침** α-아밀라아제	다당류 전분 (쳇당)	이당류 락토스 (젖당)	이당류 수크로스 (자당)
위		이당류 말토스 (엿당)		
십이지장	**췌액** α-아밀라아제	이당류 말토스 덱스트린		
소장 공장 회장	**흡수상피세포** 말타아제 이소말타아제		락타아제	수크라아제
마지막 분해산물 **소장에서 흡수**		단당류 글루코스 (포도당)	단당류 글루코스(포도당) + 갈락토스	단당류 글루코스(포도당) + 프럭토스(과당)

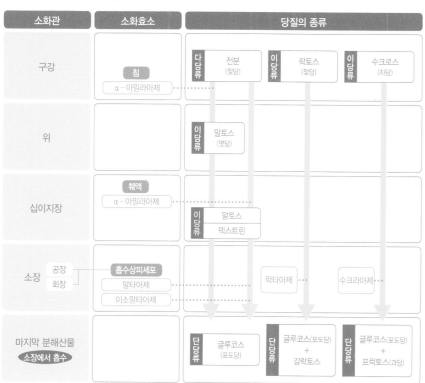

63

단백질의 소화 흡수

POINT
- ●단백질은 소화 흡수에 의해 아미노산으로 분해되고, 몸에 필요한 단백질로 재합성된다.
- ●소화는 주로 위와 소장에서 이루어지고, 소장의 흡수상피세포에 흡수된다.

아미노산으로 분해한 후 재합성

단백질은 약 20종류의 많은 아미노산이 결합해서 만들어진 합성물이다 (P.89 참조). 그중에 9종류의 필수아미노산은 체내에서 합성되지 못하기 때문에 음식물로 섭취해야 한다. 양질의 단백원이 되는 것은 생선, 고기, 달걀, 유제품, 대두와 대두가공제품 등이다. 음식물에 함유된 단백질을 체내로 흡수해서 몸에 필요한 단백질로 재합성하기 위해서는 우선 아미노산으로 소화·분해해야 한다.

단백질은 위와 소장에서 분해

입에서 소화관으로 들어간 단백질은 위로 들어가면 염산이 주성분인 위액과 위액에 함유된 펩신에 의해 어느 정도 분해되어 폴리펩티드가 된다. 그 후 십이지장으로 이동하면, 췌액에 있는 트립신, 키모트립신 등의 소화효소에 의해 다시 올리고펩티드로 분해된다.

소장에서 막소화된 다음에 흡수

소장의 흡수상피세포에 있는 미세융모는 아미노펩티다아제 등의 소화효소에 의해 최소단위인 아미노산이나 아미노산이 2개 결합된 디펩타이드로 분해되어(막소화), 흡수상피세포의 미세융모로 흡수된다. 디펩타이드는 미세융모 세포 속에서 최소단위인 아미노산으로 더욱 작게 분해되어 혈관을 경유해서 간으로 보내진다. 간에서 나온 아미노산은 몸의 각 조직으로 보내져 몸에 필요한 단백질의 재료가 된다.

시험에 나오는 어구

펩신
위액에 함유된 소화효소 펩시노겐이 위액의 염산으로 인해 활성화되어 변화된 효소이다.

키워드

폴리펩티드
아미노산이 수십 개 이상 결합된 화합물이다. 2개에서 수십 개 결합한 것이 올리고펩티드, 그 중에서 2개 결합한 것을 펩티드라고 한다. 단백질은 100개 이상의 아미노산으로 결합되었다.

단백질의 소화 흡수

단백질은 소장의 흡수상피세포의 미세융모에서 최소단위인 아미노산으로 분해되어 혈관을 경유해 간으로 보내진다. 아미노산 2~3개가 결합한 펩티드도 흡수된다.

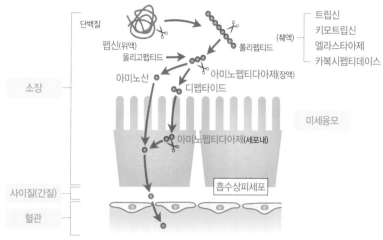

소화관		소화효소	단백질의 분해과정
위		**위액** 펩신	단백질
소장	십이지장 공장 회장	**췌액** 트립신 키모트립신 엘라스타아제 카복시펩티데이스	폴리펩티드
		장액 아미노펩티다제 트라이펩티다제	올리고펩티드
			디펩타이드 / 아미노산
마지막 분해산물 **소장에서 흡수**			아미노산 / 아미노산

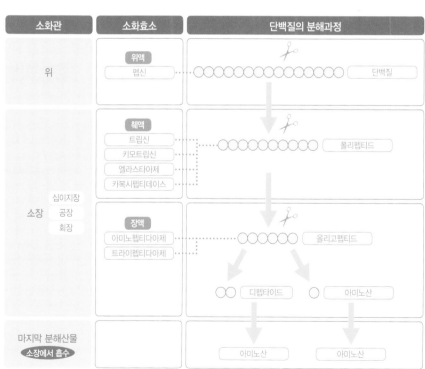

지질의 소화 흡수

POINT

- 장쇄트리아실글리세롤은 물에 녹는 입자에 섞여 소화 흡수된다.
- 중쇄트리아실글리세롤은 글리세롤과 중쇄지방산으로 분해된 후 소장에 흡수되어 신속하게 에너지원으로 이용된다.

중성지방의 종류에 따라 달라지는 소화 흡수

음식에 함유된 지질 대부분은 트리아실글리세롤(중성지방)이다. 그중에서도 많은 것이 탄소가 11개 이상 결합한 장쇄트리아실글리세롤이다. 탄소를 5~8개 가지고 있는 중쇄트리아실글리세롤과는 소화 흡수 과정이 다르다.

장쇄트리아실글리세롤은 물에 녹지 않아서 소화가 되지 않는다. 그래서 십이지장으로 들어가면 담즙산의 유화로 분해가 잘 되는 상태가 된 후, 췌액에 있는 리파아제에 의해 모노아실글리세롤과 장쇄지방산으로 분해된다. 그리고 담즙산에 의해 물에 녹는 미셀에 함유되어 소장의 흡수상피세포로 흡수된다.

흡수된 모노아실글리세롤과 장쇄지방산은 세포 내에서 트리아실글리세롤로 재합성되지만, 그 상태로는 몸 여기저기로 운반되지 못한다. 그래서 물에 잘 녹는 단백질과 결합해서 킬로미크론이라는 리포단백질의 입자를 만들어서 콜레스테롤이나 지용성 비타민도 흡수한다. 그러면 킬로미크론은 림프관을 경유해서 혈액으로 들어가 몸의 각 기관으로 운반한다.

한편, 중쇄트리아실글리세롤은 담즙산에 의해 유화되고 리파아제에 의해 글리세롤과 중쇄지방산으로 분해된다. 그리고 미셀에 함유되지 않은 상태에서 소장흡수상피세포로 흡수되어 간으로 운반된다. 장쇄지방산보다 빨리 에너지로 사용되기 때문에 체지방으로 잘 쌓이지 않는다고 한다.

 시험에 나오는 어구

미셀
물에 녹는 친수성기와 물을 거부하는 소수성기의 양쪽 성질을 가지고 있고, 물에 녹지 않는 지질을 막으로 둘러싼 입자이다.

킬로미크론
단백질과 인지질로 형성된 막 속에 물에 녹지 않는 트리아실글리세롤이나 콜레스테롤 등의 지질을 흡수한 입자. 리포단백질의 하나로 물에 녹지 않는 지질을 몸의 각 기관으로 운반한다.

 키워드

장쇄지방산
분자 중에서 탄소가 11개 이상 있는 지방산. 올레인산인 올리브오일, 리놀레산인 콩기름이나 옥수수기름. 어유의 주성분인 에이코사펜타엔산(EPA) 등에 함유되어 있다.

중쇄지방산
분자 중에서 탄소가 8~10개 있는 지방산. 야자유, 팜유, 우유 등에 함유되어 있다. 소화 흡수가 빠르고 바로 에너지로 사용되기 때문에 체지방으로 잘 쌓이지 않는다.

지질의 소화 흡수

장쇄트리아실글리세롤은 물에 녹지 않지만, 담즙산에 의해 미셀 상태가 되어 소장의 흡수상피세포로 흡수된다. 그리고 킬로미크론이라는 입자를 만들어 림프관을 경유해 몸의 각 기관으로 운반된다.

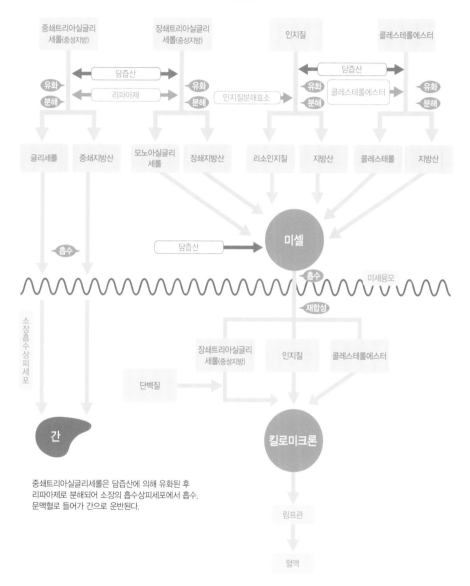

중쇄트리아실글리세롤은 담즙산에 의해 유화된 후
리파아제로 분해되어 소장의 흡수상피세포에서 흡수,
문맥혈로 들어가 간으로 운반된다.

비타민과 무기질의 소화 흡수

POINT

- 비타민과 무기질은 소화되지 않은 상태에서 대부분 소장으로 흡수된다.
- 지용성 비타민은 물에 녹는 미셀에 함유된 후 흡수된다.
- 흡수율은 영양 상태나 같이 섭취하는 음식에 따라 다르다.

소화 없이 흡수되는 비타민과 무기질

3대 영양소인 단백질, 당질, 지질은 소화관을 통과하는 사이에 각각 아미노산, 글루코스, 지방산으로 소화된 후 소장으로 흡수된다. 그러나 비타민과 무기질 대부분은 분해되지 않은 상태에서 소장으로 흡수되고 림프관이나 혈액을 통해 운반되어 각 조직에서 이용된다.

흡수되는 과정은 비타민의 경우에는 지용성과 수용성의 성질에 따라 다소 차이가 있다. 지용성 비타민은 물에 잘 녹지 않아 그 상태로는 흡수되기 어렵기 때문에 담즙산에 의해 물에 녹는 미셀에 함유된 후 소장의 흡수상피세포로 흡수된다. 그리고 친수성기를 가진 킬로미크론(P.66 참조)에 포함되어 림프관을 지나 간으로 운반된 후 필요할 때 몸으로 운반된다.

수용성 비타민 대부분은 막운반체라 불리는 단백질과 결합해서 소장으로 흡수되고 혈관을 통해 간으로 운반된다. 비타민 B_{12}는 단백질과 결합해서 체내로 들어와 위산이나 펩신으로 분리된 후 위 속에 있는 내인자와 결합하여 소장의 흡수상피세포로 흡수된다.

같이 섭취하는 음식에도 주의

몸에 비타민, 무기질이 부족해지면 흡수율이 높아지는 경향이 있다. 그리고 같이 섭취하는 음식의 종류에 따라 흡수율이 달라지기 때문에 비타민과 무기질의 흡수를 촉진시키는 음식, 흡수를 저해하는 음식을 알아두는 것이 중요하다.

🔒 키워드

막운반체
수용성 비타민이나 아미노산 등 수용성물질이 인지질 성분으로 만들어져 세포막을 통과할 수 있도록 수송하는 분자. 막운반체 단백질이라고도 한다.

내인자
위벽세포에 의해 만들어지는 당단백질을 말한다. 비타민 B_{12}가 소장에 흡수되기 위해 필요한 물질이다.

비타민의 흡수 과정

지용성 비타민은 담즙산에서 유화된 미셀에 함유되어 소장으로 흡수된다. 그 후 킬로미크론에 포함되어 림프관을 통해 간에서 각 조직으로 운반된다.

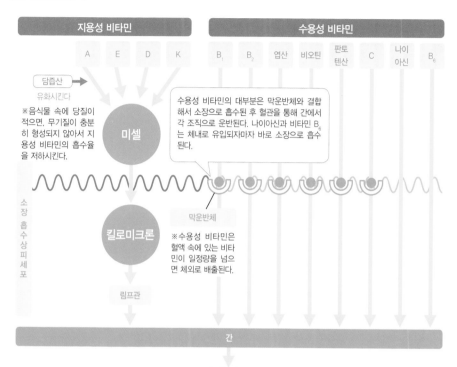

※음식물 속에 당질이 적으면, 무기질이 충분히 형성되지 않아서 지용성 비타민의 흡수율을 저하시킨다.

수용성 비타민의 대부분은 막운반체와 결합해서 소장으로 흡수된 후 혈관을 통해 간에서 각 조직으로 운반된다. 나이아신과 비타민 B_6는 체내로 유입되자마자 바로 소장으로 흡수된다.

※수용성 비타민은 혈액 속에 있는 비타민이 일정량을 넘으면 체외로 배출된다.

【비타민 B_{12}의 흡수 과정】

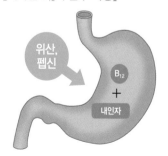

소장의 흡수상피세포에서 흡수

비타민 B_{12}는 단백질과 결합한 상태로 섭취되어 위산이나 펩신으로 분리된 후, 위점막에서 분비되는 내인자와 결합하여 소장에서 흡수된다.

【주요 무기질 흡수촉진과 흡수장애 요인】

무기질	흡수촉진	흡수장애
칼슘(Ca)	비타민 D 락토스(젖당), 칼슘 : 인 = 1 : 1 ~1 : 2	옥살산. 피트산
마그네슘 (Mg)	적당한 운동, 칼슘 : 마그네슘 = 2 : 1~3 : 1	알코올의 대량섭취
철(Fe)	비타민 C, 단백질, 사과산, 구연산	탄닌, 옥살산, 피트산, 식이섬유
아연(Zn)	동물성단백질, 비타민 C, 구연산	탄닌, 피트산, 식이섬 유, 칼슘의 과잉섭취

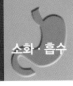

배변의 구조

- 연동운동으로 직장에 보내진 대변이 쌓이면 배변반사가 일어난다.
- 공복 시 위에 음식물이 들어가서 일어나는 위·결장반사도 배변반사의 계기가 된다.
- 배변은 자신의 판단으로 할 수 있으나, 참으면 변비의 원인이 되기도 한다.

직장에 대변이 쌓이면 배변반사

입으로 들어간 음식물은 길이 약 9~10m의 소화관을 통과하는 사이에 소화·흡수되고 대장에서 70~80% 정도의 수분이 사용된 후 연동운동으로 조금씩 직장으로 보내진다. 직장은 길이 약 15cm로 S상결장과 항문 사이에 있다.

직장에 대변이 쌓이면 직장의 벽이 팽창되고 이러한 자극으로 배변반사가 일어나면서 배변 욕구를 느끼게 된다. 배변반사는 무의식적으로 일어나지만(불수의 운동), 화장실에 가서 배변할지 안 할지는 자신의 의지로 결정된다(수의 운동).

배변반사는 공복 시 위에 음식물이 들어가서 일어나는 위·결장반사로 인해 생기기도 한다. 위·결장반사가 일어나면 하행결장과 S상결장에 강한 연동운동이 일어나면서 대변이 한꺼번에 직장으로 보내지기 때문이다. 아침식사 후에 배변 욕구가 일어나는 것은 그런 이유 때문이다.

배변은 외항문괄약근에서 조정

항문의 개폐는 내항문괄약근(불수의근)과 외항문괄약근(수의근)이 조정한다. 내항문괄약근은 배변반사와 더불어 항문을 이완시켜 배변할 준비를 한다. 배변이 가능할 때는 자신의 의지로 화장실에 가서 배에 압력을 넣어 외항문괄약근을 열어 배변한다. 사정이 있어 배변이 불가능한 경우에는 외항문괄약근을 조여서 참는다. 그러나 대변을 참는 것은 변비의 원인이 되므로 주의해야 한다.

배변반사
쌓인 대변으로 직장의 벽이 늘어나면 이것이 부교감신경의 선골에서 대뇌로 전해지면서 일어나는 구조이다. 직장에서 연동운동이 일어나고 내항문괄약근이 이완된다.

키워드

위·결장반사
음식물이 위로 들어가면 대장의 하행결장과 S상결장이 연동운동을 일으켜 대변을 직장으로 보내는 구조이다. 대변이 한꺼번에 직장으로 보내지면 직장이 자극을 받아 배변반사가 일어나는 경우도 많다.

메모

항문
직장에서 항문까지는 길이 약 4cm의 항문관으로 연결되어 있다. 항문관의 내벽에는 정맥의 집합 장소가 있는데, 이곳의 혈액이 정체되어 울혈이 생기면 치질이 발생해 붓거나 찢어진다.

직장의 위치

대장의 S상결장과 항문 사이에 위치하고, 선골의
선을 따라 굽어 있다. 길이 약 15cm로 대변이 쌓
이면 벽이 팽창된다.

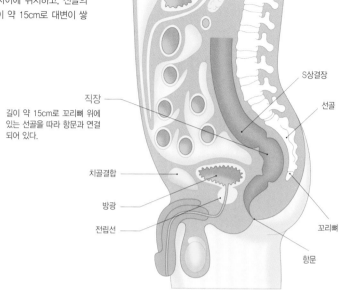

직장
길이 약 15cm로 꼬리뼈 위에
있는 선골을 따라 항문과 연결
되어 있다.

S상결장

선골

치골결합

방광

전립선

꼬리뼈

항문

직장의 구조

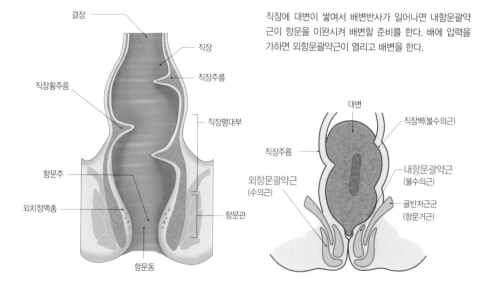

직장에 대변이 쌓여서 배변반사가 일어나면 내항문괄약
근이 항문을 이완시켜 배변할 준비를 한다. 배에 압력을
가하면 외항문괄약근이 열리고 배변을 한다.

결장

직장

직장주름

직장횡주름

직장팽대부

항문주

외치정맥총

항문관

항문동

대변

직장벽(불수의근)

직장주름

외항문괄약근
(수의근)

내항문괄약근
(불수의근)

골반저근군
(항문거근)

유익균을 늘리는
2가지 포인트

장내에는 약 100조 개의 세균이 살면서 미생물생태계를 형성하고 있다. 이것을 장내세균총 혹은 장내플로라라고 한다. 장내세균은 비피더스균처럼 유용한 유익균과 식중독의 원인이 되는 유해균으로 크게 나뉜다.

유익균은 식이섬유를 단당류로 분해해서 단쇄지방산이나 수소, 메탄 등을 생성한다. 이러한 현상을 발효라 하고, 발효로 생긴 단쇄지방산은 체내에 흡수되어 에너지원으로 이용된다. 또한 단쇄지방산에는 대장의 연동운동을 자극해 수분이나 칼슘, 마그네슘 등의 흡수를 촉진하는 역할도 있다고 한다.

게다가 유익균은 비타민 B군이나 비타민 K, 필수아미노산을 합성하는 기능도 있기 때문에 장내세균을 늘리는 일은 건강을 유지하는 데 꼭 필요하다.

유익균을 늘리기 위해서는 먼저 비피더스균과 같은 유산균이 들어 있는 식품의 섭취가 중요하다. 이러한 유익균을 함유한 식품을 프로바이오틱스라고 하는데, 최근에는 위산에 강한 LG21 유산균 등 다양한 유익균이 개발되고 있다. 또한 프로바이오틱스에는 장내 건강 지킴이 외에도 면역력증진, 알레르기 완화, 발암 위험성을 낮추는 등 여러 가지 기능이 있어 주목을 받고 있다. 유익균을 늘리는 또 하나의 포인트는 식이섬유나 올리고당, 당알코올 등 난소화성 식품을 섭취하는 것이다. 난소화성 식품성분은 프리바이오틱스라고 불리고 이른바 장내세균의 먹이가 되어 유익균의 증식을 돕는다.

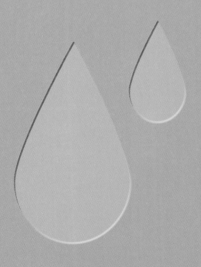

3장

물 · 체액 ·
혈액의 기능

물의 기능

POINT

- 체내수분량(체액)은 성인 남성은 체중의 약 60%, 여성은 약 55%이다.
- 섭취하는 수분과 배출하는 수분의 양은 거의 비슷해진다.
- 물은 영양소와 산소를 운반하거나 삼투압 유지, 체온조절 등에 꼭 필요하다.

체내수분은 성별이나 나이, 체형에 따라 다르다

체내수분량이란 체액을 말하는 것으로 그 비율은 성별이나 나이, 체형에 따라 다르다. 일반적으로 성인 남성은 여성보다 수분량이 많은 약 60%이고, 성인 여성은 약 55%이다. 한편 살이 찐 사람은 마른 사람보다 수분량이 적다. 그리고 대사가 활발할수록 수분량이 많기 때문에 신생아는 약 80%, 유아는 약 70%, 고령자는 약 50%이다. 그 원인은 나이가 들면서 세포수가 줄기 때문인데, 세포외액에서는 변화를 볼 수 없으나 세포내액은 고령이 되면 10% 정도 감소한다.

하루에 필요한 수분량은 2~3ℓ

하루에 필요한 수분량은 2~3ℓ 정도로 섭취하는 수분과 체외로 배출하는 수분의 양은 건강하다면 거의 비슷하다. 체내에서 불필요한 수분은 땀이나 소변, 대변, 호흡으로 배출된다.

수분은 우리가 살아가기 위해서 없어서는 안 될 존재로 체내에서 여러 가지 역할을 한다. 그중 하나가 영양소나 산소를 운반하는 일이다. 영양소와 산소는 수분을 포함한 혈액이나 림프액에 섞여서 운반되고, 불필요한 노폐물은 신장에서 여과되어 소변으로 배설된다. 또한 체내의 수분에는 전해질(이온)이 녹아 있어 세포내외의 삼투압과 pH 수치를 일정하게 유지하는 역할도 한다.

수분은 체온을 조절하는 데도 중요하다. 몸이 많은 양의 수분으로 이루어져 있는 덕에 외부 기온의 영향을 덜 받고, 더울 때는 땀을 내서 체온을 일정하게 유지한다.

시험에 나오는 어구

체액
체내에 있는 수분의 총칭. 세포내액, 조직액, 혈액, 림프액 등이 있다.

키워드

전해질(이온)
나트륨, 칼륨, 마그네슘 등의 무기질이 물에 녹아 전기를 띤 상태. 양(+)이온과 음(-)이온이 있다. 체내에서는 세포의 삼투압을 조절하거나 근육의 수축, 신경의 전달 등 중요한 역할을 한다.

메모

체온조절
물이 수증기가 될 때 필요한 열량(기화열)이 많다 보니 수분이 피부 표면에서 증발할 때는 많은 열을 빼앗긴다. 그래서 더울 때 땀을 흘리면 기화열로 체온을 조절할 수 있다.

체내 수분과 고형성분의 구성(성인 남성)

수치는 체중이 차지하는 비율. 약 60%가 수분이고 그중 3분의 2는 세포내액, 3분의 1은 세포외액이 차지한다. 세포외액 중에 4분의 1이 혈장으로 나머지는 조직액과 기타 수분으로 이루어져 있다.

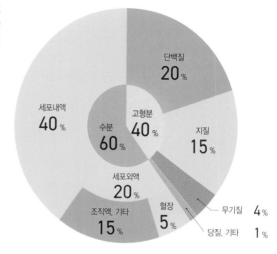

단백질 **20**%

세포내액 **40**%

고형분 **40**%

수분 **60**%

지질 **15**%

세포외액 **20**%

조직액, 기타 **15**%

혈장 **5**%

무기질 **4**%

당질, 기타 **1**%

1일 수분의 섭취와 배설(안정적인 상태의 성인)

건강한 사람의 경우 하루에 섭취하는 수분량과 체외로 배설하는 수분량은 거의 비슷하다.

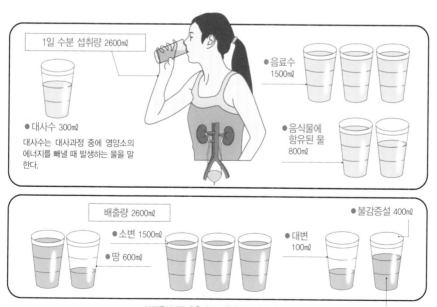

1일 수분 섭취량 2600㎖

● 대사수 300㎖
대사수는 대사과정 중에 영양소의 에너지를 빼낼 때 발생하는 물을 말한다.

● 음료수 1500㎖

● 음식물에 함유된 물 800㎖

배출량 2600㎖

● 불감증설 400㎖

● 소변 1500㎖

● 땀 600㎖

● 대변 100㎖

불감증설이란 호흡기에 포함된 수분이나 피부에서 증발되는 수분을 말한다.

물·체액·
혈액

배뇨의 구조

POINT

- ●체내 노폐물을 내보내기 위해 필요한 불가피뇨는 1일 최저 400~500㎖가 필요하다.
- ●소변을 생성하는 기본 단위 네프론은 1개의 신장에 약 100만 개 있다.
- ●사구체에서 걸러진 원뇨의 99%는 혈관내로 재흡수된다.

소변으로 체내 노폐물을 배출

하루에 섭취한 수분의 약 60%는 소변으로 배출되는데, 소변은 체내 노폐물을 체외로 내보내는 중요한 역할을 한다. 소변량은 섭취하는 수분량이나 발한량에 따라 달라지고, 노폐물을 충분히 배출하기 위해 필요한 양을 불가피뇨라고 하는데 최저 400~500㎖가 필요하다.

혈액 속 노폐물을 신장에서 여과

소변은 신장에서 혈액을 여과해서 만들어진다. 신장에서 소변을 생성하는 조직의 기본단위는 네프론으로 1개의 신장에 약 100만 개가 있다. 네프론은 신장피질 속에 있는 신소체와 세뇨관으로 이루어져 있고, 신소체 속에는 모세혈관이 얽혀 만들어진 사구체와 이를 싸고 있는 보먼주머니가 있다. 체내에 불필요한 성분은 혈액에 섞여 신장동맥에서 신장으로 운반되고, 수입세동맥을 거쳐 여과장치가 있는 사구체로 들어간다. 사구체에서는 혈구나 단백질처럼 입자가 큰 것만 남고 나머지 성분이 보먼주머니를 통해 걸러져 배출된다. 이것을 원뇨라고 한다. 원뇨는 세뇨관에서 수질 속 집합세관으로 보내진다. 그리고 집합세관에 도착하는 과정에서 원뇨에 함유된 몸에 필요한 글루코스나 아미노산, 수분, 이온 등이 혈관 내로 재흡수된다. 결과적으로 마지막에 배설되는 소변은 겨우 1%에 지나지 않는다.

집합관으로 모인 소변은 신장중심부인 신우로 운반되고 연동운동으로 요관에서 방광으로 보내진다. 방광에 축적된 소변의 양이 약 150~200㎖ 정도가 되면 요의가 생겨 체외로 배설한다.

시험에 나오는 어구

네프론
신장에서 소변을 만들기 위한 기본단위로 신단위라고도 한다. 사구체와 보먼주머니로 이루어진 신소체와 세뇨관으로 구성된다.

키워드

불가피뇨
소변 중에 체내에서 대사로 발생하는 노폐물을 배출하는 데 필요한 최소한의 소변량. 섭취한 물의 양에 따라 조절되는 나머지 소변을 수의뇨라고 한다. 불가피뇨의 필요량은 1일 400~500㎖. 그 이하의 소변량 이상을 핍뇨라고 한다.

세뇨관
신소체에서 집합관까지 이어지는 근위세뇨관, 헬레루프, 원위세뇨관의 세 부분으로 이루어져 있다. 원뇨가 이곳을 통과하는 사이에 99%의 수분이나 필요한 성분이 재흡수된다.

소변을 만드는 구조

사구체를 흐르는 혈액 중에 혈구나 단백질 등을 제외하고 보먼주머니를 통해 걸러져 배출된 것을 원뇨라고 한다. 원뇨의 99%는
재흡수되고 1%가 소변으로 배출된다.

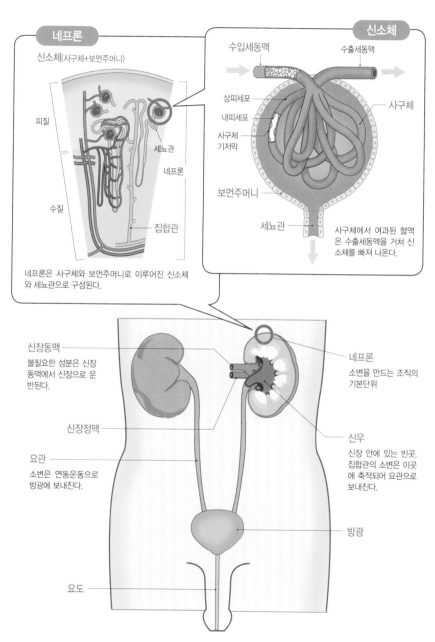

네프론

신소체(사구체+보먼주머니)

피질

세뇨관

네프론

수질

집합관

네프론은 사구체와 보먼주머니로 이루어진 신소체
와 세뇨관으로 구성된다.

신소체

수입세동맥

수출세동맥

상피세포

내피세포

사구체
기저막

사구체

보먼주머니

세뇨관

사구체에서 여과된 혈액
은 수출세동맥을 거쳐 신
소체를 빠져 나온다.

신장동맥

불필요한 성분은 신장
동맥에서 신장으로 운
반된다.

신장정맥

요관

소변은 연동운동으로
방광에 보내진다.

네프론

소변을 만드는 조직의
기본단위

신우

신장 안에 있는 빈곳.
집합관의 소변은 이곳
에 축적되어 요관으로
보내진다.

방광

요도

물 · 체액 · 혈액

체액의 구조와 균형

POINT
- 체액의 수분에 녹아 있는 전해질은 삼투압 유지, pH 조절, 신경전달을 한다.
- 체액의 균형이 무너지면 생명이 위험해질 수도 있다.

생명이 탄생한 바닷물에 가까운 체액조직

체액은 세포 속에 있는 세포내액이 3분의 2, 세포외액이 3분의 1을 차지한다. 세포외액 중 4분의 1은 혈관내의 혈장으로 나머지는 혈관 밖의 조직액이나 뼛속에 있다.

체액에는 수분 외에도 많은 전해질(이온)이 포함되어 있다. 전해질에는 플러스전기를 띤 양이온과 마이너스전기를 띤 음이온이 있고, 세포 안과 밖의 분포차에 따라 세포막의 삼투압 유지나 체액의 pH 조절, 신경전달 등이 이루어진다. 체액의 조성이 생명이 탄생한 바닷물에 가깝다는 사실은 신비로운 일이다.

체액의 균형이 무너져서 발생하는 탈수와 부종

체액이 부족하면 탈수가 일어난다. 땀을 많이 흘리면 나트륨보다 수분의 손실 비율이 커져서 체액이 농축되고 세포외액의 삼투압이 높아진다. 그러면 혈중나트륨 농도가 상승해서 세포내액의 수분이 세포외액으로 이동한다. 이것을 수분결핍성탈수증이라고 한다.

반대로 체내 수분이 과잉 존재해서 생기는 것이 부종이다. 주로 나트륨의 배설장애로 나타난다. 소금의 과다섭취나 칼륨 부족이 원인으로 세포간질액 등에 나트륨이온이 증가하고 거기로 수분이 이동해서 축적된 상태이다. 신장 장애나 간 장애로 인한 저단백혈증도 발생한다.

체액의 일정한 수분량을 유지하면서 전해질의 균형이 무너지지 않도록 하는 게 중요하다.

시험에 나오는 어구

삼투압
생체막을 사이에 두고 있는 농도가 다른 액체가 그 차이를 일정하게 유지하려는 힘. 수분은 농도가 낮은 쪽에서 높은 쪽으로 이동한다.

메모

탈수의 종류
탈수는 체액량이 부족한 상태. 수분결핍성탈수는 땀을 많이 흘리면 발생하기 쉽고, 나트륨보다 수분의 손실 비율이 크다. 소금결핍성탈수는 설사나 구토 등이 생기기 쉽고, 수분보다 나트륨의 손실 비율이 크다.

체액과 바닷물의 전해질분포

세포외액(혈장, 조직액)과 바닷물은 모두 나트륨이온(Na^+)이나 염소이온(Cl^-)이 많고, 구성 전해질은 거의 비슷하다.

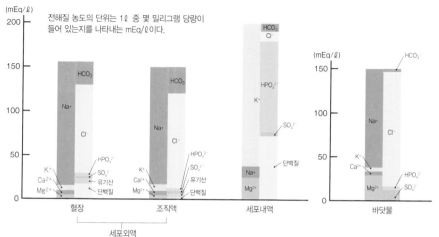

고모 토시하루, 와타나베 사나에, 야마다 테츠오 『기초영양학』 아사쿠라 쇼텐, 2010

수분손실률과 탈수의 여러 증상

탈수증상은 소아의 경우 5% 정도 부족하면 발생하고, 성인은 2~4% 부족하면 증상이 나타나기 시작한다.

수분손실률	증상
1%	발한 과다. 목마름
2%	강한 목마름, 현기증, 메슥거림, 머리가 맑지 않음, 답답함, 식욕 감퇴, 혈액 응축, 배뇨량 감소, 혈액 농도 상승
3%	3%를 넘으면 땀이 나오지 않음
4%	전신의 무력감, 움직임이 둔함, 피부의 홍조, 불안 · 초조, 피로 또는 기면, 감정이 둔해짐, 메슥거림, 감정의 불안정(정신 불안정), 무관심
6%	손 떨림, 어지러움, 우울증, 의식이 흐림, 두통, 기진맥진, 체온 상승, 맥박과 호흡 상승
8%	환각, 호흡곤란, 현기증, 청색증, 말이 어눌해짐, 피로 증가, 정신 착란
10%~12%	근육경련, 패리롬버그 징조(눈을 감았을 때 균형을 잃음), 실신, 혀의 팽창, 섬망 및 흥분 상태, 불면, 순환기능부전, 혈액 농축 및 혈액 감소, 신기능부전
15%~17%	피부가 쭈글쭈글해짐, 삼킴 곤란, 눈앞이 어두워짐, 눈이 푹 꺼짐, 배뇨통, 청력을 잃음, 피부 감각의 둔화, 혀 마비, 눈꺼풀 경련
18%	피부가 트고 갈라짐, 소변 생성 중지
20%	생명의 위험, 사망

스즈키 시호코 『기초부터 배우자! 스포츠 영양학』 베이스볼 매거진사, 2008

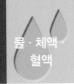

pH 조절

POINT

● 체액이나 혈액의 pH(수소이온농도지수) 정상수치는 7.35~7.45로 약알칼리성이다.
● pH는 대사에 의해 산성으로 기울기 쉬우나 많은 시스템이 일정하게 유지할 수 있게 한다.

산염기평형의 체액은 약알칼리성

체액이나 혈액의 pH(수소이온농도지수)는 7.35~7.45인 약알칼리성이 되도록 유지된다. pH란 체액이나 혈액의 산성·알칼리성의 상태를 나타내는 지수로 pH가 정상수치로 유지되는 것을 산염기평형이라고 한다.

pH를 일정하게 유지하는 다양한 시스템

체내에는 대사에 의한 에너지 생산으로 이산화탄소(CO_2)와 물(H_2O)이 생긴다. 이산화탄소가 물에 녹으면 중탄산이온(HCO_3^-)과 수소이온(H^+)이 발생한다. 수소이온(H^+)이 산이라서 평소 체액이나 혈액이 산성으로 치우치기 쉽다.

그래서 몸에는 체액의 pH를 일정하게 유지하는 시스템이 많이 마련되어 있다(다음 항목은 산성혈증일 경우의 조절법).

■ 혈액으로 완충작용

혈중에 수소이온(H^+)이 증가하면 혈중의 중탄산이온(HCO_3^-)과 결합한 탄산(H_2CO_3)이 생기고, 수소이온(H^+)은 중화되어 감소한다(완충작용).

■ 호흡으로 조절

호흡을 빨리해서 이산화탄소 배출을 늘리면 수소이온(H^+)의 발생을 억제해서 pH는 기준수치로 돌아온다.

■ 신장으로 조절

혈액 속에 수소이온(H^+)이 증가하면 소변으로 배출하는 수소이온(H^+)을 늘리거나 중탄산이온(HCO_3^-)의 재흡수를 늘려서 pH를 조절한다.

시험에 나오는 어구

pH(수소이온지수)
수용액의 산성·알칼리성 농도는 수소이온(H^+)의 함유량에 따라 결정된다. 수소이온이 많을수록 산성도가 높다.

키워드

산성혈증
pH 7.35~7.45로 유지되고 있는 체액이 기준치보다 낮아진 상태를 말한다. 반대로 높아진 상태를 알칼리증이라고 한다.

완충작용
pH를 일정하게 유지하는 구조. 체액이 산성이나 알칼리성으로 치우치면 중화해서 조절한다.

체액의 pH 기준수치와 이상수치

체액이나 혈액은 pH7.35~7.45가 정상범위. pH가 7.35보다 낮아 산성으로 치우친 상태를 산성혈증, 7.45보다 높아 알칼리성으로 기운 상태를 알칼리증이라고 한다. 둘 다 병적인 상태로 수치가 한쪽으로 더 치우치면 사망에 이른다.

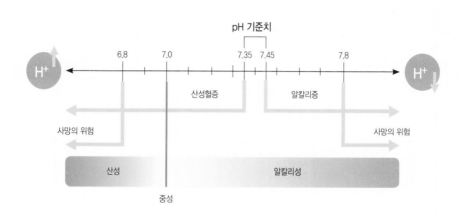

체액의 산염기평형

체액의 산염기평형은 신장이나 호흡의 기능으로 유지된다.

【혈액으로 완충작용】

혈중에 수소이온(H^+)이 늘어나면. 중탄산이온(HCO_3^-)과 결합해서 탄산(H_2CO_3)이 생기고 수소이온(H^+)이 줄면서 pH가 상승한다.

$$H^+ \quad + \quad HCO_3^- \quad \rightarrow \quad H_2CO_3 \quad \rightarrow \quad H_2O \quad + \quad CO_2$$

수소이온 　　중탄산이온 　　　탄산 　　　물 　　이산화탄소
＝
산
　　　　　　　　　　　　　　　　　　　　　　　호흡으로 배출

【호흡에 의한 조절】

혈중에 수소이온(H^+)이 늘어나면 탄산(H_2CO_3)이 증가하고 물과 이산화탄소로 분해되면서 이산화탄소는 호흡으로 배출된다. 알칼리성이 강해지면 반대의 반응이 일어나 탄소가 수소이온(H^+)을 방출해서 pH를 조절한다.

$$H^+ \quad + \quad HCO_3^- \quad \rightleftarrows \quad H_2CO_3 \quad \rightleftarrows \quad H_2O \quad + \quad CO_2$$

수소이온 　　중탄산이온 　　　탄산 　　　물 　　이산화탄소
＝
산
　　　　　　　　　　　　　　　　　　　　　　　호흡으로 배출

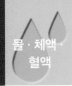

혈액의 성분과 기능

POINT
- 혈액량은 체중의 약 8%를 차지한다.
- 혈액은 적혈구, 백혈구, 혈소판의 혈구성분과 혈장으로 구성된다.
- 혈액의 기능에는 산소나 영양분의 운반, 지혈, 체온조절 등이 있다.

혈액 성분에 따라 다른 기능

몸 구석구석을 흐르고 있는 혈액은 체중의 약 8%를 차지한다. 체중 60kg 인 사람의 경우 약 5ℓ가 된다.

혈액은 적혈구, 백혈구, 혈소판의 혈구(세포)성분과 혈장이라고 불리는 액 체로 이루어져 있다. 혈장의 약 90%는 수분으로 나머지는 수분에 녹아 있 는 단백질이나 포도당, 무기질, 비타민, 호르몬 등이다. 혈액의 기능이나 역 할은 성분마다 정해져 있다.

■ 여러 가지 물질의 운반

적혈구에 함유된 헤모글로빈은 몸 구석구석으로 산소를 실어 나르고 이 산화탄소를 폐로 가지고 온다. 혈장은 영양분이나 호르몬을 운반하고 노폐 물을 신장으로 보낸다.

■ 면역기능으로 몸을 방어

백혈구에는 호중구와 림프구가 있는데, 체내에 침입한 세균이나 바이러 스를 탐식작용으로 죽이거나 면역항체로 몸을 보호한다.

■ 지혈

출혈하면 지혈작용이 있는 혈소판과 혈장의 혈액응고인자가 덩어리를 만 들어 피를 멈추게 한다.

■ 체온조절

혈장은 골격근 등 체내에서 발생한 열을 몸 곳곳으로 운반한다. 더울 때 는 몸 표면의 혈관을 확장해 열을 방출하여 체온을 조절한다.

■ 혈액의 pH 조절

pH7.35~7.45의 약알칼리성인 균형이 무너지려는 기미가 보일 때는 혈 액의 완충작용으로 pH를 조절한다.

시험에 나오는 어구

헤모글로빈
적혈구에 포함된 단백질의 일종으로 산소나 이산화탄소 와 결합하는 성질이 있다. 폐 에서 산소와 결합해 몸속 세 포로 운반하고, 세포에 생긴 이산화탄소를 폐로 운반한 다.

키워드

혈액의 완충작용
pH가 산성으로 치우쳤을 때 산성인 수소이온(H^+)이 혈중 에서 중탄산이온과 결합·중 화해서 pH를 조절하는 기능 이다.

메모

백혈구의 탐식작용
체내로 들어온 세균이나 바 이러스, 이물질을 세포내로 흡수해 파괴하거나 제거하는 기능이다.

혈장과 혈청
혈장은 혈액응고에 관여하는 피브리노겐을 함유. 혈청은 혈액을 응고시켜 피브린을 제거한 것이다.

혈액의 구성

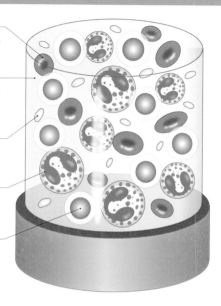

적혈구
적혈구에 있는 헤모글로빈으로 산소나 이산화탄소를 운반한다. 수명은 100~200일.

혈장
혈구가 침전한 후에 남은 액체성분. 수분, 영양소, 호르몬 등을 운반하거나 체액의 pH를 조절한다.

혈소판
핵은 없고 불규칙한 형태를 하고 있다. 혈액을 응고시켜 지혈한다. 수명은 약 10일.

과립백혈구
세균이나 바이러스를 먹어 몸을 지킨다. 백혈구의 30%는 림프구에 있다. 수명은 3일~수개월.

림프구
백혈구의 일종으로 면역기능을 가지고 있고, 항체로 이물질을 공격한다.

혈액의 조직

실온방치
채취한 혈액을 시험관에 두고 실온에 방치해 두면 혈액응고가 진행되어 액체성분인 혈청과 고형성분인 혈전으로 분리된다.

혈청
담황색으로 항체를 가지고 있고, 혈장에 함유되어 있다. 혈액응고인자인 피브리노겐은 없다.

채집한 혈액

응고하지 않는다.

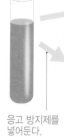

응고 방지제를
넣어둔다.

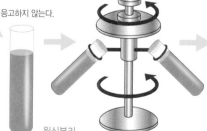

원심분리
채취한 혈액에 응고 방지제를 넣어 원심분리기로 돌리면 혈구 성분은 침전되고 혈장은 위로 모인다.

혈전
혈장에 함유된 피브리노겐이 피브린이 되어 혈구로 응고된 성분

혈장
혈액전체 55~60%를 차지하는 담황색 액체. 혈장의 약 90%는 수분으로 피브리노겐이 남아 있고, 영양소와 호르몬 등이 녹아있다.

백혈구와 혈소판
전체 1% 정도

적혈구
적색은 헤모글로빈의 철분색. 혈중 적혈구의 비율은 검사수치인 헤마토크릿 수치이다. 남성은 약 45%, 여성은 약 40%

기능성 표시란?

　'몸에 좋은 것'을 표시한 식품에는 지금까지 '영양기능식품'과 '특정보건
용식품(1989년부터 기능성식품이라는 용어를 사용했으나 1990년부터 특정보건용식품
으로 변경 - 역주)'이 있었는데, 2015년 4월부터 새롭게 '기능성표시식품'이 추
가되었다.

　'영양기능식품'은 정부가 정한 12종류의 비타민과 5개의 무기질을 함유
한 식품에 표시된 것으로 일정량의 성분을 함유하면 따로 신청할 필요가
없다. '특정보건용식품'은 몸에 좋은 영향을 미치는 보건기능성분을 함유한
식품에 표시되며 표시허가를 받으려면 임상시험이 필요하다. 그래서 허가
를 받기까지 비용이나 시간이 걸리다 보니 제도가 시작된 지 20년이 지났
지만, 허가된 상품은 약 1,100가지에 그치고 있다. '기능성표시식품'은 임
상시험이 필요 없고, 논문 등을 참고로 과학적 근거를 제시해서 신청하기
만 해도 표시할 수 있어서 '특정보건용식품'보다 진입장벽이 훨씬 낮다. 또
한, 대상이 되는 식품은 건강보조식품이나 가공식품 외에도 채소나 과일,
고기, 생선 등 폭이 넓어서 앞으로 '기능성표시식품'을 표시하는 식품이 계
속 나올 것으로 보인다.

　소비자가 주의해야 할 점은 앞에서 설명한 표시제도의 차이를 올바르게
파악해서 '건강에 좋다'는 광고에 현혹되지 말고 표시된 내용을 반드시 확
인하는 것이다. 그리고 '건강기능표시식품' 내용은 발매하기 전에 정부의
소비자청 홈페이지에 공개하는 것이 원칙이므로 구입하기 전에 미리 꼼꼼
히 체크하자. 그리고 현명한 구매를 위해서 소비자 스스로 평소 영양에 관
한 지식을 익혀두는 게 중요하다.

4장

3대 영양소와 대사

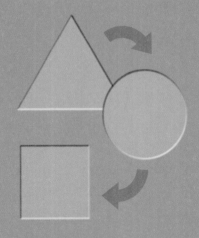

영양소와 에너지대사

대사

에너지를 저장하는 열쇠 ATP

우리는 당질, 지질, 단백질을 체내에서 분해하고 그 에너지를 꺼내 쓴다. 이 시스템을 에너지대사라고 한다.

에너지를 얻기 위해서는 먼저 당질과 지질을 분해해서 ATP(아데노신3인산)를 만든다. ATP는 아데노신에 인산 3개가 결합한 화합물이다. 인산의 결합부에는 에너지가 축적되어 있는데, ATP에서 인산 1개가 떨어져 ADP(아데노신2인산)가 될 때 약 7.3kcal의 에너지가 공급된다.

ATP를 만드는 해당경로와 TCA회로

ATP를 만드는 시스템에는 산소를 사용하지 않는 해당경로와 산소를 쓰는 TCA회로(시트르산회로)의 2가지 방법이 있다. 에너지원으로 가장 널리 사용되는 당질인 글루코스(포도당)의 경우에는 세포로 운반되면 해당경로에 의해 피루브산으로 분해되면서 ATP가 만들어진다. 해당경로는 신속하게 에너지를 획득한다는 이점이 있지만, 글루코스 1분자에서 생산되는 ATP 양은 겨우 2분자이다. 그리고 산소가 없는 무산소 상태에서는 피루브산이 젖산으로 변환되어 세포 내에 축적된다.

산소가 있는 상태에서 피루브산은 세포내 미토콘드리아로 들어가 아세틸CoA로 환원된다. 그리고 TCA회로에서 옥살아세트산과 결합하여 시트르산이 되고, 전자전달계에서 H^+를 산화해서 ATP를 만드는데, 최종적으로 글루코스 1분자에서 최대 36분자의 ATP가 생산된다.

시험에 나오는 어구

해당경로
산소를 사용하지 않고 ATP를 만드는 에너지대사 시스템. 글루코스(포도당)를 피루브산으로 분해해서 신속하게 에너지를 획득할 수 있다. 무산소성해당이라고도 한다.

TCA회로
산소를 소비해서 ATP를 생산하고 에너지를 꺼내는 시스템. 마지막에 아세틸CoA는 이산화탄소와 물로 분해된다.

메모

ATP 생성
단백질과 지질도 아미노기를 떨어뜨리거나 지방산을 분리해 해당경로나 TCA회로에서 사용할 수 있는 물질로 변환되어 ATP를 만들어 저장해두고 에너지로 꺼내 쓸 수 있다.

해당경로와 TCA회로

해당경로는 1분자의 글루코스에서 2분자를, TCA회로와 전자전달계를 포함한 과정에서는 36분자를, 총 38분자의 ATP가 만들어진다. 이 과정에는 많은 산소와 비타민이 관여한다.

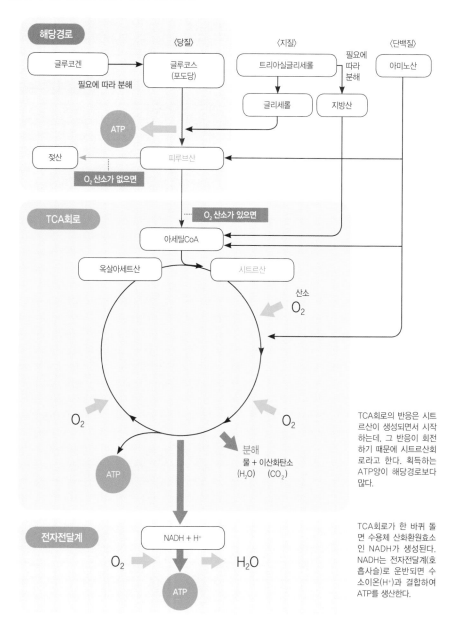

TCA회로의 반응은 시트르산이 생성되면서 시작하는데, 그 반응이 회전하기 때문에 시트르산회로라고 한다. 획득하는 ATP양이 해당경로보다 많다.

TCA회로가 한 바퀴 돌면 수용체 산화환원효소인 NADH가 생성된다. NADH는 전자전달계(호흡사슬)로 운반되면 수소이온(H⁺)과 결합하여 ATP를 생산한다.

대사

단백질이란?

POINT
- 단백질은 인체를 만드는 성분으로 중요한 영양소이다.
- 아미노산의 약 20종류 중 9종류는 식사로 섭취해야 한다.
- 아미노산 함량이 높은 식품에는 고기, 생선, 대두가공제품, 유제품 등이 있다.

단백질의 구성성분은 아미노산

단백질은 인체를 구성하는 성분으로 중요한 영양소이다. 내장이나 근육 외에 피부, 머리카락, 손톱에 이르기까지 몸을 만드는 기본 물질이다. 또한 다양한 산소, 호르몬, 면역항체의 재료로도 중요하다.

단백질은 약 20종류의 아미노산으로 이루어져 있고, 그중에서 9종류는 체내에서 합성되지 않거나 합성속도가 늦기 때문에 음식물로 섭취해야 한다(필수아미노산).

아미노산 스코어가 높은 식품은 우수한 단백질원

단백질을 함유한 식품에는 동물성인 고기, 어류, 유제품과 식물성인 곡물, 콩가공제품 등이 있다. 우리가 섭취한 이러한 식품은 체내에서 아미노산으로 소화·분해되어 몸에 필요한 단백질을 합성해서 이용한다. 몸은 약 3만 종이나 되는 단백질로 이루어져 있고, 아미노산이 다양하게 배열되어 결합한 것이다. 그때 필요한 아미노산이 하나라도 빠지면 단백질을 합성할 수 없다. 그래서 필수아미노산이 부족해지지 않도록 주의해야 한다.

몸에 필요한 필수아미노산의 양을 식품의 필수아미노산 함량 수치로 나타낸 것을 '아미노산 스코어'라고 한다. 고기, 생선, 달걀, 대두가공제품은 스코어가 높고, 단백질 섭취에는 우수한 식재료라 할 수 있다.

단백질을 과잉섭취해도 아미노산을 저장해두지 못한다. 왜냐하면 간에서 분해되어 글리코겐이나 지방으로 변환된 후 에너지원으로 사용되기 때문이다. 단백질은 당질과 마찬가지로 1g당 4kcal의 에너지가 생성된다.

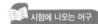 **시험에 나오는 어구**

아미노산
약 20종류 중에 체내에서 합성되지 않거나 부족해지기 쉬운 9종류를 필수아미노산이라고 한다.

 키워드

동물성단백질
고기, 생선, 우유, 달걀 등의 동물성식품에 함유된 단백질. 아미노산 스코어가 높고 필수아미노산이 많다.

식물성단백질
곡류, 야채 등 식물성식품에 함유되어 있는 단백질. 아미노산 스코어가 동물성단백질보다 낮지만, 대두단백질의 아미노산 스코어는 100으로 신장 기능에 미치는 영향은 동물성단백질보다 뛰어나다.

아미노산의 종류와 기능

	명칭	기능
필수 아미노산	발린	근육에 함유되어 혈중 질소의 균형을 조절한다. BCAA(분지사슬 아미노산) 중 하나.
	루신	간 기능을 향상시키는 효과가 있다. BCAA 중 하나로 근육의 성장촉진과 유지에 관여한다.
	아이소류신	BCAA 중 하나로 근육의 에너지원으로 작용. 간 기능 향상에도 효과가 있다.
	트레오닌	간에 지방이 축적되는 것을 방지한다. 콜라겐 합성의 재료가 되기도 한다.
	메티오닌	혈중 히스타민을 배출시켜 알레르기 발생을 예방한다. 우울증을 예방한다.
	라이신	면역항체의 재료가 되고, 전염병을 예방한다. 피로회복이나 뼈를 튼튼하게 하는 기능도 있다.
	히스티딘	성장을 촉진하는 효과가 있다. 식욕의 억제나 지방연소에도 작용한다.
	페닐알라닌	신경전달물질에 작용해서 기분을 향상시키고 우울증을 예방한다.
	트립토판	진정작용이 있는 세로토닌의 원료로 정신을 안정시킨다.
비필수 아미노산	글리신	콜라겐 합성을 도와 피부의 탄력과 보습 효과를 높인다. 관절통이나 요통도 완화한다.
	알라닌	간 기능을 유지하기 위한 에너지원이다. 면역력을 높이는 기능도 있다.
	세린	피부의 보습 효과를 높이고, 촉촉함을 유지하는 데 중요한 성분이다. 인지증도 예방한다.
	시스테인	머리카락, 손톱, 피부의 재료가 된다. 항산화작용을 해서 노화 방지에도 효과적이다.
	아르지닌	성장호르몬을 합성하는 재료로 뼈를 튼튼하게 하고 근육의 지방연소 효과를 높인다.
	타이로신	도파민 등의 뇌 속 물질, 갑상선호르몬 등의 재료로 사용된다.
	프롤린	피부의 콜라겐 재생을 촉진하고 피부 재생력을 높인다. 주름 예방 효과가 있다.
	아스파라긴산	피로회복을 돕고 뼈의 강화와 혈액의 염분을 조정하는 기능도 있다.
	아스파라긴	근육에 에너지의 공급력을 높이고 지구력 향상과 피로회복을 돕는다.
	글루탐산	뇌 속 물질로 사용되고, 뇌 기능을 활발하게 하여 인지증을 예방한다.
	글루타민	근육의 성장과 근육피로의 회복을 돕는다. 우울증을 예방한다.

【주요 식품의 아미노산 스코어】

	식품	스코어
동물성단백질	소고기	100
	돼지고기	100
	닭고기	100
	어류	100
	달걀	100
	우유	100
	프로세스치즈	91

	식품	스코어
식물성단백질	대두	100
	토란	84
	감자	68
	백미	65
	귤	50
	토마토	48

※FAO/WHO가 제안하는 국제기준 아미노산 스코어로 PDCAAS(단백질 소화 흡수율 아미노산 스코어)라고 하고, 단백질의 소화 흡수율 등을 고려해서 산출.

단백질대사

● 몸을 구성하는 단백질은 계속 분해와 합성을 반복한다.
● 여분의 아미노산은 질소부분을 분리해서 에너지로 이용된다.
● 질소는 암모니아에서 요소로 변환되고 소변으로 배설된다.

아미노산풀의 아미노산이 체구성 단백질을 합성

음식물에 함유된 단백질은 아미노산으로 분해되어 소장에서 흡수된다. 그 후 아미노산은 혈액에 흡수되어 간으로 보내져 몸의 각 조직이나 산소, 호르몬, 면역항체의 재료로 사용된다.

이때 재료로 사용되는 것은 소화 흡수된 아미노산만은 아니다. 인체 조직을 구성하는 체구성 단백질은 계속 합성과 분해를 반복하고 분해로 생긴 아미노산은 간과 혈액 속에 저장(pool) 된다(아미노산풀). 음식물로 섭취한 단백질도 일단은 체구성 단백질로 생긴 아미노산과 풀에서 합류한 다음에 전신에서 이용된다. 몸속 단백질이 계속 분해와 합성을 반복하는 현상을 대사회전(turn over)이라고 한다. 대사회전속도는 조직이나 기관에 따라 차이가 있다.

아미노산은 에너지원으로 이용이 되기도

탄수화물이나 지방의 에너지원이 부족해지면 근육 속의 아미노산이 분해되어 에너지원으로 사용된다. 그러나 아미노산은 당질이나 지질에는 없는 질소를 함유하고 있어서, 먼저 분해 과정을 통해 질소성분(아미노기)을 제거한다. 질소성분은 유해한 암모니아로 간의 요소회로에서 무해한 요소로 전환된 후 소변으로 배출된다. 남은 α-케톤산은 TCA회로를 거쳐 에너지원으로 이용되고, 이산화탄소와 물로 분해된다.

요소
아미노산을 에너지로 이용할 때 질소성분에서 생성된 인체에 불필요한 성분. 물에 녹아서 소변으로 배출된다.

키워드

아미노산풀
음식물의 단백질이 분해되어 생기는 아미노산과 체구성 단백질이 분해해서 생기는 아미노산이 간이나 혈액에 섞여 있는 상태를 말한다.

α-케톤산
아미노산에서 질소(아미노기)가 떨어져 나가고 남은 부분의 화학적 명칭. 탄소골격이라고도 한다.

메모

대사회전속도
체내 단백질은 끊임없이 분해와 합성을 반복하는데, 그 속도는 단백질의 종류에 따라 다르다. 예를 들어 구성하는 아미노산의 반이 새롭게 교체되는 데 걸리는 시간은 간에서 10~15일, 근육에서 약 180일이 필요하다.

단백질대사

음식물로 섭취한 단백질이나 인체의 조직을 구성하는 단백질은 모두 분해를 거쳐 아미노산이 되고 간이나 혈액 속에 일단 저장(pool)된 후 몸의 각 기관에서 이용된다.

① 단백질을 섭취한다.
② 아미노산으로 분해되어 소장에 흡수된다.
③ ②처럼 섭취한 단백질로 생긴 아미노산은 간으로 운반되어 체구성 단백질과 같이 저장된다. 일부는 혈중에 저장된다.
④ 저장된 아미노산은 효소나 호르몬, 면역항체의 재료로 쓰인다.
⑤ 아미노산은 근육이나 혈관과 같은 인체의 조직으로도 쓰인다.
⑥ 체구성 단백질로 쓰이지 못한 아미노산은 에너지원으로 이용된다(아래 그림 참조).

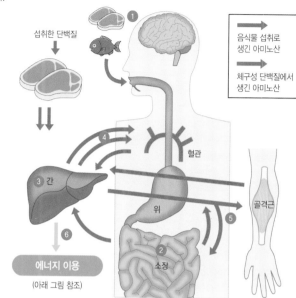

섭취한 단백질

혈관

③ 간

위

골격근

⑥

에너지 이용

(아래 그림 참조)

② 소장

음식물 섭취로 생긴 아미노산

체구성 단백질에서 생긴 아미노산

아미노산의 기본구조와 에너지 이용

【아미노산의 기본구조】

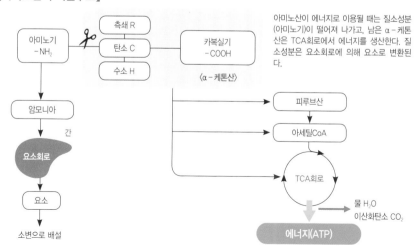

아미노산이 에너지로 이용될 때는 질소성분(아미노기)이 떨어져 나가고, 남은 α-케톤산은 TCA회로에서 에너지를 생산한다. 질소성분은 요소회로에 의해 요소로 변환된다.

아미노기 -NH₂

측쇄 R

탄소 C

카복실기 -COOH

수소 H

⟨α-케톤산⟩

암모니아

간

요소회로

요소

소변으로 배설

피루브산

아세틸CoA

TCA회로

물 H₂O
이산화탄소 CO₂

에너지(ATP)

당질이란?

POINT
- 당질은 최소단위인 단당류로 소화·분해되어 체내에 흡수된다.
- 식사 섭취기준의 1일 당질 목표섭취량은 섭취한 칼로리 중 50~65%이다.

당질은 단당류, 이당류, 다당류로 분류

당질은 인체 에너지원으로 가장 중요한 영양소이다. 당질 1g당 4kcal
의 에너지가 생성된다. 당질에는 설탕이나 과일에 함유된 과당, 곡물이나
감자류에 함유된 전분 등 다양한 종류가 있다. 탄소(C), 수소(H), 산소(O)
가 결합한 화합물로 결합하는 방법에 따라 크게 단당류, 이당류, 다당류로
분류된다.

체내 흡수가 가장 많은 것은 단당류인 글루코스

단당류는 당질의 최소단위로 이당류나 다당류는 단당류로 분해된 후에
체내로 흡수된다. 가장 많이 흡수되는 단당류는 글루코스(포도당)이다. 혈중
에 혈당으로 존재하고 세포 속에 흡수되어 에너지원이 된다. 일부는 글리
코겐으로 간이나 근육에 저장되어 필요에 따라 글루코스로 분해된 후 사용
된다. 뇌의 주요 에너지원은 글루코스로 1일 200~300kcal(90~120g)가 필
요하다고 한다.

이당류는 단당이 2개 결합한 것으로 수크로스(자당), 락토스(젖당) 등이 있
다. 다당류는 단당이나 그 유도체가 다수 결합된 것으로 전분, 덱스트린, 글
리코겐 등이 있다.

일본인 식사 섭취기준에서는 1일 필요한 칼로리의 50~65%를 당질로
섭취하도록 목표섭취량을 제시하고 있다. 부족해지면 에너지부족으로 체
력이 저하되고 피곤해지기 쉽다. 그러나 과잉섭취하면 중성지방이 되어 비
만이나 생활습관병에 걸릴 위험성이 높아진다.

 시험에 나오는 어구

당질
탄수화물이라고 불리기도 하
지만, 탄수화물은 당질과 식
이섬유의 총칭. 식이섬유는
소화효소로는 분해되지 않아
에너지원이 되기 어렵기 때
문에, 이 책에서는 당질만 다
룬다.

 키워드

단당류
당질의 최소단위. 글루코스(포
도당)는 체내 흡수 후에 혈당
으로 존재하며 에너지원이 된
다. 프럭토스(과당)와 락토스
(젖당)는 간에서 글루코스로
변환된 후에 에너지원이 된다.

전분
글루코스가 다수 결합한 다
당류. 곡류나 감자류에 많이
있고, 당질 중에서 음식물을
통해 가장 많이 섭취하는 에
너지원이다.

 메모

WHO의 가이드라인
당질의 과잉섭취는 비만이
나 충치의 원인이 되기 때문
에 WHO는 총에너지 섭취의
10% 이하로 권고하고 있다.

당질의 주요 종류와 특징

주요 종류(별칭)		많이 함유된 식품	특징
단당류	글루코스(포도당)	곡류, 과일, 꿀 등	혈중에 혈당으로 존재하며 에너지원으로 사용된다. 글루코스의 양은 혈당치로 표시된다.
	프럭토스(과당)	과일, 꿀, 음료수 등	체내에 흡수된 후 간에서 글루코스로 변환되어 에너지원으로 사용된다.
	갈락토스	유제품, 사탕무 등	체내에 흡수된 후 간에서 글루코스로 변환되어 에너지원으로 사용된다.
이당류	수크로스(자당)	설탕, 사탕수수	글루코스와 프럭토스가 결합. 설탕의 주성분으로 물에 잘 녹는다.
	락토스(젖당)	우유, 모유 등	글루코스와 갈락토스가 결합. 유아에게 귀중한 에너지원으로 사용된다.
	말토스(엿당)	맥아(엿기름), 감주, 물엿 등	글루코스가 2개 결합. 설탕과 비교해 혈당치의 상승이 완만하다.
다당류	전분	곡류, 감자류 등	입에서 말토스로, 소장에서 글루코스로 분해되어 흡수된다.
	글리코겐	간, 조개류	동물의 내장이나 근육 속에 저장된다. 인간은 글루코스가 글리코겐 형태로 합성되어 간이나 근육에 저장되고 필요해지면 분해된다.
	덱스트린	음료수, 사탕 등	전분이 부분적으로 분해된 것. 물에 잘 녹고 소화가 잘된다.

당질을 많이 함유한 식품

식품명	1단위(80kcal)당 당질함유량(g)	식품명	1단위(80kcal)당 당질함유량(g)
탄산음료류(콜라, 사이다 등)	21~23	전병	17
잼바른 빵	21	팥(통조림)	17
밤 설탕조림	20	아마낫토(설탕에 버무린 과자)	17
잼(딸기, 살구, 사과)	19~20	카스테라	16
찹쌀떡	19	팥빵	15
밥(백미, 현미)	18	유산균음료(요구르트 음료)	15
떡	18	핫케이크	13.5
쑥떡	18	도라야키	12
블루베리잼	17.5	아이스크림	10

당질대사

POINT
- 당질 중에 전분은 글루코스(포도당)로 소화·분해되고 소장에서 흡수된다.
- 세포내 글루코스는 해당경로와 TCA회로에서 에너지를 생산한다.

당질대사의 주역은 글루코스

당질의 에너지대사는 당질을 소화·흡수하는 데서 시작한다. 음식물에 함유된 당질 중에 가장 많은 것은 전분인데, 전분은 다당류로 소장에서 흡수되지 못하기 때문에 단당류인 글루코스(포도당)로 분해된다. 글루코스는 소장에 흡수되면 혈액 속에서 혈당이 되어 전신의 세포를 순환한다. 혈중 글루코스 농도(혈당치)는 자율신경에 의해 일정 상태가 유지되도록 조절되는데, 혈당치가 높아지면 글루코스는 글리코겐이 되어 간이나 근육에 저장된다. 그리고 남는 것은 중성지방으로 변환되어 피하지방이나 내장지방으로 축적된다.

글루코스는 무산소로 에너지를 산출

글루코스(포도당)에서 에너지를 얻기 위해서는 ATP(아데노신3인산)를 생산하는 해당경로와 TCA회로의 시스템이 작용한다. 산소를 쓰지 않는 해당경로에서 에너지를 만들어내는 것은 오직 글루코스(포도당)뿐이다. 게다가 대부분의 세포 내에서 생산할 수 있기 때문에 빠른 에너지 공급에는 당질(글루코스)을 빼놓을 수 없다.

해당경로에서 만들어진 에너지를 사용하는 운동이 근육운동이나 단거리 달리기와 같은 무산소운동이다. 근육에 저장된 글리코겐을 무산소 상태에서 분해해서 사용하려다 보니 젖산이 쌓인다. 그러나 근력을 만들고, 기초대사량을 높이는 데 효과적이다.

산소가 필요한 TCA회로의 에너지를 쓰는 운동이 걷기나 달리기와 같은 유산소운동이다. 축적된 체지방을 계속 연소할 수 있어서 다이어트에 적합하다.

시험에 나오는 어구

ATP(아데노신3인산)
아데노신에 인산이 3개 결합한 화합물. 인산의 결합부에 에너지가 보존되는데, 인산이 1개 떨어져 나가 ADP(아데노신2인산)로 분해되면 약 7.3kcal의 에너지가 방출된다.

키워드

글리코겐
혈액 속에 글루코스가 늘어나면 글리코겐 생성효소의 관여로 글리코겐으로 합성되고, 필요할 때 포스포릴라아제가 작용해서 글루코스로 분해된다.

당질대사

당질 중에 가장 많은 전분은 글루코스(포도당)로 분해되어 소장에 흡수된 뒤 문맥을 통해 간으로 운반되고, 글리코겐이 되지 못한 것은 혈액 속에서 혈당이 되어 전신의 세포에 공급된다.

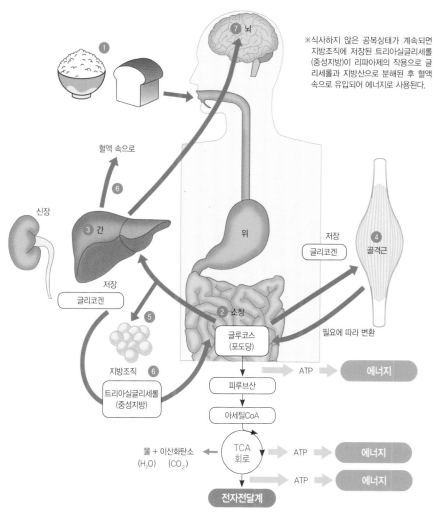

※식사하지 않은 공복상태가 계속되면 지방조직에 저장된 트리아실글리세롤(중성지방)이 리파아제의 작용으로 글리세롤과 지방산으로 분해된 후 혈액 속으로 유입되어 에너지로 사용된다.

① 당질을 섭취한다.
② 단당류로 분해되어 소장에서 섭취된다.
③ 간과 신장에서 글리코겐으로 저장된다.
④ 골격근에서 글리코겐으로 저장된다.
⑤ 여분의 당질은 중성지방으로 변환되어 저장된다.

⑥ 식사하지 않은 공복상태가 계속되면 지방조직에 저장된 트리아실글리세롤(중성지방)이 리파아제의 작용으로 글리세롤과 지방산으로 분해된 후 혈액 속으로 유입되어 에너지로 사용된다.
⑦ 뇌세포에서 글루코스로 활용

지질이란?

POINT

- 지질은 에너지원, 생체막이나 호르몬 성분으로 중요한 영양소이다.
- 트리아실글리세롤＝중성지방은 에너지원으로 이용된다.
- 일본인 식사 섭취기준의 1일 지질 목표섭취량은 총에너지양의 20～30%이다.

당질은 단순지질, 복합지질, 유도지질로 분류

지질은 당질이나 단백질과 함께 에너지원이 될 뿐만 아니라 세포막과 세포 속의 핵막 등 생체막의 성분이나 호르몬의 재료가 되는 중요한 영양소이다.

지질은 화학구조에 따라 단순지질, 복합지질, 유도지질 3가지로 분류할 수 있다.

단순지질은 글리세롤과 지방산만 결합된 구조로 그중에서도 대표적인 것이 트리아실글리세롤(중성지방)이다.

음식물로 섭취된 지질 중에서 에너지원으로 사용되지 않고 남은 것은 피하지방이나 내장지방에 저장되고 필요에 따라 사용된다.

복합지질은 글리세롤과 지방산 외에도 인산이나 당을 포함한 지질이다. 대표적인 것은 인지질로 대부분의 지질은 물에 녹지 않지만, 인지질은 물과 친화성이 강한 성질로 생체막의 재료나 물에 녹지 않는 지질을 혈액으로 운반하는 리포단백질의 재료가 된다.

유도지질은 단순지질이나 복합지질에서 만들어진 화합물로 지방산이나 콜레스테롤이 있다. 콜레스테롤은 단백질이나 인지질과 더불어 생체막의 재료가 되고 담즙산이나 부신피질호르몬, 비타민 D 등을 만드는 데 사용된다.

일본인 식사 섭취기준에서 제시하는 1일 지질 목표섭취량은 총에너지양의 20～30%이다. 30%를 넘으면 비만증이나 이상지질혈증, 동맥경화 등의 생활습관병에 걸릴 위험성이 높아진다.

지질

일반적으로 지방이라고 하지만, 영양학에서 지방은 중성지방을 가리키는 경우가 많다. 당질, 단백질과 달리 물에 잘 용해되지 않는다.

글리세롤

알코올의 한 종류로 지질의 최소단위. 지방산과 더불어 여러 가지 지질을 구성한다.

지방산

여러 가지 지질의 중요한 구성성분. 식품에 함유된 지질의 90%에 포함되어 있다. 탄소결합 상태에 따라 포화지방산과 불포화지방산으로 나뉜다. 중성지방은 글리세롤에 3개의 지방산이 결합한 것이다.

지질의 분류와 주요 종류

단순지질
글리세롤과 지방산
만 결합한 물질

- **트리아실글리세롤(중성지방)** : 음식물에 가장 많이 포함된 지방. 에너지원으로 사용되고 남으면 지방산조직에 저장된다.
- **왁스** : 물을 튕겨내는 성질이 있어 보호물질로 기능한다.

지질

유도지질
단순지질이나 복합지질
이 가수분해하거나 합성
해서 생긴 물질

- **지방산** : 탄소(C), 수소(H), 산소(O)로 구성되어 탄소가 사슬모양으로 연결해서 결합된 화합물. 사슬구조에 따라 분류되고 각각 인체에 다른 작용을 한다.
- **스테로이드** : 세포막, 담즙산, 부신피질호르몬 등의 재료로 사용된다. 예) 콜레스테롤
- **지용성 비타민류**: 비타민 A, D, E, K를 구성한다.

복합지질
글리세롤과 지방산에
인산이나 당이 결합한
물질

- **인지질** : 세포막이나 혈액 속에서 산소를 운반하는 리포단백질 막을 구성한다.
- **당지질** : 세포막을 만드는 것 외에 뇌나 신경계에 존재하면서 세포의 분화나 성장을 돕는다.

※지질의 구조와 종류가 다양하여 지방산, 중성지방, 인지질, 스테로이드 등으로 분류할 수도 있다.

지질을 많이 함유한 식품

식품명	함유량	식품명	함유량
마아가린	81.6	냉동낫토(건조)	33.2
버터	81.0	튀김	33.1
마카다미아 넛	76.7	크림치즈	33.0
마요네즈	75.3	정어리(통조림)	30.7
잣	72.5	오리	29.0
호두	68.8	고등어(건조)	28.5
피스타치오	56.1	비엔나 소시지	28.5
안심	50.0	참치뱃살	27.5
푸아그라	49.9	감자튀김	27.4
소고기(채끝살)	47.5	고등어초절임	26.9
생크림(동물성)	45.0	꽁치	24.6
아귀간	41.9	참치(통조림)	21.7
생크림(식물성)	39.2	장어(양념구이)	21.0
베이컨	39.1	갈치	20.9
리버페이스트	34.7	대두(건조)	19.0
삼겹살	34.6	말린 정어리	18.9
달걀(난황)	33.5	방어	18.2

※식품 100g당 함유량(g)

지방산의 종류

대사

POINT
- 지방산은 탄소의 수와 결합 상태에 따라 분류된다.
- 동물성지방에 함유된 포화지방산은 콜레스테롤 수치를 높인다.
- 올리브유에 함유된 불포화지방산은 콜레스테롤 수치를 낮춘다.

크게 포화지방산과 불포화지방산으로 구별

지방산은 식품에 있는 지방의 약 90%에 함유된 성분으로 탄소(C), 수소(H), 산소(O) 원자로 구성된다.

사슬모양으로 연결된 탄소의 수와 결합 상태에 따라 분류되고, 한쪽에는 메틸기($-CH_3$)가 있고 다른 한쪽에는 카복실기($-COOH$)가 붙어 있다. 탄소의 이중결합 여부에 따라 크게 2가지로 나뉘고, 이중결합이 없는 것이 포화지방산, 있는 것이 불포화지방산이다.

포화지방산은 유제품이나 고기 기름 등 동물성지방에 많은데, 지나치게 섭취하면 생활습관병의 위험이 커지기 때문에 일본인 식사 섭취기준에는 18세 이상의 경우 목표섭취량의 비율을 총에너지양의 7% 이하로 설정하고 있다.

불포화지방산은 탄소의 이중결합 수에 따라 다시 2종류로 나뉜다. 이중결합을 1개 가진 일가불포화지방산 중에서 올레인산은 콜레스테롤을 낮추는 기능이 있고, 올리브유에 많이 함유되어 있다. 이중결합이 2개 이상 있는 다가불포화지방산은 이중결합의 탄소 위치에 따라 n-3계열과 n-6계열로 나뉜다. 메틸기 3번째 탄소에서 이중결합이 시작되는 지방산을 n-3계열, 6번째에서 시작되는 지방산을 n-6계열이라고 한다. 둘 다 콜레스테롤 수치를 낮춰서 동맥경화를 예방한다.

지방산 중에서도 n-3계열의 α-리놀렌산, EPA, DHA, n-6계열의 리놀레산, 아라키돈산은 체내에서 합성되지 않더라도 소량이기 때문에 음식으로 섭취한다. 이것을 필수지방산이라고 하고, 섭취비율은 생활습관병 예방의 관점에서 n-3계열이 1인 데 비해 n-6계열은 4 정도가 적당하다고 한다.

시험에 나오는 어구

지방산
대부분의 지질은 물에 용해되지 않지만, 지방산에는 물과 친화력이 강한 카복실기가 연결되어 있어 물과 기름 양쪽에 녹는 성질이 있다.

메모

필수지방산
체내에서 전혀 합성되지 않는 것은 α-리놀렌산과 리놀레산이고, 아라키돈산, EPA, DHA는 합성되더라도 필요한 양을 채우지 못하기 때문에 음식으로 섭취해야 한다.

포화지방산과 불포화지방산의 구조

포화지방산
(스테아르산)

탄소의 이중결합을 갖지 않고, 양 끝에 있는 탄소 외에는 전부 수소가 2개씩 결합해 있다.

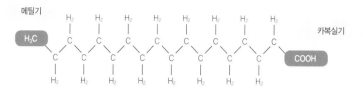

불포화지방산
(올레인산)

탄소의 이중결합이 1개로 결합 장소가 메틸기에서 9번째에 있어서 일가불포화지방산(n – 9계열)
이라고 한다.

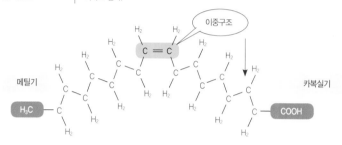

지방산의 종류

분류			지방산 이름	탄소의 수	이중결합의 수	함유식품
포화지방산			뷰티르산	4	0	버터나 치즈 등
			미리스트산	14	0	야자유, 땅콩유 등
			팔미트산	16	0	팜유, 쇼트닝
			스테아르산	18	0	코코아버터
			아라키드산	20	0	땅콩유, 면실유
			팔리톨레산	16	0	어유, 들기름
불포화지방산	일가불포화지방산	n – 9계열	올레인산	18	1	해바라기유, 올리브유
	다가불포화지방산	n – 3계열	α – 리놀렌산	18	3	차조기유, 들기름
			에이코사펜타에노산 (EPA)	20	5	어유
			도코헥사엔산(DHA)	22	6	어유
		n – 6계열	리놀레산	18	2	새플라워오일, 옥수수기름, 콩기름
			아라키돈산	20	4	어유, 간유

※붉은 글씨는 필수지방산. 음식물로 섭취할 필요가 있고, 「일본인 식사 섭취기준 (2015년)」(일본후생노동성)에서 충분섭취량을 설정하였다.

지질대사

POINT

- 섭취하는 지질의 약 90%는 트리아실글리세롤(중성지방)이다.
- 지질은 혈액이나 림프액 속에서는 리포단백질의 형태로 전신에 운반된다.
- 지방조직에 축적된 중성지방은 필요에 따라 에너지원으로 된다.

지질은 리포단백질에 둘러싸여 혈액 속으로

우리는 식물성 기름이나 유제품, 고기 기름 등으로 지질을 섭취하는데, 약 90%는 트리아실글리세롤(중성지방)이다. 트리아실글리세롤은 소장에서 소화 흡수(P.67 참조)된 후 콜레스테롤과 함께 친수성이 있는 단백질과 결합하여 킬로미크론이라는 리포단백질의 입자를 형성한다. 지질은 혈액에 녹지 않기 때문에 물과 궁합이 좋은 리포단백질에 감싸진 상태로 혈액 속으로 유입되어 전신에 운반된다.

소장에서 형성된 킬로미크론은 림프관을 경유해 혈액으로 유입되면 전신으로 운반되어 각 조직에서 분해된 후 트리아실글리세롤(중성지방)로 저장되고, 잔여물은 지방조직에 저장된다.

한편 간에서도 트리아실글리세롤(중성지방)이나 콜레스테롤 합성이 이루어진다. 일부는 리포단백질인 VLDL에 의해 지방조직으로 보내져 저장된다. 도중에 일부가 LDL로 분리되어 세포막으로 필요한 콜레스테롤을 말초조직에 보낸다. 말초조직에 남아 있는 콜레스테롤은 HDL에 의해 간으로 다시 돌려 보내진다.

저장된 지방은 필요에 따라 에너지로

지방조직에 저장된 트리아실글리세롤(중성지방)은 필요에 따라 글리세롤과 지방산으로 분해되어 아세틸CoA로 변환된 후 TCA회로로 들어가 에너지를 만든다.

시험에 나오는 어구

리포단백질
친수성단백질과 트리아실글리세롤(중성지방), 콜레스테롤, 인지질로 형성된 입자. 단백질의 종류나 지질 성분의 비율에 따라 4종류로 구분된다.

키워드

LDL
간에서 합성된 콜레스테롤을 인체 조직으로 운반하는 저비중 리포단백질. 일명 나쁜 콜레스테롤. LDL이 많으면 동맥경화의 원인이 된다.

HDL
각 조직의 콜레스테롤을 실어 간으로 운반하는 고비중 리포단백질. HDL은 여분의 콜레스테롤을 회수하기 때문에 혈액 속에 많으면 동맥경화를 예방할 수 있다.

지질대사

TG = 트리아실글리세롤(중성지방)
CE = 콜레스테롤에스터

1 지질을 섭취한다.
2 소장에서 흡수된 후 단백질과 결합해서 킬로미크론이 된다. 림프관을 지나 혈액으로 들어간다.
3 리포단백질 입자가 형성되어 혈액으로 보내진다.
4 몸속으로 운반된 킬로미크론은 각 조직에서 분해되어 트리아실글리세롤(중성지방)로 저장된다.
5 잔여물은 조직에 저장된다.
6 저장된 지방은 필요에 따라 글리세롤과 지방산으로 분해되고 아세틸CoA로 변환되어 TCA회로로 들어가서 에너지를 만든다.

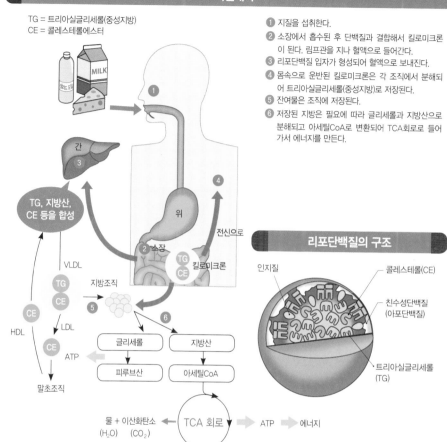

리포단백질의 구조

인지질
콜레스테롤(CE)
친수성단백질
(아포단백질)
트리아실글리세롤
(TG)

리포단백질의 종류

명칭	함유된 주요 당질	특징
킬로미크론	트리아실글리세롤 (중성지방)	음식물로 섭취한 트리아실글리세롤을 간이나 지방조직, 근육으로 운반한다.
VLDL(초저비중 리포단백질)	트리아실글리세롤(중성지방), 콜레스테롤	간에서 합성된 트리아실글리세롤이나 콜레스테롤을 지방조직이나 근육으로 운반한다.
LDL(저비중 리포단백질)	콜레스테롤	간에서 합성된 콜레스테롤을 지방조직이나 근육으로 운반한다.
HDL(고비중 리포단백질)	콜레스테롤	인체 조직에서 과잉된 콜레스테롤을 회수해 간으로 돌려보낸다.

당질 제한식은 괜찮을까?

최근 주식인 밥이나 빵, 면류 등을 줄이는 당질 제한 다이어트를 하는 사람이 급증하고 있다. 실제로 비만도가 높은 사람이 주식을 줄이면 전체 칼로리를 억제할 수 있어 체중 감량이 되는 경우가 많다고 한다. 당뇨병 전문 시설에서도 당질 제한식으로 혈당치 관리에 성공한 예도 많이 볼 수 있다.

그러나 아직 당질 제한식의 정확한 연구 결과가 없기 때문에 당질 제한식이 안전하다고 장담할 수는 없다. 당뇨병학회에서도 연구 결과가 적다는 이유를 들어 현시점에서는 권장하지 않고 있다. 또한 10년 이상의 긴 관찰 연구에서는 사망이나 암이 증가하는 결과도 있다.

염려스러운 일은 영양에 관한 지식이 없는 상태에서 자신의 판단으로 당질을 제한하는 사람들의 장래 건강 상태이다. 주식을 줄이는 만큼 고기나 생선 등 단백질 비율이 높아지면, 동맥경화나 심근경색 등의 위험이 높아진다는 결과는 명백하다. 또한 주식인 곡물에 많이 함유된 식이섬유가 부족해지면 변비가 심해질 우려도 있다. 여성의 경우에는 남성과 비교해 비만이 적은데 필요 이상으로 당질을 제한하다가 지나치게 마르거나 영양부족 상태가 된다는 것도 문제이다.

올바른 다이어트를 장기적으로 지속하기 위해서는 일본인 식사 섭취기준에서 제시하는 것처럼 에너지 섭취 비율을 탄수화물 50~60%, 단백질 13~20%, 지질 20~30%를 목표로 하고, 현미나 잡곡을 주식으로 전체적인 칼로리 섭취를 줄이는 편이 건강한 방법이라고 할 수 있다.

※당질을 줄인 식사는 '당질 오프', '당질 제한식', '저당질식', '저탄수화물식' 등 명칭이 다양하나 기본 관점은 같다.

5장

비타민의
종류와 기능

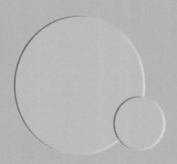

※이 책에서 제5장, 제6장에 게재한 성분함유량은 「일본 식품 표준성분표 2015 (제7차 개정)」를 기준으로 각 식품의 기준을 1회 분량 100g의 비율로 산출했다. 예를 들면, 비타민 E인 '아귀간'(P.109)의 경우, 1회 분량 기준을 50g으로 하면, 100g에 대한 비율은 50÷100=0.5가 된다. 비타민 E의 가식부 100g당 수치는 13.8mg이고, 0.5를 곱해서 산출한 성분함유량은 6.9였다.

비타민

비타민 A

 POINT
- 비타민 A 성분인 레티놀은 동물성, 카로틴은 식물성 식품에 풍부하다.
- 피부나 점막을 강화하고, 눈의 건강을 지켜주는 기능이 있다.
- 닭이나 돼지의 간에 많은 레티놀은 과잉섭취에 주의가 필요하다.

비타민 A로 기능하는 2가지 성분

비타민 A로 기능하는 성분에는 크게 레티놀과 카로틴이 있다. 카로틴은 α-카로틴과 β-카로틴, γ-카로틴, 크립토잔틴 등이 있으며 이 중 α, β, γ-카로틴은 비타민 A로 변하는 프로비타민 A(비타민 A 전구체)라고도 한다.

비타민 A는 혈액 속에서 레티놀로 존재한다. 카로틴은 소장의 흡수상피세포나 간에서 분해되어 레티놀로 변환된다. 그러나 카로틴으로 섭취하는 비타민 A의 생리적작용의 효력이 적다 보니 카로틴 중에서도 비교적 효율적으로 변환되는 β-카로틴도 12μg이 1μg의 레티놀과 같게 환산된다 (레티놀당량).

레티놀은 과잉섭취하지 않도록 주의

비타민 A는 피부나 코와 같은 호흡기의 점막을 강화하고, 세균이나 바이러스로부터 몸을 지켜주는 기능이 있다. 또한 항산화작용이 강해서 혈관을 건강하게 유지하고 노화를 예방한다. 눈을 건강하게 유지하기 위해서도 중요한데, 부족해지면 눈의 망막에서 빛을 감지하는 물질인 로돕신이 감소해서 어두운 곳에서 사물을 보는 기능(암순응)이 떨어진다.

그렇다고 동물성식품에 함유된 레티놀을 과잉섭취하면 물에 녹지 않고 간에 축적되어 두통, 구토, 발진, 탈모, 간 기능장애 등을 일으킬 수 있다. 그러나 식물성식품에 함유된 레티놀은 체내에서 필요한 양에 따라 레티놀로 변환되어 비타민 A로 기능하기 때문에 과잉증이 될 염려가 없다.

 시험에 나오는 어구

β-카로틴
α-카로틴이나 γ-카로틴과 같이 녹황색채소에 함유되어 있다. 카로틴이란 황색과 같은 색소를 말한다. β-카로틴은 카로틴 중에서 비타민 A 작용이 가장 높다.

🔒 **키워드**

레티놀당량
과거 비타민 A의 단위는 비타민 A의 양을 생리적인 효과의 강도로 나타내는 단위인 국제단위 IU를 사용했는데, 현재는 비타민 A의 효력을 상당량으로 환산하는 레티놀당량(μg)으로 표기한다. β-카로틴은 레티놀 12분의 1, α-카로틴과 크립토잔틴은 24분의 1로 환산해서 표기한다.

비타민 A 과잉증
임신초기의 임산부는 레티놀을 과잉섭취하면 태아의 기형이 늘기 때문에 주의가 필요하다. 섭취를 한다면 과잉증의 걱정이 없고 채소에 많은 카로틴으로 섭취하는 편이 좋다.

 메모

비타민 A의 섭취 방법
비타민 A는 지용성이기 때문에 기름에 볶거나 소스를 뿌려서 기름과 같이 섭취하면 흡수율이 높아진다.

비타민 A의 식사 섭취기준(µgRAE /일)[※1]

연령 등	남성		여성	
	권장섭취량[※2]	상한섭취량[※3]	권장섭취량[※2]	상한섭취량[※3]
0~11(개월)	—	600	—	600
1~11(세)	400~600	600~1500	350~600	600~1500
12~49(세)	800~900	2100~2700	650~700	2100~2700
50 이상(세)	800~850	2700	650~700	2700
임산부(부가량) 말기			+80	—
수유부(부가량)			+450	—

※1 레티놀활성당량(µgRAE) = 레티놀(µg) + β - 카로틴(µg)×1/12 + α - 카로틴(µg)×1/24
+β - 크립토잔틴(µg)×1/24 + 기타 프로비타민 A 카로티노이드(µg)×1/24
※2 프로비타민 A 카로티노이드 함유
※3 프로비타민 A 카로티노이드를 함유하지 않음. 과잉증을 예방하기 위한 상한섭취량. 이 상한섭취량을 넘지 않도록 주의한다.

「일본인 식사 섭취기준(2015)」
후생노동성 참고

비타민 A를 많이 함유한 식품

※반찬 식품은 슬로건 '마고타치와야사이' (P.33 참조)로 분류   ※가식부의 레티놀상당량

	식품명	1회 충분섭취량(g)	성분함유량(µgRAE)
마			
고			
타(달걀)	난황	18(1개 분량)	86
치(우유, 유제품)	버터	12(1큰술)	96
	카망베르치즈	30(두께 1cm, 큐브 5cm)	75
와(미역, 해조류)	김	3(1장)	216
	조미김	3(소 10장)	162
야(채소, 과일)	당근(소)	100(1개)	1,455
	모로헤이야(데친 것)	82(1/2 봉지)	900
	시금치(데친 것)	50(1/4 움큼)	450
	쑥갓(데친 것)	12(1/2 포기)	110
사(어패류, 육류)	닭간	40(1조각)	5,600
	돼지간	30(1조각)	3,900
	장어(양념구이)	100(1꼬치)	1,500
시			
이			

【주식】	1회 충분섭취량(g)	성분함유량(µgRAE)
백미	150(1공기 · 3단위)	0
현미	150(1공기 · 3단위)	0

비타민

비타민 D

 POINT

- 비타민 D는 버섯류에 함유된 D_2와 동물성식품에 있는 D_3가 있다.
- 비타민 D_3는 자외선을 닿으면 체내에서 합성할 수 있다.
- 활성화된 비타민 D의 작용으로 뼈와 치아를 튼튼하게 한다.

비타민 D는 소장에서 흡수

식품으로 섭취하는 비타민 D에는 버섯류에 함유된 비타민 D_2(에르고칼시페롤)와 생선이나 생선의 간과 같은 동물성식품에 함유된 D_3(콜레카시페놀)이 있다.

둘 다 소장에서 흡수되지만, 비타민 D는 지용성이라서 그 상태로는 혈액에 녹지 않는다. 그래서 소장에서 형성된 킬로미크론에 결합되어 림프관을 지나 혈액으로 들어가 전신을 순환한다.

또한 비타민 D는 체내에서 만들 수 있다. 피부에는 비타민 D_3의 전구체인 7-디하이드로콜레스테롤이 존재하고 자외선에 닿으면 비타민 D_3로 변환된다.

활성형 비타민 D가 되어 뼈를 재구축

혈액에 유입된 비타민 D는 간과 신장을 거쳐 활성형 비타민 D가 되면서 비로소 기능을 발휘한다. 소장에서 칼슘이나 인의 흡수를 촉진해서 칼슘이 뼈나 치아에 침착(석회화)되기 쉽게 한다. 동시에 뼈를 파괴하는 파골세포를 활성화해서 뼈의 재구축도 촉진한다.

또한 활성형 비타민 D는 갑상선호르몬이나 부갑상선호르몬을 조절해서 혈중 칼슘 농도가 일정하게 유지되도록 한다.

비타민 D는 부족해지면 골다공증이나 골연화증이 되고, 과잉섭취하면 고칼슘혈장이나 신부전을 일으킬 수 있다.

 시험에 나오는 어구

비타민 D
D_2~D_7의 5종류가 있는데, D_4~D_7은 대부분 식품에 함유되지 않고 기능도 약해서 일반적으로 비타민 D라고 하면 D_2나 D_3를 가리킨다. D_1은 실수로 붙여진 이름이라 사용하지 않는다.

 키워드

지용성
비타민 A, D, K, E는 지용성으로 물에 용해되지 않아서 리포단백질의 일종인 킬로미크론에 결합하여 림프액이나 혈액으로 흡수된다.

 메모

골연화증
비타민 D가 부족해지면 뼈에 칼슘이 침착되기 어려워지면서 뼈가 연화되는 병. 임신 등으로 인해 여성에게 많다. 식욕부진과 같은 증상도 나타난다.

비타민 D의 식사 섭취기준(㎍/일)

연령 등	남성		여성	
	충분섭취량	상한섭취량	충분섭취량	상한섭취량
0~11(개월)	5.0	25	5.0	25
1~11(세)	2.0~4.5	20~60	2.0~4.5	20~60
12~49(세)	5.5	80~100	5.5	80~100
50 이상(세)	5.5	100	5.5	100
임산부			7.0	—
수유부			8.0	—

「일본인 식사 섭취기준(2015)」 후생노동성 참고

비타민 D를 많이 함유한 식품

※반찬 식품은 슬로건 '마고타치와야사시이' (P.33 참조)로 분류

	식품명	1회 충분섭취량(g)	성분함유량(㎍)
마			
고			
타(달걀)	송화단	100(1개)	3
치			
와			
야			
사 (어패류, 육류)	아귀간	50(1조각)	55
	쥐치	200(1마리)	30
	연어(생)	80(1토막)	26
	참가자미(삶은 것)	230(소 1마리)	25
	꽁치(생)	120(1마리)	20
	장어(양념구이)	100(1꼬치)	19
	벤자리	200(1마리)	17
	정어리(조미건조)	20(1마리)	9
	마른멸치(반건조)	10(2큰술)	6
시 (버섯류)	목이버섯(데친 것)	30(10장)	12
	표고버섯(말린 것)	8(2송이)	2
이			

【주식】	1회 충분섭취량(g)	성분함유량(㎍)
백미	150(1공기 · 3단위)	0
현미	150(1공기 · 3단위)	0

비타민 E

POINT

- 비타민 E의 8종류 중에서 작용이 가장 강한 것은 α-토코페롤이다.
- '노화억제비타민'이라고 불리며 세포나 혈관을 활성산소로부터 지키고, 노화나 병을 예방하는 기능이 있다.

체내에서 90%를 차지하는 α-토코페롤

비타민 E는 '노화억제비타민'이라고도 불리며 노화의 원인이 되는 활성산소로부터 몸을 지키는 역할을 한다.

천연 비타민 E에는 α-(알파), β-(베타), γ-(감마), δ-(델타)-토코페롤과 α-, β-, γ-, δ-토코트리에놀 8종류가 존재한다. 그중에서도 α-토코페롤 작용이 제일 강하고 체내에서 약 90%를 차지한다. 「일본인 식사 섭취기준(2015)」에서도 비타민 E의 기준수치가 되는 것은 α-토코페롤의 양이다.

비타민 E는 지용성 비타민으로 물에 잘 녹지 않기 때문에 체내에서는 소장으로 흡수된 후 친수성 킬로미크론에 결합하여 림프관을 거쳐 간으로 운반된다. 간에서는 비타민 E 중에 α-토코페롤이 가장 먼저 리포단백질에 합쳐져 각 조직으로 운반된다.

지질의 산화를 막는 비타민 E

비타민 E는 몸속에서 다양한 조직의 세포막으로 존재하면서 세포막이나 혈중 리포단백질에 함유된 불포화지방산이 산화하는 것을 막는다. 이 작용에 의해 세포와 혈관이 건강하게 유지되고 노화를 억제하며 동맥경화를 예방한다.

부족해지면 세포막이 손상을 입어 용혈성빈혈이 생기기 쉽다. 또한 세포나 혈관이 산화해서 노화가 진행되면 암이나 동맥경화의 위험성이 높아진다. 평소의 식사로는 지나치게 섭취할 일이 없을 테지만, 건강보조식품을 활용하는 사람은 과잉섭취하지 않도록 주의한다.

 시험에 나오는 어구

활성산소
생명 유지에 중요한 산소가 자외선이나 대기오염으로 인해 산화력이 강한 화합물로 변한 것의 총칭. 과산화물이나 과산화수소 등이 있다. 강한 산화력으로 세포를 상처내고 노화나 병을 일으키기 쉽다.

 키워드

리포단백질
물에 녹지 않는 지질이나 지용성 비타민을 림프액과 혈액 속을 경유해서 전신으로 운반하는 친수성 입자. 킬로미크론, VLDL, LDL, HDL의 4종류가 있다(P.100 참조).

 메모

용혈성빈혈
선천성인 경우도 있지만, 비타민 E가 부족해서 발생하는 것은 후천성이다. 적혈구의 벽이 산화되어 파괴되기 쉬운 상태라서 용혈성빈혈이라고 한다.

비타민 E의 식사 섭취기준(mg/일)[※1]

연령 등	남성		여성	
	충분섭취량[※2]	상한섭취량[※3]	충분섭취량[※2]	상한섭취량[※3]
0~11(개월)	3.0~4.0	—	3.0~4.0	—
1~11(세)	3.5~5.5	150~450	3.5	150~450
12~49(세)	6.5~7.5	650~900	6.0	600~700
50 이상(세)	6.5	750~850	6.0	650~700
임산부			6.5	—
수유부			7.0	—

※1 α-토코페롤에 대해서만 산정했고, α-토코페롤 외 비타민 E는 포함되지 않는다.

「일본인 식사 섭취기준(2015)」
후생노동성 참고

비타민 E를 많이 함유한 식품

※반찬 식품은 슬로건 '마고타치와야사이이'(P.33 참조)로 분류

	식품명	1회 충분섭취량(g)	성분함유량(mg)
마			
고 (참깨, 견과류)	해바라기유	12(1큰술)	4.7
	아몬드(튀긴 것)	14(10알)	4.1
	헤즐넛(튀긴 것)	15(10알)	2.9
	해바라기씨(튀긴 것)	9(1큰술)	1.1
	땅콩(볶은 것)	9(10알)	0.7
타			
치			
와			
야	호박(삶은 것)	75(두께 1cm 3조각)	3.9
	모로헤이야(데친 것)	55(1/2봉지)	3.5
사 (어패류, 육류)	아귀간	50(1조각)	6.9
	장어(양념구이)	100(1꼬치)	4.9
	송어	75(1토막)	4.7
	명란젓	60(1덩이)	4.3
	연어알젓	17(1큰술)	1.8
시			
이			

【주식】	1회 충분섭취량(g)	성분함유량(μg)
백미	150(1공기·3단위)	0
현미	150(1공기·3단위)	0

비타민 E를 똑똑하게 섭취하는 방법

비타민 C나 β-카로틴 등, 비타민 E 외 다른 항산화물질과 같이 섭취하면 항산화 작용의 효과를 높일 수 있다. 예를 들면, 비타민 C나 β-카로틴이 풍부한 녹황색 채소를 비타민 E가 풍부한 사플라워오일(홍화유)이나 옥수수유로 볶으면 효과적이다. 이때 기름은 산화되지 않은 새 기름을 사용하도록 한다.

비타민 K

POINT
- '혈지비타민'이라 불리고, 혈액응고 작용을 한다.
- 뼈에 칼슘이 침착하는 것을 돕는다.
- 음식물로 섭취하는 것 외에도 장내세균으로도 만들 수 있다.

천연비타민은 비타민 K_1와 K_2의 2가지

비타민 K는 '지혈비타민'이라고도 불리며 혈액응고에 중요한 비타민이다. 또한 뼈에 칼슘을 침착시키는 (석회화) 기능도 있다.

천연비타민 K에는 비타민 K_1(필로퀴논)과 비타민 K_2(메나퀴논) 2종류가 있다. 비타민 K_1은 식물의 엽록체에서 만들어지고 잎채소를 중심으로 한 녹황색채소나 해조류에 풍부하다. 비타민 K_2는 미생물에 의해 생성되기 때문에 낫토나 동물성식품에 풍부하고 장내세균으로도 만들 수 있다.

신생아 및 항생물질 장기간 복용 시 결핍증에 주의

비타민 K는 혈액응고인자인 **프로트롬빈**이 간에서 합성할 때 **조효소**로 기능하기 때문에 지혈에는 중요한 존재이다.

또한 비타민 K는 뼈 조직에 있는 조골세포에서 분비되는 단백질을 활성화해 칼슘이 뼈에 침착하는 것을 돕는 역할도 한다. 그래서 비타민 K는 골다공증 치료약으로 사용되고 있다.

장내세균으로도 만들어지기 때문에 성인이 부족해질 일은 거의 없다. 그러나 항생물질을 장기간 복용하면 장내세균이 줄어들어 부족해질 수가 있다. 부족해지면 혈액응고가 지연되거나 뼈가 약해진다. 그리고 신생아는 장내세균이 적은 데다 모유에도 충분한 양이 함유되어 있지 않으므로 부족해지지 않도록 주의해야 한다.

평소의 식사로 과잉섭취는 걱정하지 않아도 된다.

 시험에 나오는 어구

비타민 K
K_1에서 K_7까지 7종류가 있으나 자연에 존재하는 것은 K_1과 K_2뿐이다. 일반적으로 이 2가지 비타민을 다루고, 나머지는 인공적인 합성이 필요하다. 덴마크에서 발견되어서 독일어로 응고(koagu-lation)의 이니셜이 명칭이 되었다.

 키워드

프로트롬빈
혈액 속에 있고 혈액을 응고시키는 기능이 있다. 간에서 생성될 때 비타민 K가 필요하다.

 메모

조골세포
뼈의 표면에 있는 새로운 뼈를 생성시키는 세포. 뼈를 파괴하는 파괴세포와 함께 매일 조금씩 뼈를 재생하는 기능을 한다. 2개의 세포 균형이 무너지면 뼈가 약해져 골다공증이 생긴다.

비타민 K의 식사 섭취기준(㎍/일)

연령 등	남성	여성
	충분섭취량	충분섭취량
0~11(개월)	4~7	4~7
1~11(세)	60~120	60~120
12~49(세)	150~160	150~160
50 이상(세)	150	150
임산부(부가량)		150
수유부(부가량)		150

「일본인 식사 섭취기준(2015)」 후생노동성 참고

비타민 K를 많이 함유한 식품

※반찬 식품은 슬로건 '마고타치와야사시이'(P.33 참조)로 분류

	식품명	1회 충분섭취량(g)	성분함유량(㎍)
마(콩, 콩가공제품)	히키와리낫토(대두를 잘게 깨서 발효시킨 것 – 역주)	50(1팩)	650
고			
타			
치			
와 (미역, 해조류)	자른 미역	5(1봉지)	80
	건톳	8(2큰술)	26
	조미김	3(소 10장)	20
야 (채소, 과일)	모로헤이야	55(1/2봉지)	352
	수송나물	24(1/2팩)	160
	시금치(데친 것)	50(1/4움큼)	160
	쑥갓	24(1포기)	110
	소송채	44(1포기)	90
	파슬리	5(1줄기)	43
	자소엽	5(5장)	35
	바질	7(1줄기)	26
사			
시			
이			

【주식】

	1회 충분섭취량(g)	성분함유량(㎍)
백미	150(1공기 · 3단위)	0
현미	150(1공기 · 3단위)	0

비타민 K와 와파린의 상호작용

혈전증의 예방이나 치료에 사용되는 와파린(항혈액응고제)은 혈액이 응고되지 않게 하는 약이다. 이 약의 복용자가 비타민 K를 대량으로 섭취하면 혈액응고작용으로 혈전이 생기기 쉬워진다. 특히 낫토는 1팩(50g)에 약 650㎍을 함유한 데다 낫토균이 장내에서 비타민 K를 만들어내기 때문에 섭취는 자제할 필요가 있다.

비타민

비타민 B₁

POINT

- 당질에서 에너지를 산출하는 과정에 꼭 필요한 조효소이다.
- 부족해지면 에너지 생산이 정체되어 권태감이나 식욕부진이 생긴다.
- 만성적으로 부족해지면 정신적인 불안감과 운동신경의 저하를 일으킨다.

해당경로와 TCA회로를 기능시키는 조효소

비타민 B₁은 당질이 에너지를 생산하기 위해서 꼭 필요한 영양소이다.

당질은 해당경로에서 글루코스(포도당)로 분해될 때 에너지를 만들고, 피루브산으로 분해된다. 그리고 피루브산은 아세틸CoA로 환원된 후 TCA회로로 들어가서 더 많은 양의 에너지를 생산한 후 마지막에 이산화탄소와 물로 분해된다. 비타민 B₁은 이 과정 곳곳에서 조효소의 역할을 한다.

비타민 B₁이 부족해지면 사망에 이를 수도

비타민 B₁이 부족해지면 피루브산이 아세틸CoA로 변환되지 못하고 피로물질이 젖산으로 변해서 세포 내에 축적된다. 게다가 아세틸CoA가 생기지 않으면 TCA회로에서 이루어지는 에너지생산도 정체되어 에너지가 부족해진다. 에너지가 부족해지면 근육피로나 권태감, 식욕부진 등의 증상이 나타난다. 또한 만성적인 결핍이 지속되면 뇌나 신경계에 변화가 생기면서 집중력이 떨어지고 초조나 불안, 운동신경의 저하 등이 생긴다.

결핍증으로 대표적인 것은 베르니케 뇌병증이다. 각기병은 건반사의 저하나 부종, 마비 등의 증상이 나타나는데, 방치해두면 심부전으로 사망하는 경우도 있다. 베르니케 뇌병증은 중추신경계에 이상으로 안구운동마비나 의식장애가 발생한다.

반대로 과잉증은 비타민 B₁이 수용성이라 체내에 저장되지 않기 때문에 걱정할 필요는 없다.

 시험에 나오는 어구

비타민 B₁
별칭은 티아민. 1910년에 일본 스즈키 우메타로가 발견해서 오리자닌이라고 명명했으나 논문 발표가 지연되어 폴란드의 카지미르 풍크가 이름을 붙인 비타민(vitamine)이 정식 명칭이 되었다.

 키워드

아세틸CoA
글루코스에서 분해된 피루브산이 비타민 B₁에서 만들어진 조효소의 작용으로 변환해서 생긴 화합물. TCA회로에 들어가서 에너지 생산에 이용된다.

 메모

각기병
에도시대(江戸時代, 1603~1867)부터 쇼와시대(昭和時代, 1926~1989) 초기에 흰쌀을 먹기 시작하면서 국민병이라고 불릴 정도로 많은 사망자를 냈다. 현대에 와서 비타민 연구가 발전하면서 예방이나 조기발견은 물론 식사요법이나 의료품의 투여 등으로 조기치료가 가능해졌다.

비타민 B₁의 식사 섭취기준(㎎/일)[※1]

연령 등	남성			여성		
	평균필요량[※2]	권장섭취량	충분섭취량	평균필요량[※2]	권장섭취량	충분섭취량
0~11(개월)	—	—	0.1~0.2	—	—	0.1~0.2
1~11(세)	0.4~1.0	0.5~1.2	—	0.4~0.9	0.5~1.1	—
12~49(세)	1.2~1.3	1.4~1.5	—	0.9~1.1	1.1~1.3	—
50 이상(세)	1.0~1.1	1.2~1.3	—	0.8~0.9	0.9~1.0	—
임산부(부가량)				+0.2	+0.2	—
수유부(부가량)				+0.2	+0.2	—

※1 신체활동수준 Ⅱ 의 평균필요량을 참고로 산정했다.
※2 평균필요량은 비타민 B₁의 결핍증인 각기병을 예방하기에 충분한 최소 필요량이 아닌, 소변에 비타민 B₁의 배설량이 증가하기 시작한 섭취량(체내포화량)으로 산정했다.

「일본인 식사 섭취기준(2015)」
후생노동성 참고

비타민 B₁를 많이 함유한 식품

※반찬 식품은 슬로건 '마고타치와야사시이'(P.33 참조)로 분류

	식품명	1회 충분섭취량(g)	성분함유량(㎎)
마 (콩, 콩가공제품)	두부(연두부)	100(1/3봉)	0.1
	대두(건조)	10(1큰술)	0.09
	콩가루	7(1큰술)	0.05
고			
타			
치			
와(미역, 해조류)	파래	1(1작은술)	0.01
야			
사 (어류패, 육류)	돼지등심	100	0.77
	장어(양념구이)	100(1꼬치)	0.75
	명란젓	60(1덩이)	0.43
	간 돼지고기	50	0.31
	본리스 햄	20(얇게 1장)	0.18
	오리고기	40(얇게 1조각)	0.16
	소염통	30(1조각)	0.13
	앞다리살 베이컨	20(1장)	0.12
시			
이			

【주식】

	1회 기준량(g)	성분함유량(㎎)
백미	150(1공기 · 3단위)	0.03
현미	150(1공기 · 3단위)	0.21

비타민 B₁을 똑똑하게 섭취하는 방법

비타민 B₁은 마늘이나 파, 부추 등에 들어 있는 알리신과 함께 조리하면 독특한 냄새 성분의 알리신이 비타민 B₁(티아민)과 결합해 알리티아민으로 변하면서 흡수율이 높아진다.

비타민 B₂

POINT
- 3대 영양소의 에너지대사를 원활하게 한다.
- 단백질을 합성해서 피부나 점막을 정상적으로 유지한다.
- 활성산소를 제거해서 노화를 억제하거나 생활습관병 예방에 공헌한다.

단백질을 합성하는 '성장 비타민'

비타민 B₂는 3대 영양소의 에너지대사를 위한 <u>조효소</u> 역할을 하며 에너지가 원활하게 만들어지도록 도와준다. 특히 지질대사에서 지방산이 아세틸 CoA로 변환되기 위해서 필요한 조효소이기 때문에 부족해지면 지질의 에너지 생산이 정체된다. 단백질대사와 합성에도 관여하고 피부나 점막을 정상으로 유지하는 기능이 있어 미용이나 아이의 성장에 중요한 비타민이다. 그래서 별칭 '성장 비타민'이라고도 하는데, 발견 당시에는 비타민 C(growth)로 불렸다.

활성산소를 제거하는 서포트 역할도

비타민 B₂는 활성산소를 제거하는 글루타티온환원효소의 조효소 역할도 한다. 활성산소는 세포막을 상처 내서 노화를 촉진한다. 비타민 B₂는 그것을 제거하는 효소를 도와 노화를 억제하고 동맥경화를 비롯한 생활습관병의 예방에도 공헌한다.

운동이나 음주를 즐기는 사람은 많이 섭취한다

비타민 B₂는 에너지가 필요한 사람일수록 수요가 많아져 부족해지기 쉽다. 격한 운동을 하는 사람, 당질이나 알코올류의 섭취량이 많은 사람은 비타민 B₂도 많이 섭취해야 한다.

부족해지면 피부가 거칠어지고 머리카락이 퍼석퍼석해지며 구내염 등이 생긴다. 또한 눈의 점막이 약해져서 안정피로도 발생한다. 반면, 과잉섭취는 걱정하지 않아도 된다.

 시험에 나오는 어구

비타민 B₂
별칭은 리보플라빈. 황색 색소를 가진 수용성 비타민으로 많이 섭취해도 소변으로 배출되기 때문에 과잉섭취는 걱정하지 않아도 된다.

 키워드

글루타티온환원효소
세포를 산화시키는 과산화지질을 분해하는 글루타티온이나 글루타티온과산화효소를 도와주는 효소. 비타민 B₂와 협력해 과산화지질을 분해한다.

 메모

성장 비타민
만성적으로 부족해지면 성장 발육에 저해를 초래할 수 있기 때문에 성장기 아이와 임산부는 특히 충분한 섭취가 필요하다.

비타민 B₂의 식사 섭취기준(mg/일)[※1]

연령 등	남성			여성		
	평균필요량[※2]	권장섭취량	충분섭취량	평균필요량[※2]	권장섭취량	충분섭취량
0~11(개월)	—	—	0.3~0.4	—	—	0.3~0.4
1~11(세)	0.5~1.1	0.6~1.4	—	0.5~1.1	0.5~1.3	—
12~49(세)	1.3	1.6	—	1.0~1.2	1.2~1.4	—
50~69(세)	1.2	1.5	—	1.0	1.1	—
70 이상(세)	1.1	1.3	—	0.9	1.1	—
임산부(부가량)				+0.2	+0.3	—
수유부(부가량)				+0.5	+0.6	—

※1 신체활동수준Ⅱ의 평균필요량을 참고로 산정했다.
※2 비타민 B₂의 결핍증인 구내염, 구각염, 설염 등의 피부염을 예방하는 데 충분한 최소섭취량으로 구한 수치가
　　아닌, 소변에 비타민 B₂의 배설량이 증가하기 시작한 섭취량(체내포화량)으로 산정했다.

「일본인 식사 섭취기준(2015)」
후생노동성 참고

비타민 B₂를 많이 함유한 식품

※반찬 식품은 슬로건 '마고타치와야사시이'(P.33 참조)로 분류

	식품명	1회 충분섭취량(g)	성분함유량(mg)
마 (콩, 콩가공제품)	낫토	50(1팩)	0.28
	대두(건조)	10(1큰술)	0.09
	콩가루	7(1큰술)	0.05
고			
타			
치			
와(미역, 해조류)	구운김, 조미김	3(소 10장)	0.07
야			
사 (어류패, 육류)	소간	30(1조각)	1.20
	돼지간	30(1조각)	1.08
	장어(양념구이)	100(1꼬치)	0.74
	닭간	40(1조각)	0.72
	소염통	30(1조각)	0.27
	돼지염통	30(1조각)	0.19
시			
이			

【주식】	1회 기준량(g)	성분함유량(mg)
백미	150(1공기·3단위)	0.01
현미	150(1공기·3단위)	0.03

비타민 B₂을 똑똑하게 섭취하는 방법

에너지대사에는 비타민 B₂ 외에도 비타민 B₁, 나이아신, 판토텐산, 비오틴과 같은 비타민이 관련되어 서로 협력하고 있다. 따라서 섭취할 때 같이 먹으면 효과가 상승한다. 한 가지 식품이 아닌 조리거나 볶는 등의 방법으로 한번에 다양한 재료를 먹을 수 있는 요리를 궁리해보자.

나이아신

 POINT
- 니코틴산과 니코틴아미드로 섭취하고 조효소로 기능한다.
- 체내에서는 아미노산의 트립토판에서도 생성된다.
- 3대 영양소의 에너지 생산이나 알코올 분해를 돕는다.

조효소로 500종류 이상의 효소를 서포트

나이아신은 니코틴산과 니코틴아미드의 총칭으로 니코틴산은 식물성식품을 통해, 니코틴아미드는 동물성식품을 통해 체내로 들어온다. 니코틴산은 간에서 니코틴아미드로 변환되고 체내에서 니코틴아미드로 존재한다.

그리고 니코틴아미드는 한 번 더 NAD와 NADP라는 조효소로 변환되어 3대 영양소의 에너지 생산 과정에서 여러 가지 효소를 돕는다.

나이아신의 조효소는 알코올대사에도 중요하다. 알코올은 간에서 알코올탈수소효소에 의해 아세트알데하이드로 분해된다. 이것은 두통이나 메슥거림 등 숙취의 원인이 되는 물질인데, 아세트알데하이드 탈수분해요소에 의해 무해한 아세트산으로 분해된다. 나이아신 조효소는 각 효소의 조효소의 역할을 하는 것이다.

또한 몸의 활성산소를 제거하는 효소를 도와 노화나 생활습관병을 예방하는 데도 중요하다. 나이아신을 조효소로 필요로 하는 효소는 500종류 이상이나 되고 체내에 필요한 효소의 약 20%를 차지한다고 한다.

나이아신은 트립토판에서도 생성

나이아신은 필수아미노산인 트립토판에서도 만들어진다. 나이아신의 전환율은 60분의 1로 식품에 함유된 나이아신당량은 그 전환율을 고려해서 산출된다.

평소 식생활에서는 결핍증이나 과잉증을 걱정할 필요는 없으나, 결핍증으로 알려진 질병으로는 펠라그라병이 있다.

 시험에 나오는 어구

나이아신
발견당시에는 비타민 B_2라고 불렸다. 화학명은 니코틴산. 유도체를 니코틴아미드라고 한다. 이를 총칭해 '나이아신(Niacin)'. 유해물질인 니코틴(Nicotine)과 구별하기 위해 나이아신이 되었다.

 키워드

나이아신당량
식품에 함유된 나이아신당량을 구할 때는 전환율을 고려해서 트립토판양의 60분의 1을 곱해서 산출한다.

나이아신의 식사 섭취기준(mgNE/일)[※1]

연령 등	남성				여성			
	평균필요량	권장섭취량	충분섭취량	상한섭취량[※2]	평균필요량	권장섭취량	충분섭취량	상한섭취량[※2]
0~11(개월)	—	—	2~3	—	—	—	2~3	—
1~11(세)	5~11	5~13	—	60(15)~200(45)	4~10	5~12	—	60(15)~200(45)
12~17(세)	12~14	15~16	—	250(60)~300(75)	11~12	13~14	—	250(60)~250(65)
18~69 이상(세)	12~13	14~15	—	300(80)~350(85)	9~10	11~12	—	250(65)
70 이상(세)	11	13	—	300(75)	8	10	—	250(60)
임산부(부가량)					—	—	—	—
수유부(부가량)					+3	+3	—	—

NE = 나이아신 당량 = 나이아신 + 1/60트립토판
※1 신체활동수준Ⅱ의 평균필요량을 참고로 산정했다.
※2 니코틴아미드의 mg량, ( )는 니코틴산의 mg량. 참조체중을 참고로 산정했다.

「일본인 식사 섭취기준(2015)」
후생노동성 참고

나이아신을 많이 포함한 식품

※반찬 식품은 슬로건 '마고타치와야사시이'(P.33 참조)로 분류

	식품명	1회 충분섭취량(g)	성분함유량(mg)
마			
고 (참깨, 견과류)	해바라기씨(튀긴 것)	9(1큰술)	0.6
	땅콩(볶은 것)	9(10알)	0.1
타(달걀)	달걀	60(1알)	0.1
치			
와			
야			
사 (어류패, 육류)	명란젓	60(1덩이)	29.7
	가다랑어(생)	100	19.0
	날개다랑어	75(5토막)	15.6
	돼지간	30(1조각)	4.2
	정어리(말린 것)	20(1마리)	2.7
	돼지고기 구이	15(1조각)	2.0
	가쓰오부시	5(1봉지)	1.9
시 (버섯류)	잎새버섯	30g(1/3팩)	2.7
	새송이버섯	30g(1/3팩)	2.5
이			

【주식】

	1회 기준량(g)	성분함유량(mg)
백미	150(1공기 · 3단위)	0.3
현미	150(1공기 · 3단위)	3.8

NAD의 알코올 분해작용

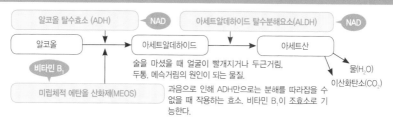

알코올 탈수효소 (ADH) → NAD   아세트알데하이드 탈수분해요소(ALDH) → NAD

알코올 → 아세트알데하이드 → 아세트산 → 물(H_2O) / 이산화탄소(CO_2)

비타민 B_1

미립체적 에탄올 산화제(MEOS)

술을 마셨을 때 얼굴이 빨개지거나 두근거림, 두통, 메슥거림의 원인이 되는 물질.

과음으로 인해 ADH만으로는 분해를 따라잡을 수 없을 때 작용하는 효소. 비타민 B_1이 조효소로 기능한다.

비타민

비타민 B₆

 POINT
- 단백질의 분해와 합성, 에너지대사에 조효소로 필요하다.
- 신경전달물질의 합성에도 관여한다.
- 장내세균에서도 합성된다.

단백질대사에 중요한 조효소

음식물에 함유된 단백질은 아미노산으로 분해된 후에 피부나 근육 등 인체의 여러 조직을 만들기 위해 합성된다. 비타민 B₆는 그 분해와 합성에 관여하는 효소를 도와주는 조효소로 매우 중요하다. 아미노산에서 에너지를 만드는 과정에도 사용되어 단백질을 많이 섭취하는 사람일수록 비타민 B₆가 필요하다.

아미노산으로 도파민이나, 아드레날린, 세로토닌, GABA 등 신경전달물질도 합성되기 때문에 비타민 B₆가 부족해지면 자율신경과 호르몬의 균형이 무너져 이상증세가 나타날 수 있다. 또한 GABA에는 신경세포의 흥분을 억제하는 기능이 있어 비타민 B₆가 부족해지면 중추신경이 과도하게 흥분해서 경련을 일으키기도 한다.

여성의 경우에는 생리 전 배란기에 에스트로겐이라는 호르몬에 의해 아미노산대사가 촉진되어 혈중 비타민 B₆가 현저하게 저하된다. 생리 전에 초조하고 나른하거나 식욕부진을 느끼는 이유도 비타민 B₆의 부족이 원인이라고 한다.

비타민 B₆의 결핍증과 과잉증

비타민 B₆는 장내세균에서 합성되기 때문에 보통 부족해질 일이 없다고 한다. 그러나 항생물질을 장기간 복용하는 사람이나 생리 전 여성은 부족해지기도 한다. 부족해지면 피부염이나 구내염, 빈혈, 식욕부진 외에도 신경계에 이상이 발생하기 쉬워진다. 과잉섭취는 걱정할 필요가 없다.

 시험에 나오는 어구

비타민 B₆
별칭은 피리독신. 피부염을 예방하는 물질로 발견되었다. 단백질대사에 중요하기 때문에 식사섭취기준의 권장섭취량은 단백질 기준으로 산출된다.

 키워드

장내세균
비타민 B₆ 외에 비타민 K, 비타민 B₁, B₂, B₁₂, 엽산, 판토텐산, 비오틴 등도 합성할 수 있다.

메모

배란기의 신체 컨디션 저하
대부분의 여성은 배란기인 약 3~10일 동안 여러 가지 정신적·신체적 컨디션 저하를 실감한다. 이것을 생리전증후군(PMS)이라고 하는데, 비타민 B₆를 투여했더니 증상이 완화되었다는 연구 보고가 있다.

비타민 B6의 식사 섭취기준(mg/일)(※1)

연령 등	남성				여성			
	평균필요량	권장섭취량	충분섭취량	상한섭취량※2	평균필요량	권장섭취량	충분섭취량	상한섭취량※2
0～11(개월)	—	—	0.2～0.3	—	—	—	0.2～0.3	—
1～11(세)	0.4～1.0	0.5～1.2	—	10～30	0.4～1.0	0.5～1.2	—	10～30
12～49(세)	1.2	1.4～1.5	—	40～60	1.0～1.1	1.2～1.3	—	40～45
50 이상(세)	1.2	1.4	—	50～55	1.0	1.2	—	40～45
임산부(부가량)					+0.2	+0.2	—	—
수유부(부가량)					+0.3	+0.3	—	—

※1 단백질 식사 섭취기준의 권장섭취량을 참고해서 산정했다(임산부, 수유부의 부가량은 제외).
※2 섭취비타민 B6의 양이 아닌 피리독신의 양이다.

「일본인 식사 섭취기준(2015)」
후생노동성 참고

5장
비타민의 종류와 기능

비타민 B6를 많이 함유한 식품

※반찬 식품은 슬로건 '마고타치와야사시이'(P.33 참조)로 분류

	식품명	1회 충분섭취량(g)	성분함유량(mg)
마(콩, 콩가공제품)	콩가루	7(1큰술)	0.04
고 (참깨, 견과류)	해바라기씨(튀긴 것)	9(1큰술)	0.11
	피스타치오(볶은 것)	8(10알)	0.05
타			
치			
와(미역, 해조류)	구운김, 조미김	3(소 10장)	0.07
야(채소, 과일)	마늘	6(1알)	0.09
사 (어류패, 육류)	소간	40(1조각)	0.36
	가다랑어(생)	100	0.76
	날개다랑어	75(5토막)	0.7
	사슴고기(살코기)	100	0.54
	연어(생)	80(1토막)	0.51
	저민 닭고기	50	0.34
	돼지간	30(1조각)	0.17
시			
이(감자류)	감자튀김	43(5조각)	0.15

【주식】

	1회 기준량(g)	성분함유량(mg)
백미	150(1공기 · 3단위)	0.03
현미	150(1공기 · 3단위)	0.27

비타민 B6을 똑똑하게 섭취하는 방법

비타민 B6는 고기나 생선 등 동물성식품 외에 콩류나 채소와 같은 식물성식품에도 함유되어 있다. 체내 이용효율이라는 점에서는 동물성식품부터 섭취하도록 한다. 또한 비타민 B6가 체내에서 조효소로 변환하기 위해서는 비타민 B2가 필요하다. 비타민 B6가 부족해지지 않기 위해서는 B2를 같이 섭취한다.

비타민 B₁₂

POINT
- 조효소로 단백질 합성이나 에너지생산을 돕는다.
- 세포분열에 필요한 핵산을 합성해서 조절작용을 돕는다.
- 중추신경의 기능 유지와 개선에 작용한다.

동물성에 많이 함유되어 체내에서 조효소로

비타민 B₁₂는 구성성분 1개에 무기질인 코발트를 가지고 있어서 코발라민이라고도 한다. 간이나 어패류 등 동물성식품에 많지만, 식물성식품에는 거의 없다.

비타민 B₁₂는 체내에서 아데노실코발라민과 메틸코발라민으로 변환되어 조효소로 기능한다.

조효소의 기능과 결핍증

조효소는 엽산과 더불어 아미노산대사에 관여하고 단백질 합성과 에너지생산을 돕는다. 또한 비타민 B₁₂와 엽산은 핵산의 합성에도 관여한다. 핵산은 세포분열에 꼭 필요한 성분으로 적혈구를 합성해서 척수나 위장의 점막 등의 조직 생성을 돕는다. 적혈구는 언제나 골수에서 만들어지기 때문에 비타민 B₁₂ 또는 엽산이 부족해지면 적혈구의 생산이 정체되어 악성빈혈(거대적혈모구빈혈) 발병의 원인이 된다.

또한 비타민 B₁₂에는 뇌와 척수로 이루어진 중추신경의 기능을 정상적으로 유지하면서 개선하는 기능도 있다. 비타민 B₁₂를 투여해서 수면장애가 개선되었다는 증례도 있다.

결핍은 극단적으로 편식이 심한 경우가 아니라면 발생하기 어렵지만, 고령자나 위를 절개한 사람은 비타민 B₁₂의 흡수가 원활하지 않으므로 주의가 필요하다. 악성빈혈인 경우에는 전신피로, 현기증, 두근거림, 식욕부진의 증상이 나타난다.

과잉섭취의 염려는 거의 없다.

비타민 B₁₂
별칭은 코발라민. 빈혈치료 연구를 하던 중에 발견되었다. 분자 속에 미량의 코발트를 함유하고 있다. 코발트는 비타민 B₁₂와 함께 간에 축적되어 다양한 효소 활성에 작용한다.

아데노실코발라민
메틸코발라민
비타민 B₁₂의 조효소. 비타민 B₁₂를 섭취하면 위 속에서 당단백질(내인자)과 결합해서 소장으로 흡수. 간으로 운반되어 조효소로 변환된다.

악성빈혈
(거대적혈모구빈혈)
예전에는 원인불명으로 치료법이 없어서 사망에 이르는 병이라고 두려워했다. 현재는 비타민 B₁₂ 또는 엽산 투여 등으로 치료가 가능해졌다.

비타민 B₁₂의 식사 섭취기준(㎍/일)

연령 등	남성			여성		
	평균필요량	권장섭취량	충분섭취량	평균필요량	권장섭취량	충분섭취량
0~11(개월)	—	—	0.4~0.5	—	—	0.4~0.5
1~11(세)	0.7~1.5	0.9	—	0.7~1.5	0.9~1.8	—
12~49(세)	1.9~2.1	2.3~2.5	—	1.9~2.1	2.3~2.5	—
50 이상(세)	2.0	2.4	—	2.0	2.4	—
임산부(부가량)				+0.3	+0.4	—
수유부(부가량)				+0.7	+0.8	—

「일본인 식사 섭취기준(2015)」 후생노동성 참고

비타민 B₁₂를 많이 함유한 식품

※반찬 식품은 슬로건 '마고타치와야사시이'(P.33 참조)로 분류

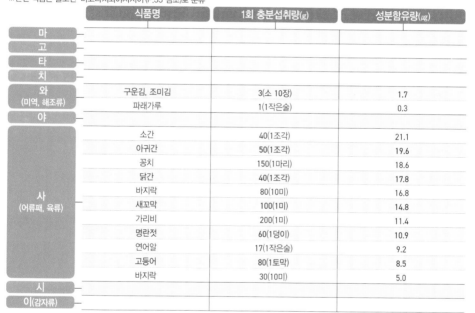

	식품명	1회 충분섭취량(g)	성분함유량(㎍)
마			
고			
타			
치			
와 (미역, 해조류)	구운김, 조미김	3(소 10장)	1.7
	파래가루	1(1작은술)	0.3
야			
사 (어류패, 육류)	소간	40(1조각)	21.1
	아귀간	50(1조각)	19.6
	꽁치	150(1마리)	18.6
	닭간	40(1조각)	17.8
	바지락	80(10미)	16.8
	새꼬막	100(1미)	14.8
	가리비	200(1미)	11.4
	명란젓	60(1덩이)	10.9
	연어알	17(1작은술)	9.2
	고등어	80(1토막)	8.5
	바지락	30(10미)	5.0
시			
이(감자류)			

【주식】	1회 기준량(g)	성분함유량(㎍)
백미	150(1공기 · 3단위)	0
현미	150(1공기 · 3단위)	0

비타민 B₁₂를 똑똑하게 섭취하는 방법

비타민 B₁₂는 동물성식품에 많이 함유되어 있어서 채식주의자는 결핍증이 될 위험성이 높다고 한다. 식물성 중에도 파래김이나 김에는 비교적 많이 함유되어 있다. 또한 소량이지만 대두발효식품에도 들어 있으니 가능한 섭취하도록 하자. 악성빈혈 예방에는 엽산을 함유한 식품도 같이 먹으면 효과적이다.

비타민 **엽산**

POINT
- 비타민 B$_{12}$와 더불어 적혈구 형성에 중요하다.
- 아미노산대사에 관여하고 동맥경화를 예방한다.
- 임신초기의 임산부는 특히 엽산 결핍에 주의한다.

비타민 B$_{12}$와 조혈작용을 돕는다

엽산은 대부분의 채소와 해조류 등의 식물성식품과 동물성식품 중에는 간에 많이 함유된 비타민 B군의 무리이다. 체내에서 테트라히드로폴산으로 변환되어 조효소로 기능한다.

엽산은 '조혈 비타민'이라고 불리며 비타민 B$_{12}$와 함께 적혈구 형성에 관여한다. 둘 다 부족해지면 악성빈혈(거대적혈모구빈혈)이 발병할 위험성이 높아진다. 또한 엽산은 비타민 B$_{12}$와 필수아미노산 메티오닌이 함황아미노산인 호모시스테인으로 변환되어 다시 메티오닌으로 합성되는 과정에도 필요하다. 부족해지면 메티오닌의 합성이 진행되지 못하고 혈관 내에 호모시스테인이 증가하면 동맥경화나 동맥혈전의 원인이 된다.

엽산의 결핍증과 과잉증

엽산은 부족해지면 구내염이나 위궤양이 되기 쉽다. 특히 주의가 필요한 경우는 임신 초기의 여성이다. 엽산은 핵산의 합성에 꼭 필요한 성분으로 핵산이 만들어지는 DNA의 유전자 정보에 따라 세포의 분열과 증식을 돕는다. 특히 임신초기에는 세포가 분열을 반복하면서 태아가 성장하는 데 중요한 시기로 엽산의 필요량이 증가한다. 부족해지면 태아의 신경관 폐쇄 장애라는 선천성 장애가 생길 위험성이 높아지기 때문에 후생노동성에서는 가임기 여성에게는 식사만이 아닌 다른 방법을 통해서도 엽산을 섭취하도록 권장하고 있다.

과잉증은 평소 식사로는 문제가 없다. 그러나 건강보조식품 등을 대량으로 섭취한 경우에는 발열이나 두드러기 등 엽산 과민증이 발병할 수 있다.

 시험에 나오는 어구

엽산
별칭은 프테로일글루탐산. 악성빈혈 예방인자를 연구하던 중에 발견되었다. 1941년에 시금치에도 예방인자가 있다는 사실이 발견되어 '엽산'이라는 이름이 붙었다.

 키워드

엽산 결핍증
임신한 경우를 제외하면 평소 균형 잡힌 식생활로 걱정할 필요가 없지만, 자주 과음을 하는 사람이나 피임약을 복용 중인 사람은 엽산의 흡수가 원활하지 않으니 주의해야 한다.

 메모

신경관 폐쇄 장애
태아의 발육부진으로 뇌나 척추에 이상이 생기는 병. 임신초기에 엽산이 부족해지면 발병할 위험성이 높아진다. 이런 위험성을 낮추기 위해서 후생노동성이 2000년에 가임기 여성에게 1일 400μg의 엽산을 건강보조식품으로 섭취하도록 통지했다.

엽산의 식사 섭취기준(㎍/일)[※1]

연령 등	남성				여성			
	평균필요량	권장섭취량	충분섭취량	상한섭취량[※2]	평균필요량	권장섭취량	충분섭취량	상한섭취량[※2]
0~11(개월)	—	—	40~60	—	—	—	40~60	—
1~11(세)	70~150	90~180	—	200~700	70~150	90~180	—	200~700
12~49(세)	190~200	230~240	—	900~1000	190~200	230~240	—	900~1000
50 이상(세)	200	240	—	900~1000	200	240	—	900~1000
임산부(부가량)					+200	+240	—	—
수유부(부가량)					+80	+100	—	—

※1 임신을 계획하고 있는 여성, 또는 가임기 여성은 신경관 폐쇄 장애의 위험성을 줄이기 위해
서 부가적으로 400㎍/1일 프테로일글루탐산의 섭취가 권장된다.
※2 건강보조식품이나 건강식품에 함유된 프테로일글루탐산의 양

「일본인 식사 섭취기준(2015)」
후생노동성 참고

엽산을 많이 함유한 식품

※반찬 식품은 슬로건 '마고타치와야사이'(P.33 참조)로 분류

	식품명	1회 충분섭취량(g)	성분함유량(㎍)
마 (콩, 콩가공제품)	낫토	50(1팩)	60
	병아리콩(삶은 것)	14(1큰술)	15
고(참깨, 견과류)	해바라기씨(튀긴 것)	9(1큰술)	25
타(달걀)	난황	18(1개 분량)	25
치			
와 (미역, 해조류)	돌김	10(1장)	150
	구운김	3(소 10장)	57
야 (채소, 과일)	케일	200(1장)	233
	브로콜리	100(5송이)	210
	아스파라거스(삶은 것)	100(5줄)	170
	방울양배추	50(5개)	110
사 (어류패, 육류)	닭간	40(1조각)	520
	소간	40(1조각)	1000
	돼지간	30(1조각)	800
시			
이			

【주식】

	1회 기준량(g)	성분함유량(㎍)
백미	150(1공기 · 3단위)	4
현미	150(1공기 · 3단위)	13

메티오닌 대사와 엽산

메티오닌대사는 간에서 이루어진다.

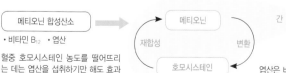

메티오닌 합성산소
• 비타민 B₁₂ • 엽산

혈중 호모시스테인 농도를 떨어뜨리
는 데는 엽산을 섭취하기만 해도 효과
가 있지만, 비타민 B₆나 비타민 B₁₂와
같이 섭취하면 효과가 더욱 상승한다.

엽산은 비타민 B₁₂와 함께 호모시스테인이
메티오닌으로 재합성되는 것을 돕는다.

비오틴

- 조효소로 당의 리사이클을 원활하게 한다.
- 아미노산대사를 돕고, 피부나 머리카락 등 인체 조직의 건강을 유지한다.
- 유아기에는 비오틴이 부족해지기 쉽기 때문에 주의가 필요하다.

비오틴은 피로나 근육통증 예방에 관여

비오틴은 음식으로 섭취할 수 있고 장내세균에서도 합성된다. 체내에서는 카복실라아제라는 효소의 조효소로 당질의 리사이클(당신생)이나 아미노산대사를 돕는다. 당질 리사이클(당신생)은 글루코스(포도당)에서 에너지를 만들어 낼 때 생기는 젖산을 간에서 글루코스(포도당)로 재합성하는 구조이다. 비오틴은 이 재합성 과정에서 조효소의 역할을 하는데 부족해지면 젖산대사가 진행되지 않아 피로나 근육통이 생기기 쉬워진다.

비오틴 결핍증과 과잉증

아미노산대사는 피부나 점막, 모발 등을 건강하게 유지하는 데 꼭 필요한 화학물질로 비오틴이 부족해지면 대사가 정체되어 피부가 거칠어지거나 구내염, 탈모 등의 증상이 나타난다. 유아기에 생기는 아토피성 피부염의 발생원인 중 하나로 비오틴 결핍이라고 한다. 유아기에는 장내에서 합성되는 비오틴양이 적고 흡수율이 낮아서 비오틴이 치료에 사용된다.

비오틴은 균형 잡힌 식생활을 한다면 결핍증을 걱정하지 않아도 된다. 그러나 달걀흰자에는 아비딘이라는 단백질이 함유되어 있는데, 이것이 장내에서 비오틴과 결합해서 비오틴의 흡수를 방해한다. 그 결과 비오틴이 부족해져 피부염 증상이 나타난다. 이것을 난백장애라고 하는데, 날달걀을 지나치게 먹으면 발병하므로 주의하자. 과잉증에 관한 연구 보고는 거의 없다.

 시험에 나오는 어구

비오틴
1931년에 피부염을 예방하는 인자로 발견되어 비타민 H로 명명되었다. 이후에 발견된 비오틴과 동일 물질이라는 사실이 판명되어 화학명은 비오틴이 되었다. 피부나 점막의 건강을 지키는 기능이 주목을 받고 있다.

 키워드

카복실라아제
비오틴을 조효소로 삼는 효소에는 당대사에 관여하는 피루브산 카복실라아제 등 주로 4종류가 있다. 그것을 총칭해서 비오틴 효소군이라고도 한다.

 메모

난백장애
달걀흰자에 함유된 아비딘은 비오틴과의 결합성이 높아서 흡수를 저해하지만, 가열하면 변성되어 결합할 수 없는 상태가 되기 때문에 비오틴 결핍을 예방할 수 있다.

비오틴의 식사 섭취기준(㎍/일)

연령 등	남성	여성
	충분섭취량	충분섭취량
0~11(개월)	4~10	4~10
1~11(세)	20~35	20~35
12~49(세)	50	50
50~70 이상(세)	50	50
임산부		50
수유부		50

「일본인 식사 섭취기준(2015)」 후생노동성 참고

비오틴을 많이 함유한 식품

※반찬 식품은 슬로건 '마고타치와야사이'(P.33 참조)로 분류

	식품명	1회 충분섭취량(g)	성분함유량(㎍)
마(콩, 콩가공제품)	낫토	50(1팩)	9.1
고 (참깨, 견과류)	아몬드(튀긴 것)	14(10알)	9
	해바라기씨(튀긴 것)	9(1큰술)	8
	버터땅콩	8(10알)	7.6
타(달걀)	달걀	60(1개)	15
치			
와(미역, 해조류)	구운김	3(소 10장)	1.4
야(채소, 과일)			
사 (어류패, 육류)	닭간	40(1조각)	93
	소간	40(1조각)	30
	돼지간	30(1조각)	24
	참가자미	100(1토막)	24
	바지락	80(10미)	18
	명란젓	60(1덩이)	11
시			
이			

【주식】	1회 기준량(g)	성분함유량(㎍)
백미	150(1공기 · 3단위)	0.6
현미	150(1공기 · 3단위)	3.3

당의 리사이클(당신생)과 비오틴

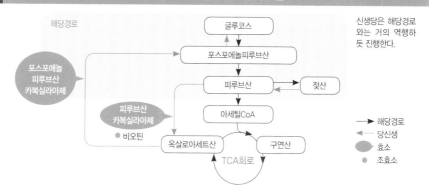

신생당은 해당경로와는 거의 역행하듯 진행한다.

해당경로

글루코스

포스포에놀피루브산

포스포에놀피루브산카복실라아제

피루브산 → 젖산

피루브산카복실라아제

● 비오틴

아세틸CoA

옥살로아세트산 / 구연산

TCA회로

→ 해당경로
← 당신생
⬤ 효소
● 조효소

판토텐산

POINT

- 체내에서 조효소인 코엔자임(CoA)의 구성성분으로 기능한다.
- 비타민 C의 기능을 도와주고 피부의 건강을 유지한다.
- 부신피질호르몬 합성에도 관여하여 스트레스 저항력을 높인다.

140개 이상의 효소의 조효소로

판토텐산은 다양한 식품에 함유되어 체내에서 흡수되기 쉬운 비타민이다. 조효소인 코엔자임A(CoA)의 구성성분으로 체내에 넓게 존재하고 140개 이상이나 되는 효소의 조효소로 기능한다.

3대 영양소의 에너지대사에도 중요하고 당질대사에서는 피루브산이 아세틸CoA로 변환될 때 피루브산탈수소효소의 조효소가 된다. 또한 지질대사에서는 지방산이 아실CoA로 변환될 때 효소의 구성 성질로 대사를 돕는다.

그리고 판토텐산은 콜라겐 생성에 중요한 비타민 C의 기능을 도와서 신진대사를 높여 피부를 건강하게 유지한다. 판테놀이라는 이름으로 피부의 염증이나 화상을 치료하는 약으로도 사용된다. 판테놀은 판토텐산의 전구체로 체내에서 판토텐산으로 변하는 성분이다.

판토텐산의 결핍증과 과잉증

판토텐산은 부신피질호르몬의 합성에도 관여해서 스트레스에 대한 저항력을 높인다. 그래서 부족해지면 초조함이나 권태감 등의 증상이 나타날 수 있다. 그러나 판토텐산은 다양한 식품에 함유되어 장내에서도 합성되기 때문에 평소 의식해서 균형 잡힌 식생활을 실천하면 결핍증은 걱정할 필요가 없다. 또한 수용성 비타민이라서 필요 이상의 양은 소변으로 배출된다. 과잉섭취로 인한 건강피해는 보고된 바 없다.

 시험에 나오는 어구

판토텐산
판토텐산은 그리스어로 '모든 곳'이라는 의미이다. 이름대로 다양한 식품에 함유되어 있다. 장내세균에서도 합성된다. 예전에는 비타민 B$_5$라고 불렸다.

🔒 **키워드**

코엔자임A(CoA)
조효소 A라고도 불린다. 판토텐산을 구성성분으로 한 조효소. 당질이나 지질대사에 관여한다. 대부분 체내에서 아세틸CoA나 아실CoA로 존재한다.

부신피질호르몬
부신피질에서 분비된 호르몬의 총칭. 면역반응, 혈당치의 상승이나 수분, 무기질대사 등 다양한 생리작용에 관여한다.

판토텐산의 식사 섭취기준(mg/일)

연령 등	남성	여성
	충분섭취량	충분섭취량
0~11(개월)	3~4	3~4
1~11(세)	3~6	3~6
12~49(세)	5~7	4~6
50 이상(세)	5	5
임산부		5
수유부		5

「일본인 식사 섭취기준(2015)」후생노동성 참고

판토텐산을 많이 함유한 식품

※반찬 식품은 슬로건 '마고타치와야사시이'(P.33 참조)로 분류

	식품명	1회 충분섭취량(g)	성분함유량(mg)
마 (콩, 콩가공제품)	히키와리 낫토	50(1팩)	2.14
	낫토	25(10알)	0.39
고(참깨, 견과류)	땅콩(볶은 것)	9(10알)	8
타(달걀)	난황	18(1개 분량)	0.78
치(우유, 유제품)	우유	210(1컵)	1.13
와			
야			
사 (어류패, 육류)	닭간	40(1조각)	4.4
	알밴 가자미	130(1토막)	3.1
	소간	40(1조각)	2.56
	돼지간	30(1조각)	2.16
	명란젓	60(1덩이)	2.21
	장어 양념구이	100(1꼬치)	1.29
시(버섯류)	표고버섯(말린 것)	8(2송이)	0.48
이			

【주식】	1회 기준량(g)	성분함유량(mg)
백미	150(1공기 · 3단위)	0.33
현미	150(1공기 · 3단위)	0.85

에너지대사와 판토텐산

당질대사에서는 피루브산탈수소효소인 조효소CoA의 성분으로, 지질대사에서는 효소의 성분으로 CoA와 함께 포함된다.

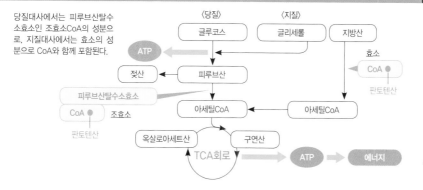

127

비타민 C

POINT
- ●혈액 속을 순환하면서 체내 조직을 활성산소로부터 지키는 역할을 한다.
- ●콜라겐 합성에 꼭 필요하고 피부, 점막, 뼈의 건강을 지킨다.
- ●부신피질호르몬의 합성을 도와 스트레스 반응을 억제한다.

항산화작용으로 노화나 질병을 예방

비타민 C는 소장에서 흡수되면 혈액 속에서 <u>아스코르브산</u>으로 존재하면서 전신의 각 조직을 순환한다.

강한 항산화작용이 특징으로 산화한 물질에서 산소를 제거하는(산화환원) 기능을 한다. 산소는 인체에 없어서는 안 될 존재이지만, 자외선이나 스트레스로 인해 활성산소(프리라디칼)로 변하면 몸속 세포를 산화시켜 노화나 다양한 질병을 유발하는 원인이 된다. 기미, 주름, 동맥경화, 암 등도 산화작용의 나쁜 영향이다. 비타민 C는 항산화작용으로 이러한 영향을 막아준다.

비타민 C는 콜라겐 합성에도 중요하다. 콜라겐은 신체 단백질의 약 30%를 차지하고 피부나 점막, 뼈를 튼튼하게 지켜준다. 그래서 미용에는 항산화작용과 더불어 비타민 C가 꼭 필요하다는 것이다.

또한 스트레스가 많으면 비타민 C의 소비량이 늘어나므로 비타민 C를 충분히 섭취할 필요가 있다.

비타민 C가 부족해지면 콜라겐의 생성이 정체되어 피부의 탄력이나 윤기가 없어지는데, 이러한 상태가 오래 지속되면 모세혈관이 약해지고 잇몸이나 피부에서 출혈하는 괴혈병이 생긴다. 또한 비타민 C에는 창자 내의 철 흡수율을 높여주는 작용도 있는데, 부족해지면 철의 흡수가 줄어 철결핍성 빈혈이 생기기 쉽다. 비타민 C는 소변으로 배출되므로 과잉증은 염려하지 않아도 된다.

 시험에 나오는 어구

비타민 C
1920년에 오렌지과즙에서 추출한 괴혈병 예방인자가 나중에 비타민 C로 명명되었다. 화학명은 아스코르브산이다.

 키워드

괴혈병
모세혈관이 약해져서 피부나 잇몸을 비롯한 신체 기관에서 출혈이 생기기 쉬운 질병이다. 대항해 시대에 선원을 죽음으로 몰고 간 병으로, 두려움의 대상이었다.

비타민 C의 식사 섭취기준(mg/일)

연령 등	남성			여성		
	평균필요량[※1]	권장섭취량	충분섭취량	평균필요량[※1]	권장섭취량	충분섭취량
0~11(개월)	—	—	40	—	—	40
1~11(세)	30~60	35~75	—	30~60	35~75	—
12~49(세)	80~85	100	—	80~85	95~100	—
50 이상(세)	85	100	—	85	100	—
임산부(부가량)				85		
수유부(부가량)				+10	+10	—
				+40	+45	—

※1 평균필요량은 괴혈병 예방이 아닌 심장혈관계의 질병예방효과 및 항산화작용 효과를 기준으로 산정

「일본인 식사 섭취기준(2015)」
후생노동성 참고

비타민 C를 많이 함유한 식품

※반찬 식품은 슬로건 '마고타치와야사이'(P.33 참조)로 분류

	식품명	1회 충분섭취량(g)	성분함유량(mg)
마			
고			
타			
치			
와(미역, 해조류)	구운김 · 조미김	3(소 10장)	6
야 (채소, 과일)	빨간 피망	130(1개)	256
	아세로라주스(과즙 10% 함유)	200(1컵)	200
	케일	200(1장)	157
	여주	125(1/2개)	81
	감	125(1/2개)	80
	키위	100(1개)	59
	방울양배추(삶은 것)	50(5개)	55
	브로콜리(삶은 것)	100(5송이)	54
	딸기	75(중 5개)	45
	라임과즙	35(1개 분량)	10
사(어류패, 육류)	명란젓	60(1덩이)	46
시			
이			

【주식】	1회 기준량(g)	성분함유량(mg)
백미	150(1공기 · 3단위)	0
현미	150(1공기 · 3단위)	0

비타민 C를 똑똑하게 섭취하는 방법

비타민 C는 녹황색채소와 과일에 많다. 물에 잘 녹고 빛이나 열에 약한 성질이라서 신선할 때 빨리 물에 씻어서 생으로 먹어야 손실을 줄일 수 있다. 익혔을 때는 국물도 같이 먹으면 물에 녹아 있는 영양분도 섭취할 수 있다. 또한 항산화력이 높은 비타민 E를 함유한 식품과 같이 조리하면 상승효과로 항산화력이 더 높아진다.

식육(食育)*¹은
책상머리 공부보다 체험을

식육의 필요성은 1900년대 말 즈음부터 아이들이 혼자 식사하는 고식(孤食)이 문제가 되면서, 핫토리영양전문학교(服部栄養専門学校) 교장인 핫토리 유키오(服部幸應) 씨가 6가지의 '고식(ㄱ食)*² 문제점을 지적하면서 주목을 받았다. 6개의 '고식'이란 혼자서 외롭게 먹는 '고식(孤食)', 가족이 제각각 다른 것을 먹는 '개식(個食)', 한 가지 음식만 먹는 '고식(固食)', 입이 짧은 '소식(小食)', 고단백과 고지방 빵 중심의 서양식인 '분식(粉食)', 염분 등 짠맛을 즐기는 '농식(濃食)'을 의미한다.

이후 국가적으로 식육에 대한 검토가 이루어져 2005년에 식육기본법이 성립하였다. 2007년에는 식육추진기본계획에 따라 전국 2,000명 정도의 영양교사가 채용되었고, 2008년에는 학교급식법으로 지역에서 생산하는 생산물을 활용하는 법이 정해졌다.

이를 토대로 각 지역과 학교에서는 여러 가지 시도가 이루어졌다. 그중에서도 성과를 올리는 것이 음식이나 채소 만들기 체험이다. 아이들 스스로 균형 잡힌 식단을 짜고 조리하는 과정을 통해 가족과 함께 먹거리에 대해 생각하는 계기가 되어 음식에 관심이 생기면서 급식을 먹지 않거나 남기는 비율이 줄어드는 등 구체적인 성과가 보고되고 있다. 또한 쌀이나 채소 키우기 체험은 쌀이나 채소를 키우는 어려움, 농작물의 성장을 지켜보며 수확하는 즐거움을 체험하면서 식재료에 관심이 생기고, 싫어하는 음식을 극복하는 것은 물론 채소요리를 먹는 기회도 늘어나는 등 건강에도 좋은 결과로 이어지고 있다.

식육에는 책상머리 공부보다 직접 체험하는 편이 효과적이고, 학교만이 아니라 보호자나 지역사회도 더불어 같이 고민하는 것이 중요하다.

---

*1 1800년대 말에 만들어진 조어로 1903년에 소설 『식도락』에서 여러 교육 중에서도 특히 식생활 교육의 중요성을 강조하면서 관심을 끌었다. 이후 식생활 개선 운동에 중요 개념으로 언급되었고, 2005년에는 '식육기본법'이 성립되면서 '식육'이 교육의 중요한 부분을 차지하고 있다. - 역주
*2 6가지 고식(ㄱ食)의 '고(ㄱ)'는 6가지 식사 방법을 나타낸 단어의 첫 글자만 딴 것이다. - 역주

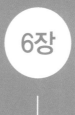

6장

무기질과
기타 영양소의 기능

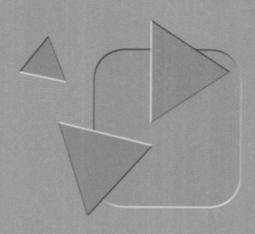

※이 책에서 제5장, 제6장에 게재한 성분함유량은 「일본 식품 표준성분표 2015 (제7차 개정)」을 기준으로 각 식품의 기준을 1회 분량 100g의 비율로 산출했다. 예를 들면, 비타민 E인 '아귀간'(P.109)의 경우, 1회 분량 기준을 50g으로 하면, 100g에 대한 비율은 50÷100＝0.5가 된다. 비타민 E의 가식부 100g당 수치는 13.8mg이고, 0.5를 곱해서 산출한 성분함유량은 6.9였다.

칼슘

POINT

- 칼슘의 99%는 뼈와 치아에, 1%는 혈액이나 체액에 존재한다.
- 뼈는 매일 다시 생성되면서 생명유지에 필요한 칼슘을 공급한다.
- 일본인에게 부족한 영양소 중 하나로 효율적으로 섭취할 필요가 있다.

튼튼한 뼈와 치아를 만들고, 생명 유지에도 불가결

시험에 나오는 어구

칼슘은 무기질 중에서는 체내에 가장 많이 함유되어 있고, 성인의 경우 약 1kg의 무게이다. 그중에서 99%는 뼈와 치아 등 단단한 조직으로, 남은 1%는 혈액이나 체액에 존재한다. 뼈에는 뼈를 만드는 조골세포와 뼈를 파괴하는 파골세포가 있고, 뼈는 매일 조금씩 재생된다. 뼈는 오래되면 탄력을 잃어 약해지기 때문에 재생되면서 탄력과 단단함을 유지하는 것이다. 또한 칼슘은 혈액의 응고작용이나 심장 등 근육의 수축, 효소의 활성화 등 생명유지에도 중요하다. 그래서 혈중 칼슘 농도는 항상 일정하게 유지되다가 칼슘이 필요해지면 뼈에서 용해되어 나오고 남으면 뼈에 저장된다. 따라서 뼈는 재생이 필요한 것이다.

칼슘이 부족해지면 힘들게 뼈에 저장해둔 칼슘이 계속 사용될 수밖에 없다. 그 상태가 계속되면 골량이 감소해서 골연화증이나 골다공증을 일으키게 된다. 또한 칼슘은 천연신경안정제라고 불릴 정도로 불안이나 초조를 억제하는 효과가 있어서 부족해지면 정신이 불안정해지기 쉽다.

칼슘은 일본인에게 부족한 영양소 중 하나이다. 칼슘 흡수를 방해하는 인이 많이 들어 있는 가공식품이나 과자는 되도록 피하고, 칼슘 흡수율이 높은 유제품 등을 많이 먹도록 한다. 또한 마그네슘은 뼈 재생에 중요하다. 따라서 튼튼한 뼈를 만들기 위해서는 칼슘과 마그네슘을 2:1~3:1 비율로 섭취하면 효과적이다.

조골세포
뼈를 만드는 세포로 뼈 조직 표면에 존재한다. 뼈의 토대가 되는 콜라겐과 같은 단백질을 분비하고 거기에 혈액에서 운반된 칼슘을 부착해서 새로운 뼈가 만들어진다.

파골세포
오래된 뼈의 칼슘이나 콜라겐을 효소로 녹여서 혈액으로 돌려보낸다. 호르몬 균형이 무너지면 필요 이상으로 칼슘을 녹이는 경우도 있다.

키워드

골다공증
골량이 줄어서 뼈가 약해져 골절되는 병. 여성은 폐경으로 칼슘 흡수율을 높여주던 에스트로겐이 감소해서 골다공증에 걸리기 쉬워진다.

칼슘의 식사 섭취기준(mg/일)

연령 등	남성				여성			
	평균필요량	권장섭취량	충분섭취량	상한섭취량	평균필요량	권장섭취량	충분섭취량	상한섭취량
0~11(개월)	—	—	200 ~250	—	—	—	200 ~250	—
1~11(세)	350 ~600	450	—	—	350~600	400 ~750	—	—
12~49(세)	550~850	650~1000	—	2500	550~700	800	—	2500
50 이상(세)	600	700	—	2500	550	650~800	—	2500
임산부					—	—	—	—
수유부					—	—	—	—

「일본인 식사 섭취기준(2015)」 후생노동성 참고

칼슘을 많이 함유한 식품

※반찬 식품은 슬로건 '마고타치와야사시이'(P.33 참조)로 분류

	식품명	1회 충분섭취량(g)	성분함유량(mg)
마(콩, 콩가공제품)	완두콩(소금볶음)	12(1큰술)	156
	유부	15(1/2장)	45
고(참깨, 견과류)	참깨(볶은 것)	6(1큰술)	72
타			
치 (치즈, 유제품)	우유	210(1컵)	227
	에담치즈	30(두께 1cm, 큐브 5cm)	198
	카망베르치즈	30(두께 1cm, 큐브 5cm)	138
와(미역, 해조류)	건톳	4(1큰술)	40
야(채소, 과일)	케일	200(1장)	427
	무청	90(1/2개 분량)	196
사 (어류패, 육류)	건새우	6(1큰술)	568
	미꾸라지	40(5마리)	440
	빙어	75(3마리)	339
	마른멸치	10(5마리)	220
	열빙어	54(3마리)	177
시			
이			

【주식】	1회 기준량(g)	성분함유량(mg)
백미	150(1공기 · 3단위)	4
현미	150(1공기 · 3단위)	9

칼슘을 똑똑하게 섭취하는 방법

　칼슘은 흡수율이 낮기 때문에 효율적으로 섭취하기 위한 궁리를 해야 한다. 흡수율은 유제품 50%, 잔생선 30%, 녹황색 채소나 해조류 약 20%이다. 어류에 많은 비타민 D는 칼슘 흡수율을 높여주고 뼈에 침착하는 것을 도와주니 어류와 유제품을 같이 섭취하게 식단을 고안해보자. 비타민 D는 1일 15분 정도 햇볕을 쬐면 피부밑에서 생성되기도 한다. 적당한 운동은 조골세포를 활성화하므로 햇빛을 받으며 운동하면 칼슘 이용의 효율성을 높인다.

인

POINT
- 인은 뼈에 중요한 성분이지만, 과잉섭취는 오히려 뼈를 약하게 한다.
- 세포막이나 핵산의 성분으로 인체 세포에 존재한다.
- 인과 칼슘의 비율은 1:1~1:2가 이상적이다.

생명 유지에 폭넓게 관여

인은 칼슘에 이어 두 번째로 체내에 많이 함유된 무기질로 성인 체중의 약 10%이다. 그중에 약 80%는 칼슘이나 마그네슘과 함께 뼈와 치아를 구성한다. 나머지 약 15%는 단백질이나 지질, 당질과 결합한 유기인산화합물과 세포막이나 핵산의 구성성분으로 혈액과 세포 내에 존재한다. 또한 에너지대사를 원활하게 하는 조효소나 해당경로, TCA회로 과정에서 생성되는 ATP의 중요한 구성성분이다.

결핍보다 과잉섭취에 주의

부족해지면 혈중 인의 농도가 감소해서 식욕부진, 체중 감소, 집중력 저하 등의 증상이 나타난다. 그러나 인은 고기나 생선, 대두와 같은 단백질에 많이 함유되어 있고, 흡수율도 높아서 부족해질 염려는 없다. 오히려 현대인의 식생활에서는 과잉섭취가 문제이다. 인은 인산염이라는 식품첨가물로 가공식품이나 인스턴트식품에 사용되어 섭취할 기회가 많기 때문이다.

인을 과잉섭취하면 뼈의 칼슘이 혈액 속에 녹기 쉬워져서 뼈의 형성을 방해한다. 인은 뼈에 꼭 필요하지만 반면에 뼈를 약하게 하는 작용도 있다. 인과 칼슘의 균형은 1:1~1:2가 적당하다고 한다. 또한, 인은 철의 흡수도 방해해서 빈혈을 일으킨다. 인의 과잉섭취가 장기간 지속되면 신장에서 인의 혈중농도를 조절하는 부갑상선호르몬(PTH)이 과다 분비되어 신부전의 위험성이 높아진다.

 키워드

부갑상선호르몬(PTH)
인을 대량으로 섭취해서 혈중농도가 높아지면 부갑상선에서 분비되어 신장의 인 재흡수를 억제. 혈중 인의 농도가 정상범위로 회복되도록 조절한다.

인산염
가공식품의 보수력과 결착력을 높여주고 식감을 좋게 해서 사용되는 식품첨가물. 햄이나 소시지, 일본 어묵인 가마보코, 중국면 제조에 사용되는 알칼리염 수용액 견수(梘水) 등에 사용된다.

인의 식사 섭취기준(mg/일)

연령 등	남성		여성	
	충분섭취량	상한섭취량	충분섭취량	상한섭취량
0~11(개월)	120~260	—	120~260	—
1~11(세)	500~1100	—	500~1000	—
12~49(세)	1000~1200	3000	800~1100	3000
50 이상(세)	1000	3000	800	3000
임산부(부가량)			800	—
수유부(부가량)			800	—

「일본인 식사 섭취기준(2015)」, 후생노동성 참고

인을 많이 함유한 식품

※반찬 식품은 슬로건 '마고타치와야사시이'(P.33 참조)로 분류

	식품명	1회 충분섭취량(g)	성분함유량(mg)
마(콩, 콩가공제품)	고야두부	30(2개)	282
고(참깨, 견과류)	캐슈넛(조미)	15(10알)	74
	아몬드(조미)	14(10알)	67
타(달걀)	달걀	60(1알)	92
치 (치즈, 유제품)	우유	210(1컵)	192
	요구르트	100(1컵)	100
	프로세스치즈	10(두께 5mm, 1장)	73
와(미역, 해조류)	구운김, 조미김	3(소 10장)	21
야			
사 (어류패, 육류)	금눈돔	80(1토막)	392
	명란젓(구이)	50(1덩이)	244
	마른멸치	10(5마리)	150
	은어(구이)	55(1마리)	110
	마른오징어	10(5조각)	100
시			
이			

【주식】

	1회 기준량(g)	성분함유량(mg)
백미	150(1공기 · 3단위)	44
현미	150(1공기 · 3단위)	169

인을 똑똑하게 섭취하는 방법

인의 지나친 섭취는 칼슘이나 철의 흡수를 방해해서 골량의 감소와 빈혈을 초래한다. 성장기 어린이나 골량이 부족해지기 쉬운 고령자, 빈혈 증세가 있는 사람은 가공식품이나 인스턴트식품을 비롯해 인이 많이 함유된 식품은 되도록 피하고 칼슘이나 철을 많이 섭취하자.

마그네슘

- 마그네슘은 효소의 활성화와 조효소로 중요한 무기질이다.
- 마그네슘과 칼슘은 뼈의 형성, 근육수축이나 신경전달에 관여한다.
- 마그네슘과 칼슘은 1:2~1:3이 이상적인 비율이다.

뼈에 저장되어 필요에 따라 이용

마그네슘은 체내에 약 20~25g 존재하는데, 그중 약 60%가 칼슘이나 인과 함께 뼈와 치아를 구성하고, 30~40%는 근육이나 뇌, 신경에 존재한다.

마그네슘은 조효소로 약 300종 이상의 효소의 활성화를 촉진하며 에너지 대사에서도 중요한 무기질이다. 뼈에서는 칼슘이 뼈에 침착하는 것을 도와준다. 그러나 혈중 마그네슘이 부족해지면 혈중농도를 일정하게 유지하려는 호르몬의 작용으로 마그네슘이 뼈에서 녹아 나온다. 게다가 호르몬은 칼슘에도 작용해서 칼슘도 용출되어 결국 골량이 줄어든다. 뼈의 건강을 유지하기 위해서는 마그네슘과 칼슘을 같이 섭취하는 것이 중요하고, 1:2~1:3이 이상적인 비율이다.

또한 두 무기질의 관계는 밀접해서 심장과 혈관의 근육수축이나 신경전달에도 깊게 관여한다. 근육세포는 칼슘이 들어오면 근육이 수축하고 마그네슘이 칼슘을 밖으로 내보낼 때는 근육이 이완된다. 이 작용으로 혈관의 민무늬근이 수축·이완하면서 혈압이 조절된다. 심근이나 기타 근육의 수축과 신경전달도 이런 작용으로 이루어진다.

마그네슘의 결핍증과 과잉증

마그네슘이 부족해지면 골다공증을 비롯해 식욕부진, 초조, 피로감, 종아리 경련, 심질환 등이 생긴다. 과잉증은 건강보조식품 등을 대량으로 섭취했을 경우에 설사 증상이 나타날 수 있으니 주의한다.

 키워드

혈관의 민무늬근
혈관의 가장 바깥쪽 외막 안쪽에 방추형으로 배열된 근육세포. 동맥계는 더욱 빽빽하면서 중막을 형성하고 있다. 여기에 칼슘이 유입되면 혈관이 수축한다.

심질환
근육의 수축작용으로 마그네슘이 부족해지면 칼슘이 세포 밖으로 나갈 수 없게 되어 점점 쌓이다가 수축을 일으킨다. 이것이 협심증이나 심근경색의 원인이 된다.

마그네슘의 식사 섭취기준(mg/일)

연령 등	남성				여성			
	평균필요량	권장섭취량	충분섭취량	상한섭취량[※1]	평균필요량	권장섭취량	충분섭취량	상한섭취량[※1]
0~11(개월)	—	—	20~60	—	—	—	20~60	—
1~11(세)	60~180	70~210	—	—	60~180	70~220	—	—
12~49(세)	250~310	290~370	—	—	230~260	270~310	—	—
50 이상(세)	270~290	320~350	—	—	220~240	270~290	—	—
임산부(부가량)						+30	+40	—
수유부(부가량)					—	—	—	—

※1 평소 식사 외 섭취량의 상한섭취량은 성인의 경우 350mg/일, 아이는 5mg/kg 체중/일로 한다.
　기타 평소 식사로 섭취하는 경우에는 상한섭취량을 설정하지 않는다.

「일본인 식사 섭취기준(2015)」
후생노동성 참고

마그네슘을 많이 함유한 식품

※반찬 식품은 슬로건 '마고타치와야사시이'(P.33 참조)로 분류

	식품명	1회 충분섭취량(g)	성분함유량(mg)
마 (콩, 콩가공제품)	낫토	50(1팩)	50
	된장	18(1큰술)	23
	유부	15(1/2장)	20
고(참깨, 견과류)	아몬드(조미)	14(10알)	38
	해바라기씨(조미)	9(1큰술)	35
타			
치			
와 (미역, 해조류)	파래	5	56
	파래가루	2(1큰술)	26
	건톳	4(1큰술)	26
야			
사 (어류패, 육류)	해삼	50(1/4토막)	64
	마른새우	6(1큰술)	42
	마른멸치	10(5마리)	23
	마른오징어	10(5조각)	17
시			
이			

【주식】	1회 기준량(g)	성분함유량(mg)
백미	150(1공기·3단위)	9
현미	150(1공기·3단위)	64

마그네슘을 똑똑하게 섭취하는 방법

알코올을 많이 섭취하거나 스트레스가 쌓이면 마그네슘 소비가 많아져서 부족해지기 쉽다. 술을 마실 때나 초조할 때는 마그네슘을 많이 함유한 메밀이나 대두, 두부와 같은 대두가공제품, 아몬드, 피스타치오 등을 섭취하도록 하자. 특히 두부나 유부와 같은 대두가공제품에는 칼슘이 풍부해서 적극적으로 추천한다.

무기질·기타

나트륨과 염소

POINT
- 식염이 체내에서 분해되면 나트륨이온과 염소이온으로 변한다.
- 나트륨과 염소는 체액의 삼투압을 일정하게 유지하는 기능을 한다.
- 나트륨은 칼륨과 협력해서 pH의 균형을 유지한다.

체액의 주성분으로 생명 활동을 유지

나트륨(Na)과 염소(Cl)는 식염(염화나트륨=NaCl)을 비롯해 식염을 사용하는 여러 가지 조미료나 식품에 함유되어 있다. 식염은 체내로 들어가면 나트륨이온(Na^+)과 염소이온(Cl^-)으로 분해되어 대부분 소장으로 흡수된다.

나트륨과 염소는 이온 상태로 세포와 세포 사이에 있는 세포간액과 혈액 속에 있는 혈장 등의 체액에 함유되어 있다. 체액의 염분농도(삼투압)는 약 0.9%로 유지되는데, 이 조절을 나트륨과 칼륨이 담당한다. 나트륨은 세포 외액에 칼륨은 세포내액에 많이 존재하며 나트륨-칼륨 펌프라 불리는 효소를 활성화시켜 삼투압을 일정하게 유지한다.

또한 나트륨과 칼륨은 체액의 pH수치를 약 7.4인 약알칼리성으로 유지하기 위해서 서로 협력하며 기능한다. 나트륨양이 많을 때는 혈액에서 신장으로 운반하고 사구체에서 여과된 후 여분의 나트륨은 소변으로 배설된다. 그 밖에도 근육의 수축이나 신경의 전달이 정상적으로 이루어지게 도와준다.

염소는 위액 염산의 주성분으로 소화효소인 펩신을 활성화해서 단백질 분해를 촉진한다.

나트륨의 결핍증과 과잉증

일본인은 예부터 소금을 많이 섭취하는 경향이 있어서 평소 식사만으로 부족해질 일은 없다. 반대로 과잉섭취하면 부종, 고혈압, 신장병에 걸리기 쉽고, 위암의 발병률이 높아지므로 짜게 먹지 않도록 주의한다.

시험에 나오는 어구

식염
식용 소금을 말한다. 소금은 나트륨(Na)과 염소(Cl)의 화합물로 염화나트륨(NaCl)이라고도 한다. 나트륨과 염소가 결합하는 비율은 항상 일정해서 식품에 함유된 나트륨양은 다음과 같은 식으로 식염상당량을 환산한다.
나트륨(mg) × 2.54 ÷ 1,000 = 식염상당량(g) 천연염(바닷물로 만들어진 것과 암염이 있다)에도 마그네슘(Mg)과 여러 가지 무기질이 함유되어 있다.

키워드

나트륨-칼륨 펌프
산소단백질로 세포막에 존재하고 세포의 삼투압을 일정하게 유지하기 위해 나트륨을 세포 밖으로 보내고, 칼륨을 세포 안으로 이동시키는 역할을 한다.

pH수치
수용액의 산성, 알카리성을 나타내는 수치. 7이 중성이고 그 이상은 알칼리성, 이하는 산성이 된다. 혈액 등의 체액은 pH7.4(±0.05)를 유지한다.

나트륨의 식사 섭취기준(㎎/일)

연령 등	남성			여성		
	평균필요량	충분섭취량	목표섭취량	평균필요량	충분섭취량	목표섭취량
0~11(개월)	—	100(0.3)~600(1.5)	—	—	100(0.3)~600(1.5)	—
1~11(세)	—	—	3.0~6.5 미만	—	—	3.5~7.0 미만
12~49(세)	—	—	8.0 미만	600(1.5)	—	7.0 미만
50 이상(세)	600(1.5)	—	8.0 미만	600(1.5)	—	7.0 미만
임산부(부가량)				—	—	—
수유부(부가량)				—	—	—

※( )는 식염상당량(g/일)

「일본인 식사 섭취기준(2015)」 후생노동성 참고

나트륨을 많이 함유한 식품

※반찬 식품은 슬로건 '마고타치와야사시이'(P.33 참조)로 분류

	식품명	1회 충분섭취량(g)	성분함유량(㎎)	식염상당량(g)
마 (콩, 콩가공제품)	고추장	18(1큰술)	918	2.3
	된장	18(1큰술)	774	2.0
고				
타				
치(치즈, 유제품)	블루치즈	40(두께 1cm, 큐브 5cm)	600	1.5
와(미역, 해조류)	자른미역	5(1봉지)	475	1.2
야 (채소, 과일)	오이(절임)	43(1/2개)	850	2.2
	갓(절임)	30(2큰술)	828	2.1
	명란젓	60(1덩이)	1080	2.8
	어육소시지	95(1개)	770	2.0
사 (어류패, 육류)	병조림성게	15(1큰술)	495	1.3
	오징어젓갈	20(1큰술)	540	1.4
	햄(장기숙성)	24(3장)	528	1.2
	자반연어	60(1토막)	432	1.1
	진미채	15(1움큼)	405	1.0
시				
이				

【주식】	1회 기준량(g)	성분함유량(㎎)
백미	150(1공기 · 3단위)	9
현미	150(1공기 · 3단위)	64

하향 조정한 식염의 목표섭취량

「일본인 식사 섭취기준 (2015)」에서는 고혈압 예방의 관점에서 2010년보다 더 목표섭취량(식염상당량)을 낮췄다. 18세 이상 남성은 9g 미만에서 8g 미만/일로, 18세 이상 여성은 7.5g 미만에서 7g 미만/일로 하향 조정했다.

칼륨

POINT

● 칼륨이온은 약 98%가 세포내액에, 약 2%가 세포외액에 존재한다.
● 세포의 삼투압이나 pH수치를 일정하게 유지하기 위해서 나트륨과 협력한다.
● 나트륨의 소변 배출을 촉진하고 혈압 상승을 억제하는 기능이 있다.

나트륨과 협력해서 체액을 일정하게 조절

칼륨은 채소와 과일에 많이 함유되어 있고, 대부분 소장에서 흡수된다. 체내에서는 칼륨이온의 형태로 약 98%가 세포내액에, 약 2%는 세포외액에 있다.

세포내외 삼투압은 거의 일정하게 유지되는데, 이 조절을 맡은 것이 칼륨이온과 나트륨이온이다. 나트륨이온은 세포외액에 많이 함유되어 있는데, 나트륨이온이 세포 내에 증가하면 나트륨-칼륨 펌프라는 효소에 의해 나트륨이온은 세포 밖으로, 칼륨이온은 세포 안으로 이동해서 균형을 유지한다.

그 밖에 칼륨과 나트륨은 체액의 pH수치를 일정하게 유지하거나 근육의 수축, 신경전달 등이 원활하게 이루어지도록 상호 협력한다.

칼륨 부족을 막기 위해서는 탈수증상에 주의

칼륨은 신장에서 나트륨의 재흡수를 억제하고 소변의 나트륨 배출을 촉진하면서 혈압 상승을 억제하는 기능이 있다. 그래서 칼륨을 적절히 섭취하면 고혈압 예방에 좋다.

칼륨은 평소 식생활로는 부족해지지 않는다. 그러나 만성적인 설사나 구토, 스포츠나 열사병 등으로 탈수증상이 생기면 결핍되면서 식욕부진, 현기증, 권태감 등이 발생할 수 있다. 과잉증은 신장에 장애가 없는 한 걱정할 필요는 없다.

시험에 나오는 어구

나트륨 재흡수
혈중 나트륨이온은 신장의 사구체로 여과되어 원뇨로 한번 배설되지만, 대부분 다시 요관으로 재흡수된다. 그때 칼륨이온이 많으면 나트륨이온의 재흡수가 방해를 받으면서 혈중 나트륨양이 줄어 혈압의 상승을 막을 수 있다.

메모

나트륨과 칼륨의 비율
체내에서는 칼륨이 조금 더 많은데, 섭취율의 이상적 비율은 칼륨:나트륨이 1~2:1이다. 칼륨의 비율이 너무 낮으면 고혈압이, 너무 높으면 심박이상이 생길 위험성이 높아진다.

칼륨의 식사 섭취기준(mg/일)

연령 등	남성		여성	
	충분섭취량	목표섭취량	충분섭취량	목표섭취량
0~11(개월)	400 ~700	—	400 ~700	—
1~11(세)	900~1900	6~11세 1800~2200 이상	800~1800	6~11세 1800~2000 이상
12~49(세)	2400~2800	2600~3000 이상	2000~ 2200	2400~2600 이상
50 이상(세)	2500	3000 이상	2000	2600 이상
임산부			2000	—
수유부			2000	—

「일본인 식사 섭취기준(2015)」, 후생노동성 참고

칼륨을 많이 함유한 식품

※반찬 식품은 슬로건 '마고타치와야사이'(P.33 참조)로 분류

	식품명	1회 충분섭취량(g)	성분함유량(mg)
마 (콩, 콩가공제품)	낫토	50(1팩)	330
	팥(삶은 것)	36(3큰술)	165
고(참깨, 견과류)	밤(삶은 것)	95(5알)	345
타			
치(치즈, 유제품)	탈지분유(스킴 밀크)	6(1큰술)	108
와(미역, 해조류)	건톳	4(1큰술)	256
야 (채소, 과일)	케일	200(1장)	815
	오이(절임)	43(1/2개)	247
	시금치(데친 것)	50(1/4단)	245
사 (어류패, 육류)	참돔	250(소 1마리)	550
	가다랑어	100	430
	황치새	100(1토막)	400
	송어	100(1토막)	400
	삼치	65(1토막)	384
	전갱이	110(1마리)	343
시			
이			

【주식】

	1회 기준량(g)	성분함유량(mg)
백미	150(1공기 · 3단위)	38
현미	150(1공기 · 3단위)	124

칼륨을 똑똑하게 섭취하는 방법

칼륨은 채소와 과일 등에 많이 함유되어 있지만, 열에 약해서 익히면 약 30%가 손실된다. 가급적 생으로 먹고, 익힐 경우에는 국물째 먹는 것이 좋다. 된장국의 경우에는 채소류의 재료를 많이 넣으면 나트륨과 칼륨을 균형 있게 섭취할 수 있다.

철

- 철은 헤모글로빈의 주성분으로 전신에 산소를 운반한다.
- 부족해지면 간이나 골수에 저장된 철이 쓰여서, 초기증상은 잘 나타나지 않는다.
- 철은 흡수율이 낮고, 헴철은 10~20%, 비헴철은 2~5% 정도이다.

월경이 있는 여성은 철 부족현상

철은 성인의 체내에 약 2~4g 함유되어 있다. 그중에서 약 65%는 적혈구 속 헤모글로빈의 주성분으로 폐로 들어온 산소를 받아 각 조직의 세포로 운반한다.

약 30%는 간, 골수, 비장에 저장되고, 출혈이나 철의 섭취 부족으로 체내에 철이 부족해질 때 이용된다. 남은 약 5%는 산소 성분으로 대사를 서포트하거나 근육세포에 함유된 산소를 운반하고 저장한다.

적혈구는 수명이 약 120일로 수명이 다하면 비장에서 파괴되는데, 적혈구에 있던 철은 체내에서 재이용된다. 그러나 여성은 생리로 인해 철이 체외로 배출되기 때문에 결핍되기 쉽다.

비헴철은 헴철이나 비타민 C와 같이 섭취한다

식품에 함유된 철은 고기나 생선의 살코기 혹은 간에 있는 헴철과 콩이나 달걀, 녹황색채소에 있는 비헴철이 있다. 헴철의 흡수율은 10~20%, 비헴철은 2~5%로 낮은 것이 특징이다. 특히 흡수율이 낮은 비헴철은 헴철이나 비타민 C와 같이 섭취하면 흡수율이 높아지므로 어떻게 먹을지 방법을 궁리해보자.

철은 부족해져도 초기에는 간 등에 저장된 철이 사용되기 때문에 거의 증상이 없다. 그러나 철의 부족 상태가 지속되면 철결핍성 빈혈로 숨이 차거나, 현기증, 두통, 식욕부진 등이 발생한다. 특히 여성의 경우 성인 5명 중 1명이 빈혈이라고 하니 주의가 필요하다. 평소의 식사로는 과잉섭취를 염려하지 않아도 된다.

적혈구
적혈구는 골수의 조혈관세포가 분열해서 성숙하는 과정에서 만들어진다. 적혈구가 성숙하는 과정에도 철이 필요한데 철이 부족해지면 적혈구가 부족해져서 빈혈이 된다.

헤모글로빈
철을 함유한 붉은색소인 헴과 단백질의 복합체. 폐로 들어온 산소와 결합하면 붉은색이 되고, 말초신경에서 산소와 떨어지면 암적색이 된다.

철의 과잉섭취
철결핍성 빈혈의 치료에 사용되는 철분제를 과잉섭취하면 변비나 위장장애, 간기능장애(헤모크로마토시스)가 일어날 수 있다. 또한 라디칼의 생성을 촉진하기 때문에 간경변이 생겼을 때는 사혈(혈액을 몸 밖으로 배출시킨다)로 철을 줄이는 치료도 있다.

철의 식사 섭취기준(mg/일)[※1]

연령 등	남성				여성					
	평균필요량	권장섭취량	충분섭취량	상한섭취량	월경 없음		월경 있음		충분섭취량	상한섭취량
					평균필요량	권장섭취량	평균필요량	권장섭취량		
0~5(개월)	—	—	0.5	—	—	—	—	—	0.5	—
6~11(개월)	3.5	5.0	—	—	3.5	4.5	—	—	—	—
1~9(세)	3.0~6.0	4.5~8.0	—	25~35	3.0~6.0	4.5~8.5	—	—	—	20~35
10~14(세)	7.0~8.5	10~11.5	—	35~50	7.0	10.0	10.0	14.0	—	35~50
15~69(세)	6.0~8.0	7.5~9.5	—	50~55	5.0~5.5	6.5~7.0	8.5~9.0	10.5	—	40
70 이상(세)	6.0	7.0	—	50	5.0	6.0	—	—	—	40
임산부(부가량) 중기·말기					초기 +2.0 +12.5	초기 +2.5 +15.0				
수유부(부가량)					+2.0	+2.5	—	—	—	—

※1 과다월경(경혈량이 80㎖/회 이상)인 사람을 제외하고 측정했다.　　　　「일본인 식사 섭취기준(2015)」 후생노동성 참고

철을 많이 함유한 식품

※반찬 식품은 슬로건 '마고타치와야사시이'(P.33 참조)로 분류

	식품명	1회 충분섭취량(g)	성분함유량(mg)
마 (콩, 콩가공제품)	간모토키	100(1장)	3.6
	누에콩	35(5알)	1.8
고(참깨, 견과류)	캐슈넛(조미)	15(10알)	0.7
타	난황	18(1개 분량)	1.1
치			
와 (미역, 해조류)	돌김	10(1장)	4.8
	건톳	4(1큰술)	2.3
야(채소, 과일)	파슬리	5(1줄기)	0.4
사 (어류패, 육류)	돼지간	30(1조각)	3.9
	닭간	40(1조각)	3.6
	오리고기	80(얇게 썰어 2조각)	3.4
	사슴고기	100(두께 1cm, 1조각)	3.1
	말고기	75(회 5조각)	3.0
시			
이			

【주식】	1회 기준량(g)	성분함유량(mg)
백미	150(1공기·3단위)	0.1
현미	150(1공기·3단위)	0.8

철을 똑똑하게 섭취하는 방법

　시금치에 함유된 옥살산은 철의 흡수율을 방해한다. 품종개량으로 옥살산을 줄인 샐러드용 외에는 생식하지 말고 물에 살짝 데쳐서 조리한다. 또한 차나 커피, 레드와인 등에 함유된 탄닌은 비헴철의 흡수를 방해하기 때문에 빈혈이 있는 사람은 지나친 섭취는 삼가도록 한다.

동

POINT
- 동은 철을 필요한 장소로 운반하고 적혈구나 헤모글로빈의 생성을 돕는다.
- 활성산소를 제거하는 산소의 성분으로 몸을 산화로부터 보호한다.
- 섭취량이 적을 때는 흡수율이 높아진다.

동은 근육이나 뼈, 간 등에 존재한다

동은 체내 근육이나 뼈, 간을 중심으로 70~100mg 정도 함유되어 있다. 소나 돼지의 간, 어패류 등에 풍부하고 체내로 들어오면 소장에서 흡수된다. 그 후 일부는 적혈구로 들어가고 대부분은 간으로 운반되어 세룰로플라스민이라는 단백질과 결합해서 근육이나 뼈와 같은 각 조직으로 운반된다.

동이 부족해도 철결핍성 빈혈의 원인이 된다

동의 큰 역할 중 하나는 혈중 적혈구나 헤모글로빈에 중요한 철을 필요한 장소로 운반하는 것이다. 세룰로플라스민과 결합한 동은 간과 비장에 저장된 철을 혈액 속 트랜스페린이라는 철결합단백질에게 건네주어 적혈구나 헤모글로빈의 생성을 돕는다. 그래서 철이 부족해지면 적혈구나 헤모글로빈의 생성이 저해되어 철결핍성 빈혈을 일으키는 원인이 된다.

또한 동은 활성산소(프리라디칼)로부터 몸을 지키는 데도 중요하다. 활성산소는 세포의 노화를 촉진하고 여러 가지 질병을 일으키는 원인이 되는 물질이다. 동은 그 활성산소를 제거하는 효소인 슈퍼옥시드 디스무타아제(SOD)의 성분으로 과산화지질의 증가를 방해한다.

또한 동은 멜라닌 생성에 꼭 필요한 효소인 티로시나아제의 조효소로 머리카락이나 피부의 색소를 정상으로 유지한다.

동의 체내흡수율은 20~60%로 섭취량이 적어지면 흡수율이 높아지기 때문에 평소의 식생활로 부족해질 염려는 없다. 과잉증도 걱정할 필요가 없다.

시험에 나오는 어구

트랜스페린
혈액 속에 존재하는 단백질의 일종. 동과 합체한 세룰로플라스민한테 철을 받으면 철과 결합해서 각 조직으로 철을 운반한다.

🔒 키워드

세룰로플라스민
페록시다제라고도 한다. 간에서 만들어지고 혈액 속에 존재하는 동을 운반하는 단백질. 철의 대사에도 관여한다.

슈퍼옥시드 디스무타아제 (SOD)
활성산소를 분해하는 산소. 세포 내에서 만들어지지만, 30대 후반부터는 생산량이 줄어 기미나 주름이 늘어나기 시작한다.

동의 식사 섭취기준(mg/일)

연령 등	남성				여성			
	평균필요량	권장섭취량	충분섭취량	상한섭취량	평균필요량	권장섭취량	충분섭취량	상한섭취량
0~11(개월)	—	—	0.3	—	—	—	0.3	—
1~17(세)	0.2~0.8	0.3~1.0	—	—	0.2~0.6	0.3~0.8	—	—
18~49(세)	0.7	0.9~1.0	—	10	0.6	0.8	—	10
50 이상(세)	0.7	0.9	—	10	0.6	0.8	—	10
임산부(부가량)					+0.1	+0.1	—	—
수유부(부가량)					+0.5	+0.5	—	—

「일본인 식사 섭취기준(2015)」 후생노동성 참고

동을 많이 함유한 식품

※반찬 식품은 슬로건 '마고타치와야사시이'(P.33 참조)로 분류

	식품명	1회 충분섭취량(g)	성분함유량(mg)
마 (콩, 콩가공제품)	생유바	30(1장)	0.21
	된장	18(1큰술)	0.12
고 (참깨, 견과류)	캐슈넛(조미)	15(10알)	0.28
	잣(볶은 것)	10(1큰술)	0.12
타			
치			
와			
야			
사 (어류패, 육류)	소간	40(1조각)	2.12
	갯가재	60(2마리)	2.08
	매오징어(데친 것)	50(10마리)	1.50
	푸아그라	45(두께 1cm, 큐브 6cm)	0.83
	벚꽃새우	30(3큰술)	0.63
	아귀간	50(1조각)	0.50
	건새우	8(1큰술)	0.41
	돼지간	30(1조각)	0.3
시			
이			

【주식】

	1회 기준량(g)	성분함유량(mg)
백미	150(1공기 · 3단위)	0.13
현미	150(1공기 · 3단위)	0.16

동을 많이 섭취해야 하는 사람

체내에서 흡수되지 못한 여분의 동은 소변이나 대변으로 배출되는데, 스트레스가 많으면 배출 비율이 높아진다. 또한 빈혈이 있는 사람은 철과 더불어 동도 필요해진다. 스트레스가 많거나 빈혈이 있는 사람은 의식해서 동이 함유된 식품을 먹도록 하자.

아연

- 아연은 200종류 이상이나 되는 효소의 기능에 폭넓게 관여한다.
- DNA나 RNA의 합성을 돕고 세포분열을 촉진하며 태아의 성장을 돕는다.
- 부족해지면 미각장애나 면역기능 저하 등이 발생한다.

200종류 이상이나 되는 효소의 기능에 관여

아연은 성인 체내에는 약 2g이 함유되어 있는데, 그중에 약 50%는 혈액에 약 30%는 전립선과 뇌와 같은 각 조직에, 나머지 약 20%는 피부에 존재한다.

아연은 200종류 이상이나 되는 효소의 기능에 관여하고 단백질, 당, 알코올대사, 면역시스템, 호르몬 분비 등이 정상적으로 기능하도록 도와준다.

DNA나 RNA의 합성에도 중요해서 아연이 부족해지면 DNA의 유전자 정보를 복사할 수 없게 되어 세포분열에도 지장이 생긴다. 특히 세포분열이 왕성한 태아에게 아연은 매우 중요한 영양소나 임신이나 수유중인 여성은 아연을 평소보다 많이 섭취하도록 권장한다.

부족해지면 미각장애의 원인이

아연은 비타민 C와 함께 콜라겐 생성에도 관여하여 피부나 뼈를 건강하게 유지하는 데도 중요하다. 따라서 아연이 부족해지면 피부가 거칠어지고 기미, 주름 등이 생긴다.

아연이 부족해지면 미각장애의 원인이 되기도 한다. 미각은 혀의 표면에 있는 미뢰의 미각세포에서 느끼는데, 아연이 부족해지면 일반적으로 약 30일 주기로 재생되는 미각세포가 정상적으로 유지되지 못해서 미각이 변하거나 맛을 느끼지 못하게 된다. 또한 아연 부족 증상이 심해지면 면역 기능이 저하되고 남성의 경우에는 생식기능 이상이 생기기도 하므로 빠른 대처가 필요하다. 과잉증은 건강보조식품 등으로 대량 섭취했을 때 철과 동의 흡수를 방해해서 결핍증이 나타나기도 한다.

생식기능 이상
아연은 전립선에 많고 정자의 생성이나 운동율, 수정란의 분열에도 관여. 부족해지면 생식기능의 저하로 불임의 원인이 된다.

아연에 관계된 효소의 기능 활성산소를 제거하는 효소 슈퍼옥시드 디스무타아제(SOD)의 성분으로 동이나 망간과 같은 무기질과 더불어 항산화를 돕는 기능도 있다.

아연의 식사 섭취기준(㎎/일)

연령 등	남성				여성			
	평균필요량	권장섭취량	충분섭취량	상한섭취량	평균필요량	권장섭취량	충분섭취량	상한섭취량
0~11(개월)	—	—	2 ~3	—	—	—	2 ~3	—
1~17(세)	3~9	3~10	—	—	3 ~7	3 ~8	—	—
18~49(세)	8	10	—	40~45	6~7	8	—	35
50 이상(세)	8	10	—	40~45	6	7~8	—	35
임산부(부가량)					+1	+2	—	—
수유부(부가량)					+3	+3	—	—

「일본인 식사 섭취기준(2015)」 후생노동성 참고

아연을 많이 함유한 식품

※반찬 식품은 슬로건 '마고타치와야사시이'(P.33 참조)로 분류

	식품명	1회 충분섭취량(g)	성분함유량(㎎)
마			
고 (참깨, 견과류)	아몬드(조미)	14(10알)	0.8
	캐슈너트(조미)	15(10알)	0.7
타	난황	18(1개 분량)	0.8
치 (치즈, 유제품)	카망베르치즈	30(두께 1cm, 큐브 5cm)	0.8
	파르메산치즈	6(1큰술)	0.4
와			
야			
사 (어류패, 육류)	소안심	100(두께 1cm, 1조각)	4.2
	왕게	250(다리 1개)	4.0
	가라스미	25(1/2 덩이)	3.25
	털게	250(1/2 마리)	2.5
	돼지간	30(1조각)	2.1
	굴(생)	60(1미)	2.0
	명란젓(구운 것)	50(2덩이)	2.0
시			
이			

【주식】

	1회 기준량(g)	성분함유량(㎎)
백미	150(1공기 · 3단위)	0.1
현미	150(1공기 · 3단위)	0.8

아연을 똑똑하게 섭취하는 방법

아연은 고기나 어패류에 많이 함유되어 있다. 구연산과 비타민 C도 같이 섭취하면 흡수율이 높아지므로 생선은 식초 절임으로 하고, 고기나 조개를 먹을 때는 레몬을 뿌리는 등 조리 방법을 궁리해보자. 과자나 인스턴트식품의 첨가물에 사용되는 폴리인산은 아연의 흡수를 방해하므로 지나치게 섭취하지 않도록 주의하면 흡수율을 높일 수 있다.

6 장

무기질과 기타 영양소의 기능

망간

- 망간은 뼈에 많고 뼈의 성장과 건강을 돕는다.
- 생식기능을 유지하거나 활성산소를 제거하는 기능이 있다.
- 식물성식품에 널리 함유되어 있어 부족해질 우려는 적다.

다양한 효소나 조효소의 성분으로 이용

망간은 성인의 체내에는 12~20mg 정도가 있고, 그중에서 약 25%는 뼈에, 나머지는 간, 췌장, 신장 등의 기관이나 조직에 넓게 존재한다.

망간은 다양한 효소의 성분이 되거나 효소를 활성화하는 조효소로 대사에 폭넓게 관여한다. 3대 영양소 대사에도 불가결한 영양소이다.

또한 칼슘이나 인을 뼈에 침착하게 하는 기능이 있고, 관절이나 피부 등의 결합조직의 합성을 돕는다. 뼈나 피부의 건강에 크게 관여하기 때문에 성장기 아이에게 꼭 필요하다.

망간은 성호르몬의 합성에도 필요하며, 부족해지면 생식기능이 저하되고 불임의 원인이 될 수 있다. 활성산소를 제거하는 효소인 슈퍼옥시드 디스무타아제(SOD)의 성분으로도 이용되며 신체의 노화와 생활습관병을 예방한다.

성장기 아이는 충분한 섭취를

망간은 원래 천연수나 땅속에 함유된 무기질로 식물성식품에 폭넓게 함유되어 있다. 그래서 체내흡수율은 몇 % 정도로 매우 낮은 편이지만, 평소 식생활로 부족해질 일은 거의 없다. 단, 아이의 성장에는 꼭 필요한 영양소이므로 식사 섭취기준의 충분섭취량은 섭취하도록 한다.

평소의 식사로는 과잉섭취할 우려는 없지만, 건강보조식품을 대량섭취하면 중추신경 이상이나 면역력 저하가 생길 수 있으니 주의해야 한다.

 키워드

효소의 성분
망간은 당신생에 꼭 필요한 피루브산카복실레이스나 당의 합성에 관여하는 글리코실전달효소와 같은 효소의 성분이 된다.

 메모

망간의 과잉증
건강보조식품을 한꺼번에 많이 섭취했을 때 급성의 경우에는 폐렴을 일으킬 수도 있다.

망간의 식사 섭취기준(mg/일)

연령 등	남성		여성	
	충분섭취량	상한섭취량	충분섭취량	상한섭취량
0~11(개월)	0.01~0.5	—	0.01~0.5	—
1~17(세)	1.5~4.5	—	1.5~4.0	—
18~49(세)	4.0	11	3.5	11
50 이상(세)	4.0	11	3.5	11
임산부			3.5	—
수유부			3.5	—

「일본인 식사 섭취기준(2015)」 후생노동성 참고

망간을 많이 함유한 식품

※반찬 식품은 슬로건 '마고타치와야사시이'(P.33 참조)로 분류

	식품명	1회 충분섭취량(g)	성분함유량(mg)
마 (콩, 콩가공제품)	고야두부	30(2개)	1.44
	간모도키(두부 동그랑땡)	100(1개)	1.30
	병아리콩(삶은 것)	42(3큰술)	0.45
고 (참깨, 견과류)	밤(삶은 것)	42(3알)	0.48
	호두(볶은 것)	12(3알)	0.42
타			
치			
와(미역, 해조류)	파래	5	0.85
	파래가루	2(1큰술)	0.26
야(채소, 과일)	모로헤이야(데친 것)	55(1/2봉지)	0.84
	생강	15(1조각)	0.6
	곶감	40(1개)	0.55
	야나카생강(잎생강)	15(2줄기)	0.43
사(어류패, 육류)	건새우	6(1큰술)	0.31
시(버섯류)	목이버섯(데친 것)	30(10개)	0.16
이(감자류)			

【주식】

	1회 기준량(g)	성분함유량(mg)
백미	150(1공기·3단위)	0.46
현미	150(1공기·3단위)	1.35
아마란서스(※)	12(1큰술)	0.74

※중남미가 원산인 비름과 식물로 일본 도호쿠 지방에서 재배된다. 잡곡으로 쌀과 밀가루에 섞어서 면류나 케이크를 만든다.

망간을 똑똑하게 섭취하는 방법

평소 식생활로 부족해질 염려는 없지만, 뼈를 튼튼하게 하려면 성장기 아이나 폐경 후 여성은 많이 섭취하도록 한다. 남미 원산지인 아마란서스는 망간 외에도 칼슘, 철 등 뼈 건강에 필요한 무기질이 풍부하다. 쌀에 섞어서 밥을 짓거나, 음식을 조리할 때 재료로 이용해보자.

요오드

POINT
- 70~80%는 갑상선에 있고 갑상선호르몬의 성분이 된다.
- 갑상선호르몬은 아이의 성장 촉진, 피부와 머리카락의 건강에 관여한다.
- 서양식 식생활이나 인스턴트식품을 많이 먹는 사람은 부족하지 않도록 주의한다.

성장기 아이에게는 필수 영양소

요오드는 성인의 체내에 15~20mg 함유되어 있고, 그중에서 70~80%
는 갑상선에 존재한다. 갑상선은 목 중간에 튀어나온 물렁뼈 아래쪽에 있
는 내분비선이다. 요오드는 이곳에서 분비되는 티록신과 트리요오드티로닌
과 같은 갑상선호르몬 성분으로 사용된다.

갑상선호르몬은 에너지대사를 높이고 성장호르몬 분비를 촉진시키며
단백질 합성에도 관여한다. 그래서 요오드는 성장기 아이에게 꼭 필요한
무기질이다. 단백질 합성에 관여하면서 피부와 머리카락을 건강하게 유지
하는 기능도 있어 미용적인 면에서도 중요하다.

임산부는 상한섭취량에 주의해서 가급적 많이 섭취한다

요오드는 다시마나 미역과 같은 해조류나 어패류에 많이 함유되어 일본
인에게는 친숙한 식재료로 부족해질 일은 거의 없다. 그러나 최근 서양화
된 식생활이나 인스턴트식품의 지나친 섭취로 부족 증상이 나타나는 사람
도 있기 때문에 주의가 필요하다. 부족해지면 갑상선종 증상이 나타나는데,
갑상선 기능이 저하되어 자주 피곤해지고, 권태감, 체온이 떨어지거나 체
력 저하와 같은 증상이 나타난다. 특히 임산부가 부족해지면 사산이나 유
산을 초래하거나 태아에게 장애를 가져올 수 있으니 평소 많이 섭취하자.

그러나 지나치게 섭취하면 갑상선호르몬장애로 인해 체중 감소나 월경이
상, 정신불안과 같은 증상이 나타날 수도 있다. 식사 섭취기준에 정해진 상
한섭취량(오른쪽 참조)을 참고하면 좋을 것이다.

시험에 나오는 어구

요오드
별칭 아이오딘. 살균작용도
있어서 양치액이나 소독용
외용약으로도 이용된다. 해
조류에 많이 함유된 천연성
분으로 방사선물질인 아이오
딘 131과는 다른 물질이다.

키워드

갑상선
목 앞쪽에 붙어있듯이 존재
하는 내분비선. 여포라는 작
은 주머니가 밀집한 모양의
조직으로 안에는 요오드를
많이 함유한 액체로 가득 차
있다. 갑상선호르몬은 여포
에서 분비되고 전신의 세포
대사를 높여준다.

메모

갑상선종
요오드의 부족이나 과잉섭취
로 갑상선 일부 또는 전체가
붓는 질환. 갑상선의 기능 저
하로 에너지대사가 떨어지
고, 맥박이 느려지며 운동기
능 감퇴 등이 발생한다.

요오드의 식사 섭취기준(μg/일)

연령 등	남성				여성			
	평균필요량	권장섭취량	충분섭취량	상한섭취량	평균필요량	권장섭취량	충분섭취량	상한섭취량
0~11(개월)	—	—	100~130	250	—	—	100~130	250
1~11(세)	35~80	50~110	—	250~500	35~80	50~110	—	250
12~49(세)	95~100	130~140	—	1200~3000	95~100	130~140	—	1200~3000
50~70 이상(세)	95	130	—	3000	95	130	—	3000
임산부(부가량)					+75	+110	—	—(※1)
수유부(부가량)					+100	+140	—	—

※1 임산부의 상한섭취량은 200μg/일로 한다.

「일본인 식사 섭취기준(2015)」 후생노동성 참고

요오드를 많이 함유한 식품

※반찬 식품은 슬로건 '마고타치와야사시이'(P.33 참조)로 분류

	식품명	1회 충분섭취량(g)	성분함유량(μg)
마			
고			
타(달걀)	난황	18(1개 분량)	9
치(치즈, 유제품)	탈지분유	6(1큰술)	7.2
와 (미역, 해조류)	건다시마	1.5(사방5cm 1장)	3600
	다시마(츠쿠다니)	10(1큰술)	1100
	우무묵	100(1/2모)	240
	건톳	4(1큰술)	1800
	생미역	15(1/2컵)	120
	구운김	3(소 10장)	63
	파래가루	2(1큰술)	56
야			
사 (어류패, 육류)	대구	80(1토막)	280
	명란젓	60(1덩이)	78
	장어양념구이	100(1꼬치)	77
	아귀간	50(1조각)	48
시			
이			

【주식】

	1회 기준량(g)	성분함유량(μg)
백미	150(1공기 · 3단위)	0.46
현미	150(1공기 · 3단위)	1.35

방사선물질인 아이오딘 131이란

우라늄연료가 핵분열을 일으킬 때 생기는 아이오딘으로써 방사선동위원소 아이오딘이라고도 한다. 자연계에는 거의 존재하지 않고, 해조류에 많이 함유된 아이오딘은 '아이오딘 127'로 부르며 아이오딘 131과 구별하고 있다. 아이오딘 131의 반감기는 8일. 아이오딘을 섭취하면 갑상선에 축적되는데, 갑상선은 아이오딘 127과 131을 구별하지 못한다. 그래서 아이오딘 131에 오염된 음식을 먹으면 갑상선에 축적되어 어린이의 갑상선암 위험성이 높아진다.

몰리브덴

● 몰리브덴은 약 75%가 흡수되고, 초과한 양은 소변으로 배출된다.
● 산화효소의 성분으로 퓨린체를 요산으로 분해하는 기능도 한다.
● 당질이나 지질대사를 돕거나 철결핍성빈혈을 예방한다.

주로 간, 신장, 부신에 존재

몰리브덴은 체내에 약 9mg이 있고, 주로 간, 신장, 부신에 존재한다.

식품 중에서는 두부나 낫토 등의 대두가공제품이나 견과류에 많이 함유되어 있고, 소화관으로 들어가면 위나 소장으로 흡수된다. 그리고 혈중 혈장단백질과 결합하여 전신의 각 조직으로 보내진다. 체내흡수율은 약 75%로 높은 편이고, 과잉섭취한 양은 소변으로 배출되기 때문에 체내의 몰리브덴 농도는 일정하게 유지된다.

퓨린체를 요산으로 분해하는 효소 성분

몰리브덴은 핵산이 분해되어 생긴 퓨린체를 분해하는 크산틴산화효소라는 산화효소의 필수성분으로 중요하다. 이 대사에 의해 마지막에 요산이 생성되고 소변으로 배출된다.

또한 몰리브덴은 알데하이드 산화효소와 설페이트 산화효소라는 산화효소의 성분으로 알데하이드나 설페이트의 독성을 제거한다.

그 밖에 몰리브덴은 당질이나 지질대사를 돕는 기능도 있다. 또한 체내에 철이 부족해지면 간에 쌓인 철의 운반을 도와 철결핍성빈혈을 예방한다.

몰리브덴은 필요량이 적어서 평소 식사로도 필요한 만큼 섭취가 가능하기 때문에 부족해질 염려는 없다. 과잉섭취한 경우에는 동의 배출을 촉진해서 철결핍증을 일으키기도 하지만, 평소의 식생활을 유지한다면 별로 걱정하지 않아도 된다.

몰리브덴
몰리브덴은 몰리브데나이트
(휘수연석)라는 광석에서 발견되어 몰리브덴이라는 이름이 붙었다. 휘수연석은 몰리브데나이트와 유황으로 이루어졌고, 광택이 있는 연회색을 띤다.

키워드

요산
세포 속 핵산의 구성성분인 퓨린체가 간에서 분해되어 생긴 노폐물. 이후 신장에서 여과되어 소변으로 배출된다. 퓨린체는 고기나 생선의 내장에도 많이 함유되어 있다.

몰리브덴의 식사 섭취기준(㎍/일)

연령 등	남성				여성			
	평균필요량	권장섭취량	충분섭취량	상한섭취량	평균필요량	권장섭취량	충분섭취량	상한섭취량
0~11(개월)	—	—	2~10	—	—	—	2~10	—
1~17(세)	—	—	—	—	—	—	—	—
18~29(세)	20	25	—	550	20	20	—	450
30~49(세)	25	30	—	550	20	25	—	450
50 이상(세)	20	25	—	550	20	20~25	—	450
임산부(부가량)					—	—	—	—
수유부(부가량)					+3	+3	—	—

「일본인 식사 섭취기준(2015)」 후생노동성 참고

몰리브덴을 많이 함유한 식품

※반찬 식품은 슬로건 '마고타치와야사이'(P.33 참조)로 분류

	식품명	1회 충분섭취량(g)	성분함유량(㎍)
마(콩, 콩가공제품)	낫토	50(1팩)	145
	두유	210(1컵)	113
	간모도키(두부 동그랑땡)	100(1개)	60
	목면두부	100(1/3모)	41
	팥(삶은 것)	36(3큰술)	35
	유바	30(1장)	30
고 (참깨, 견과류)	버터땅콩	8(10알)	5
	캐슈넛(조미)	15(10알)	5
타			
치			
와(미역, 해조류)	구운김	3(소 10장)	7
야			
사 (어류패, 육류)	소간	40(1조각)	38
	돼지간	30(2조각)	36
	닭간	40(1조각)	33
시			
이			

【주식】	1회 기준량(g)	성분함유량(㎍)
백미	150(1공기 · 3단위)	39
현미	150(1공기 · 3단위)	44

셀레늄

POINT

- 셀레늄은 항산화력을 높이는 효소 성분으로 중요하다.
- 갑상선호르몬을 활성화하는 효소 성분이기도 하고, 신진대사를 높여준다.
- 일본의 토양에는 셀레늄이 많이 함유되어 있어 부족해질 걱정은 없다.

산화가 원인인 노화나 질병을 예방한다

셀레늄은 성인 체내에 약 13mg이 있고, 단백질과 결합한 상태로 몸 전체에 존재한다.

셀레늄은 몸의 세포를 산화시키는 활성산소로부터 몸을 지키는 데 중요한 무기질이다. 활성산소 중 하나인 과산화수소는 강력한 산화력이 있어 세포에 상처를 내고 노화나 질병을 초래하는 원흉이다. 셀레늄은 산소인 글루타티온 과산화효소의 성분으로 과산화수소를 물과 산소로 분해한다. 또한 비타민 C의 재생을 돕는 효소의 성분으로도 기능하며 몸의 항산화력을 높여준다.

기능성식품의 과잉섭취에 주의한다

셀레늄은 갑상선호르몬을 활성화하는 요오드티로닌 탈요오드화효소 성분으로도 꼭 필요하며 몸의 신진대사를 촉진한다. 또한 체내에서 독성이 있는 유황이나 비소, 카드뮴, 수은과 같은 독성을 경감시키는 기능도 있다.

일본의 경우는 토양에 셀레늄 함유량이 많다 보니 보통은 쌀 등으로 섭취하기 때문에 부족해질 염려는 없지만, 부족해지면 관절염이나 근육수축, 면역력저하와 같은 결핍증을 일으킨다. 과잉증의 경우는 식욕부진, 빈혈 등의 증상이 나타난다. 셀레늄은 독성이 강해서 식사 섭취기준에서도 권장섭취량과 상한섭취량의 차가 적으니 많이 섭취하지 않도록 주의가 필요하다. 셀레늄중독에 걸리면 손톱의 변형이나 탈모, 위장장애가 나타난다. 종합건강보조식품을 내세우며 광고하는 제품 중에는 셀레늄이 함유된 경우도 있으니 내용 표시를 확인 후 이용하자.

시험에 나오는 어구

셀레늄
원래는 토양에 포함된 금속으로 일본 토양에 함유량이 많다. 중국 동북부는 함유량이 적어서 결핍증으로 인한 심질환이 원인으로 사망하는 케산병이 많이 발생했다.

키워드

요오드티로닌 탈요오드화효소
갑상선호르몬의 티록신을 트리요오드티로닌으로 변환하는 효소. 변환시켜서 갑상선호르몬의 활성을 촉진한다.

메모

유황, 비소, 카드뮴, 수은 토양이나 바닷물 등 자연계에 널리 분포하고 음식물 연쇄로 섭취한 식품을 통해 체내로 유입된다. 셀레늄은 이들의 독성을 경감한다.

셀레늄의 식사 섭취기준(㎍/일)

연령 등	남성				여성			
	평균필요량	권장섭취량	충분섭취량	상한섭취량	평균필요량	권장섭취량	충분섭취량	상한섭취량
0~11(개월)	—	—	15		—	—	15	
1~11(세)	10~20	10~25	—	80~240	10~20	10~25	—	70~240
12~49(세)	25	30	—	330~460	20~25	25~30	—	320~350
50~69(세)	25	30~35	—	440	20	25	—	350
70 이상(세)	25	30	—	400	20	25	—	330
임산부(부가량)					+5	+5	—	—
수유부(부가량)					+15	+20	—	—

「일본인 식사 섭취기준(2015)」 후생노동성 참고

셀레늄을 많이 함유한 식품

※반찬 식품은 슬로건 '마고타치와야사시이'(P.33 참조)로 분류

	식품명	1회 충분섭취량(g)	성분함유량(㎍)
마			
고(참깨, 견과류)	해바라기씨(조미)	9(1큰술)	9
타(달걀)	난황	18(1개분량)	10
치			
와			
야			
사 (어류패, 육류)	참가자미	100(1토막)	110
	아귀간	50(1토막)	100
	가다랑어	100	100
	전갱이(구이)	110(1마리)	85
	참다랑어(살코기)	75(회 5조각)	83
	명란젓	60(1덩이)	78
	방어	100(1토막)	57
	녹새치	100(1토막)	55
	참고등어	80(1토막)	51
	장어양념구이	100(1꼬치)	50
시			
이			

【주식】

	1회 기준량(g)	성분함유량(㎍)
백미	150(1공기 · 3단위)	1.3
현미	150(1공기 · 3단위)	1.3

셀레늄을 똑똑하게 섭취하는 방법

셀레늄은 항산화작용이 강해서 몸을 노화나 생활습관병으로부터 지키는 기능을 한다. 똑같이 항산화작용을 가진 비타민 C나 E를 함유한 식품과 같이 섭취하면 더욱 효과를 높일 수 있다. 명란젓이나 아귀간과 같은 어란은 셀레늄과 비타민 E가 풍부하므로, 거기에 비타민 C를 보충할 수 있는 식재료나 조리법을 궁리해보자.

크롬

- 크롬은 간이나 신장, 비장과 같은 조직에 미량씩 존재한다.
- 인슐린의 기능을 도와 혈당치의 상승을 억제한다.
- 지질대사를 촉진해서 비만이나 동맥경화를 예방한다.

미량이지만 중요한 무기질

크롬은 체내에 2~6mg으로 필수 미네랄 중에서는 가장 함유량이 적다. 체내흡수율도 3% 미만으로 낮고, 간이나 신장, 비장, 림프절과 같은 조직에 미량씩 존재한다.

췌장에서 분비된 인슐린은 혈중 포도당을 에너지로 바꾸는 기능을 하는데, 크롬은 그 기능을 도와주어 혈당치(혈중 포도당 농도)의 상승을 억제한다. 따라서 크롬이 부족해지면 인슐린 감수성이 저하되어 혈당치를 낮추기 어려워진다.

지질을 시작으로 각종 대사를 서포트

또한 크롬은 지질세포에 존재하는 포스포티로신 포스파타아제라는 효소를 활성화해서 지질대사를 활발하게 한다. 그 결과 혈중 중성지방이나 콜레스테롤수치의 상승이 억제되고 비만이나 고지혈증, 동맥경화 등을 예방할 수 있다.

그 밖에도 당질이나 단백질대사에 관여해서 대사가 원활하게 이루어지도록 돕는다.

크롬은 체내흡수율이 낮은 데다 노화로 체내 함유량도 저하된다. 부족해지면 체중 감소나 말초신경장애, 지질과 단백질대사 이상증상 등이 생긴다. 그러나 섭취량이 적으면 흡수율이 높아지기 때문에 평소 식생활로 부족해질 일은 없다. 과잉증도 건강보조식품을 많이 섭취하지 않도록 주의한다면 걱정할 필요는 없다.

시험에 나오는 어구

크롬
은백색의 금속으로 자연계에 존재하는 대부분은 3가크롬이다. 영양소로도 이용된다. 6가크롬은 인공적으로 만들어져서 독성이 매우 높다. 자동차나 기계제품, 개수대 등에 크롬도금이 사용된다.

키워드

인슐린 감수성이 저하
인슐인이 제 기능을 못 하는 상태(인슐린 저항성)를 의미한다. 그래서 췌장에서 인슐린이 분비되어도 혈중 포도당이 세포 속으로 원활히 들어가지 못하고 혈당치가 떨어지기 어려워진다. 그 상태가 지속되면 당뇨병으로 이어진다.

메모

건강보조식품
크롬의 함유를 광고하는 제품 외에 다양한 무기질을 배합한 건강보조식품이 있다. 모르는 사이에 과잉섭취 하지 않기 위해서는 배합이나 함유량을 확인한 후 이용한다.

크롬의 식사섭취기준(㎍/일)

연령 등	남성	여성
	충분섭취량	충분섭취량
0~5(개월)	0.8	0.8
6~11(개월)	1.0	1.0
1~17(세)	—	—
18~29(세)	10	10
30~49(세)	10	10
50 이상(세)	10	10
임산부		10
수유부		10

「일본인 식사 섭취기준(2015)」 후생노동성 참고

크롬을 많이 함유한 식품

※반찬 식품은 슬로건 '마고타치와야사이이'(P.33 참조)로 분류

	식품명	1회 충분섭취량(g)	성분함유량(㎍)
마 (콩, 콩가공제품)	간모토키(두부 동그랑땡)	100(1개)	8
	유부	15(1/2장)	3
고(참깨, 견과류)	아몬드(조미)	14(10알)	4
타(달걀)	달걀	60(1개)	7
치(치즈, 유제품)	프로세스치즈	30(두께 5mm 3장)	16
와(미역, 해조류)	건톳	4(1큰술)	1
야(채소, 과일)	죽순	72(중 1/5개)	2.4
사 (어류패, 육류)	붕장어	50(1/2마리)	24
	고등어	80(1토막)	5
	소라	25(1미)	2
시			
이(감자류)	토란	120(2개)	12
	마	50	5

【주식】

	1회 기준량(g)	성분함유량(㎍)
백미	150(1공기 · 3단위)	0
현미	150(1공기 · 3단위)	0
메밀	130(1덩이)	44

크롬을 똑똑하게 섭취하는 방법

평소 식사로 부족해질 일은 없지만, 흡수율이 매우 낮기 때문에 흡수를 저해하는 식품과 함께 먹지 않도록 한다. 시금치나 토란에 함유된 옥살산은 크롬의 흡수율을 방해한다. 깨끗이 거품을 걷어낸 후에 사용하자. 비타민 C는 같이 섭취하면 흡수율을 높인다.

음식물과 약의
상호작용에 주의

치료를 위해 복용하는 약의 효과가 같이 먹는 음식물의 영향으로 증대하거나 감소하는 경우가 있다. 또한 예상하지 못한 부작용을 초래하는 경우도 있어서 음식물과 약의 상호작용에 대한 지식은 중요하다.

잘 알려진 바로는 와파린과 낫토의 궁합이다. 와파린은 혈액이 잘 굳지 못하게 하는 약인데, 낫토의 비타민 K는 약의 효과를 떨어뜨려서 혈액이 응고되기 쉽게 만든다. 낫토 외에 클로렐라, 브로콜리 등의 녹황색채소도 비타민 K를 함유하고 있어서 와파린과 같이 섭취할 경우에는 주의가 필요하다.

최근에는 중복 복용이나 약이 남는 현상을 방지하기 위해 단골약국을 만들도록 권장하고 있다. 음식물과 약의 상호작용, 또는 약과 약의 상호작용에 영향을 받지 않기 위해서라도 약을 일괄적으로 관리하고 지도해주는 단골약국을 만드는 것은 중요하다.

【주의가 필요한 약과 음식물】

약	식품	증상
항생물질 (테트라사이클린계)	우유, 요구르트 등의 유제품	약의 흡수를 방해해 효과가 떨어진다.
고혈압, 협심증 (칼슘 길항제)	자몽 주스	혈압을 지나치게 낮춘다. 심장기능을 저하시킨다.
감기약, 기침약 (테오필린을 함유한 것)	카페인이 들어간 음료수	두통, 불면증 등의 부작용이 심해진다.
비염약(염산페닐프로파놀아민을 함유한 것)	치즈, 와인 등 티라민이 들어간 식품	두통, 혈압 상승 등

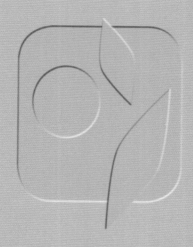

7장

피토케미컬
(기능성 성분)의 기능

기능성 성분이란?

- 항산화작용이 뛰어난 피토케미컬의 대표가 폴리페놀, 카로티노이드, 유황화합물이다.
- 단백질류, 비타민 유사물질, 식이섬유도 기능성 성분에 포함된다.

몸에 유익한 기능을 가진 성분의 총칭

식품 속에는 몸에 꼭 필요한 영양소가 아니더라도 어떤 기능을 발휘하는 화학물질이 함유되어 있다. 이 책에서는 그런 물질을 총칭해서 기능성 성분으로 다룬다.

그중에서도 가장 연구가 많이 된 것이 식품 속에서 합성되는 피토케미컬이다. 원래는 식물이 자외선이나 해충으로부터 몸을 지키기 위해서 만들어내는 물질이다. 대표적인 것이 식물의 독성물질이나 향기 성분인 폴리페놀, 녹황색채소의 색소에 있는 카로티노이드류, 마늘향이나 무 등의 향미성분에 함유된 유황화합물이다. 이러한 성분에는 강한 항산화작용을 하는 것이 많아서 노화나 생활습관병을 예방하는 기능이 있다.

피토케미컬은 채소와 과일에 들어 있고, 각각의 물질이 균형 있게 함유되어 있다. 그래서 한 가지 성분만 추출한 건강기능식품으로 섭취하기보다는 음식물로 섭취하는 편이 효과적이다.

단백질류는 단백질을 구성하는 아미노산, 펩티드류를 말한다. 그중에서 생활습관병 예방 등 다양한 기능성을 가진 종류가 있다.

비타민 유사물질은 비타민과 기능이 매우 유사하고, 비타민을 돕는 기능이 있는 성분으로 생명유지활동에 중요한 역할을 한다.

식이섬유는 식품에 들어 있고, 산소로는 분해되지 않는 성분의 총칭이다. 소화되지 않은 상태로 대장으로 운반되어 장내 환경을 건강하게 유지하고, 혈당치의 급격한 상승을 억제하는 작용을 한다.

피토케미컬

피토는 라틴어로 식물이라는 뜻. 식물에서 유래한 화학물질(케미컬)로 약 1만종이 있다고 한다. 항산화작용 외에도 살균작용, 갱년기장애 개선 등 다양한 기능을 하는 성분이 있다.

기능성 성분

아직 연구단계인 것이 많고, 클로로필(엽록소), 올리고당, 자일리톨 등도 포함된다.

독성물질

채소의 쓴맛, 떫은맛의 원인이 되는 성분의 총칭. 인체에는 유익한 성분만이 아닌, 시금치의 옥살산이나 감자 싹의 솔라닌 등 유해한 성분도 있다.

● 피토케미컬

분류	종류	명칭	특징
폴리페놀	플라보노이드계	안토시아닌, 이소플라본, 카카오매스 폴리페놀, 카테킨, 퀘르세틴, 켐페롤 등	광합성으로 만들어진 식물의 색소나 쓴맛의 성분. 자외선으로부터 몸을 보호하기 위해 만들어졌고, 제철 식물에 많다. 강한 항산화작용으로 생활습관병이나 암을 예방
	페놀산계	엘라그산, 커큐민, 크로로겐산, 세사민, 탄닌 등	색소 외의 것으로 이루어진 성분. 항산화작용. 항균작용. 피로회복 등 다양한 작용이 있다.
카로티노이드	카로틴류	α-카로틴, β-카로틴, γ-카로틴, 리코펜	탄소와 수소만으로 이루어졌고, 녹황색채소나 과일에 많이 함유되어 있다. 강한 항산화작용으로 노화나 암을 예방
	크산토필류	아스타잔틴, β-크립토잔틴, 캡산틴, 푸코잔틴, 제아잔틴, 루테인	탄소와 수소 외의 원소를 함유한 황색 색소군. 어패류나 채소, 해조류 등에 들어 있다. 항산화작용 외에 눈의 기능 보호나 면역력강화에 작용
유황화합물		알리인, 알리신, 이소티오시안산염, 디아릴디설파이드(이황화알릴), 티오설피네이트, 셀포라판	마늘이나 파 등의 백합과, 양배추나 무와 같은 십자화과에 함유된 독특한 향과 매운맛의 성분. 강한 항산화작용 외에도 항균, 살균작용, 암예방에도 효과가 있다.

※위에 기술한 물질 외에도 허브나 감귤류에 함유된 향성분(테르핀류)에도 항산화작용, 살균작용, 진정작용 등이 있다.

● 단백질류

종류	명칭	특징
단백질류	콜라겐, 글리신, 락토페린, 렉틴, 카제인 등	여러 가지 단백질식품에 함유되어 있다. 골다공증예방, 면역력강화 등 작용은 명칭마다 다르다.
펩티드	카제인인산펩티드, 참깨펩티드, 사덴펩티드, 미역펩티드 등	단백질이 아미노산으로 분해되는 과정에서 생성된 화합물의 총칭. 소화효소에 의해 분해되어 생기는 것과 발효식품의 제조과정에서 미생물의 기능으로 생기는 것이 있다. 혈압강하작용, 중성지방감소 등
아미노산	글루타민, 타우린, GABA, 오르니틴 등	단백질을 구성하는 최소단위. 피로회복, 면역력강화 등 작용은 각각 다르다.

● 비타민 유사물질

명칭	특징
코엔자임Q10, 콜린, 비타민 P, 비타민 U, 이노시톨, 리포산, 오로트산, 카르니틴 등	비타민의 기능과 유사하지만, 비타민으로 인정받지 못한 성분. 종류에 따라 함유된 식품은 다양하다. 항산화작용이나 생활습관병 예방, 면역력강화 등에 작용

● 식이섬유

종류	명칭	특징
지용성 식이섬유	셀룰로스, 헤미셀룰로스, 키틴, 키토산 등	곡류, 채소, 새우나 게딱지 등에 많이 들어 있고, 장내에서 수분을 흡수해 부풀게 해서 장내 환경을 좋게 유지하여 배변활동을 개선. 비만이나 암을 예방
수용성 식이섬유	글루코만난, 천연검, 해조다당류 등	다시마, 미역, 곤약 등에 많이 들어 있고, 점성물질의 기능으로 장내 환경을 건강하게 유지하여 비만을 억제. 혈당치의 상승억제 기능도 있다.

7장 피토케미컬(기능성 성분)의 기능

폴리페놀

POINT

- 채소는 잎과 줄기, 과일은 껍질과 씨 주위에 많이 함유되어 있다.
- 항산화작용은 섭취 후 30분부터 효과를 발휘하고, 2~3시간 동안 지속된다.
- 수천종이 넘는 종류가 있고 항산화 이외의 작용을 하는 성분이 많다.

수산기가 활성산소를 무해하게 만든다

폴리페놀은 식물이 광합성으로 만들어내는 당분이 복잡하게 합성되어 생긴 성분이다. 색소나 독성 물질에 들어 있고, 채소는 잎과 줄기, 과일은 껍질과 씨 부근에 많이 있다.

화학적으로는 수산기(-OH)가 2개 이상 결합한 화합물을 말한다. 수산기는 인체에 유해한 활성산소(프리라디칼)와 결합해서 무해한 물질로 변화시키는 기능을 한다. 폴리페놀은 5,000종 이상이 있는데, 전부 수산기의 강한 항산화작용에 의해 몸을 산화로부터 지켜준다.

폴리페놀의 체내흡수율은 낮지만, 흡수 속도는 빨라서 섭취 후 30분 정도면 항산화작용을 발휘한다. 그러나 지속시간은 약 2~3시간으로 짧아서 한번에 많이 섭취하기보다는 다양한 식품을 잘 조합해서 자주 섭취하는 편이 효과적이다.

플라보노이드계와 페놀산계로 구별

폴리페놀은 색소성분인 플라보노이드계와 색소 이외인 페놀산계로 크게 2가지로 나뉜다. 항산화작용 외에도 항암작용, 살균작용, 갱년기장애 개선 등 다양한 기능을 가진 성분이 많다.

국립암연구센터의 연구 결과에서는 녹차에 함유된 카테킨은 위암과 전립선암을, 콩의 이소플라본은 유방암과 전립선암을 예방한다고 한다.

폴리페놀은 수용성이라서 과잉섭취해도 체내에 축적되지 않는다. 평소 식사로 건강하게 섭취하자.

시험에 나오는 어구

폴리페놀
지방분을 많이 섭취하는 프랑스인의 심질환이 적은 이유로 레드와인 속에 함유된 폴리페놀이 주목을 받으면서 유명해졌다. 최근에는 안토시아닌과 이소플라본 등 각각의 성분이 가진 효능이 주목을 받으며 건강보조식품이나 특정보건용식품으로 발매되고 있다.

키워드

플라보노이드(플라본)
폴리페놀의 일종. 광합성에 의해 생성된 식물의 색소나 쓴맛의 성분. 자외선으로부터 몸을 지키기 위해 만들어졌고 제철 식물에 많다. 폴리페놀의 약 90%는 플라보노이드.

페놀산
폴리페놀의 일종. 색소 이외 것으로 생성된 성분으로 리그난, 엘라그산, 커큐민 등이 있다.

메모

식품성분표 2015
새롭게 유기산으로 크로로겐산이나 케르세틴 등이 식품성분표에 수록되었다.

주요 폴리페놀의 종류와 기능

분류	명칭	많이 함유된 식품	주요 기능성
플라보노이드계	안토시아닌	블루베리, 포도, 프룬, 라즈베리, 아세로라, 딸기, 가지, 자색고구마, 검은콩, 흑미, 검은깨	항산화작용, 눈의 피로 예방과 개선
	이소플라본	대두, 대두가공식품(된장, 두부, 유부, 낫토 등), 콩나물	골다공증 예방, 갱년기장애의 증상완화, 유방암과 전립선암 예방
	카카오매스 폴리페놀	초콜릿, 코코아	항산화작용, 충치 예방, 필로리균과 병원성대장균의 증식억제효과
	카테킨	녹차, 호지차, 반차, 홍차, 사과, 와인, 블루베리	항산화작용, 지방연소효과, 항암작용, 항알레르기효과
	케르세틴	양파, 브로콜리, 아스파라거스, 모로헤이야, 완두콩, 메밀, 감귤류	항산화작용, 지방연소효과, 항알레르기효과, 항암 작용
	켐페롤	순무, 청경채, 부추, 사과, 귤	혈압 상승 억제, 항알레르기효과, 혈관강화
	루틴	메밀, 감귤류	모세혈관 강화, 혈압강하작용, 동맥경화 예방, 당뇨병 예방
페놀산계	엘라그산	딸기, 석류, 사과, 밤	항산화작용, 항균작용, 미백효과, 항암작용
	커큐민	심황, 생강, 카레가루	간 기능 강화, 노화 방지, 암 예방, 위염개선
	클로로겐산	커피, 우엉, 가지, 쑥갓	소화기계 질환의 개선, 간암이나 간경변 예방, 항산화작용
	세사민	참깨	혈압강하작용, 피로회복, 노화 방지
	탄닌	레드와인, 녹차, 커피, 감, 우엉	항산화작용, 살균작용, 동맥경화 예방

7장 | 피토케미컬(기능성 성분)의 기능

Athletics Column

운동 전 폴리페놀 섭취의 효과

활성산소는 몸의 세포를 산화시켜 기미나 주름을 만들고, 동맥경화와 암의 원인이 되기 때문에 가능하면 피하고 싶은 물질이다. 그러나 운동을 하면 호흡량이 증가해서 평소보다 많은 활성산소가 발생한다. 또한 자외선을 받으면 활성산소는 더욱 증가한다. 활성산소를 제거하는 데는 항산화작용이 강한 β-카로틴과 비타민 C, E, 폴리페놀의 적절한 섭취가 필요하다. 폴리페놀은 섭취 후 30분 정도면 효과를 발휘하며 2~3시간 지속된다. 운동하기 30분~1시간 전에 항산화성분이 함유된 식품을 먹고, 2시간 이상 운동할 때는 중간에 보충해주면 효과적이다.

카로티노이드

 POINT

- 카로티노이드는 적색과 황색의 색소성분으로 약 600종이 있다.
- 항산화력이 높고 노화나 동맥경화, 암을 예방한다.
- 기름과 같이 섭취하면 흡수율을 높인다.

카로틴류와 크산토필류

카로티노이드는 녹황색채소나 동물성식품에 함유된 적색과 황색의 색소성분이다. 현재 약 600종이 발견되었고 탄소와 수소로만 구성된 것이 카로틴류, 기타 원소를 함유한 것이 크산토필류로 크게 2가지로 분류된다.

모두 강한 항산화작용이 있고, 활성산소를 제거해서 노화나 동맥경화를 예방한다. 또한 면역력강화나 부분적이긴 해도 암의 발병 위험성을 낮추는 기능도 있다.

카로티노이드는 α-카로틴, β-카로틴, γ-카로틴 등이 있으며 β-크립토잔틴은 프로비타민 A(비타민 A의 전구체)라고도 불리고 체내에 흡수되면 비타민 A로 변한다.

과거 카로티노이드는 카로틴의 비타민 A 효과만 주목을 받았다. 그런데 비타민 A로 변환되지 않는 리코펜이나 루테인에도 높은 항산화작용이 있다는 사실이 밝혀지면서 카로티노이드 전반에 걸쳐 노화나 암 예방에 대한 기대가 높아지고 있다. 특히 토마토의 붉은 색소에 함유된 리코펜은 소화기계나 자궁경부암의 위험성을 낮춘다고 한다.

항산화작용 식품은 조합에 따라 효과가 극대화

카로티노이드는 지용성이라서 기름에 볶거나 드레싱으로 무치는 등 기름과 같이 먹으면 흡수율이 높아진다. 또한 여러 가지 카로티노이드나 비타민 C, E 등 항산화작용이 뛰어난 재료를 조합해서 먹으면 더욱더 효과적이다.

 시험에 나오는 어구

카로틴

카로티노이드 중에 탄소와 수소만으로 결합한 성분. 체내에서 비타민 A로 바뀌는 프로비타민 A 중에서는 β-카로틴이 식품 속에 가장 많이 들어 있고 변환율도 높다.

 키워드

크산토필

카로티노이드 중에 탄소와 수소 외의 원소를 함유한 황색 색소군. 옥수수, 귤, 시금치, 난황 등의 식품 외에도 노란색 꽃이나 카나리아 털에도 있다.

주요 카로티노이드의 종류와 기능

분류	명칭	많이 함유된 식품	주요기능성
카로틴류	α - 카로틴	당근, 호박, 그린피스, 자색고구마, 고춧가루	강한 항산화작용으로 노화나 암 예방
	β - 카로틴	당근, 호박, 소송채, 자소엽, 부추, 파슬리, 시금치	프로비타민 A의 효과가 가장 높다. 면역 기능유지, 눈 기능 개선, 피부나 점막의 강화
	γ - 카로틴	당근, 호박, 토마토, 살구	프리비타민 A의 효과는 약하다. 눈 기능 유지, 피부와 점막의 강화
	리코펜	토마토, 수박, 감, 살구, 핑크 자몽	강한 항산화작용으로 노화와 암 예방
크산토필류	아스타잔틴	새우, 게, 연어, 도미, 송어, 잉어	강한 항산화작용, 눈의 노화 방지, 면역력 강화
	β - 크립토잔틴	귤 등 감귤류, 복숭아, 감, 옥수수	면역력강화 효과, 골다공증 예방, 암 예방
	캡사이신	적피망, 고춧가루	강한 항산화작용으로 노화와 동맥경화 예방
	푸코잔틴	미역, 다시마, 톳, 꼬시래기	항산화작용, 지방연소효과
	제아잔틴	옥수수, 난황, 간	시력저하나 백내장의 예방과 개선, 눈의 점막 보호
	루테인	시금치, 브로콜리, 양배추, 콩류, 난황	백내장의 예방과 개선, 눈의 망막 보호

프로비타민 A: α - 카로틴, β - 카로틴, γ - 카로틴, β - 크립토잔틴

【색깔별 주요 채소 색소】

	적색	황색	녹색	갈색 · 황갈색	적자색
농산물	토마토, 적피망 등	당근, 호박 등	시금치, 피망 등	양파, 마늘, 대두 등	적양배추, 적자소엽, 팥 등
색소	리포펜, 캡산틴 등	α - 카로틴, β - 카로틴 등	크로로필 등	케르세틴, 이소플라본 등	안토시아닌계 색소 등

β - 카로틴의 건강보조식품 과잉섭취에 주의

β - 카로틴은 음식으로 섭취하면 암 예방에 효과적이지만, 건강보조식품으로 대량 섭취했을 때는 폐암의 발병률이 증가했다는 연구 결과가 있다. β - 카로틴은 건강보조식품을 이용하기보다는 다른 카로티노이드 성분과 조합해서 음식으로 섭취하자.

유황화합물

POINT

- 백합과나 십자화과에 함유된 독특한 향이나 매운맛 성분에 강한 항산화작용이 있다.
- 마늘은 복수의 유황화합물을 가지고 있고, 디자이너 푸드 피라미드에서도 암 예방효과가 있다고 인정된다.

항균 · 살균작용이나 혈행을 개선하는 효과도

유황화합물은 마늘이나 파와 같은 백합과, 양배추나 무 등의 십자화과에 함유된 독특한 향과 매운맛 성분이다.

황을 함유한 화합물로 알리인, 알리신, 이소티오시안산염과 같은 종류가 있다. 공통적인 특징은 강한 항산화작용이다. 또한 종류에 따라 항균 · 살균작용, 혈전을 녹이는 작용, 혈행을 원활하게 하는 작용 등이 있다.

암 예방효과를 높이는 마늘, 브로콜리

그중에서도 마늘에는 알리인이나 이소티오시안산염, 메틸알릴트리설파이드 등 복잡한 이온화합물이 들어 있어서 암 예방효과가 높은 식품이다. 조리 방법에 따라 작용이 달라지는 특징도 있어 마늘을 으깨면 알리인이 알리신으로 변하고, 기름으로 가열하면 아조엔이라는 물질이 생긴다. 아조엔에도 강한 항산화작용이 있어 암세포의 증식을 억제한다고 한다.

그래서 미국의 디자이너 푸드 피라미드(국립암연구소발표)에서 정점에 있고, 소량이라도 매일 섭취하도록 권장하고 있다. 그 밖에도 유황화합물을 함유한 식품인 양배추, 양파, 브로콜리도 피라미드의 상위를 차지한다.

유황화합물 중에서도 브로콜리에만 함유된 설포라판도 강한 항산화작용은 물론 발암을 억제하는 효과도 기대되고 있다. 특히 위암의 원인이 되는 필로리균의 정균효과가 확인되기도 했다.

시험에 나오는 어구

유황화합물
별칭 황함유화합물. 화산재로 덮인 곳이 많은 일본에서는 유럽이나 미국의 몇 배나 되는 유황이 함유되어 있어 일본인의 유황화합물 섭취량은 비교적 많은 편이다.

키워드

알리인
디아릴디설파이드의 일종. 알리인 자체에는 거의 냄새가 없지만, 알리인을 가진 세포가 파괴되면 알리이나아제라는 효소에 의해 알리신으로 변환되면서 마늘이나 파 특유의 향이 발생한다.

디자이너 푸드 피라미드
미국국립암연구소(NCI)가 1990년에 발표. 암 예방에 효과가 좋은 식물성식품을 연구해서 효과가 높은 순서대로 40품목을 피라미드 구조로 배치한 것.

주요 유황화합물의 종류와 기능

명칭	많이 함유된 식품	주요기능성
알리인	마늘, 파, 양파, 양배추, 무, 고추냉이	강한 항산화작용, 피로회복효과
알리신 (세포가 파괴되면 효소의 작용으로 생성)	마늘, 파, 양파, 부추	강한 항산화작용, 항균 · 살균작용
이소티오시안산염 (세포가 파괴되면 효소의 작용으로 생성)	마늘, 무, 고추냉이, 래디시, 브로콜리, 양배추, 소송채, 물냉이	항산화작용, 살균작용, 식욕증진작용, 발암억제작용
디아릴디설파이드 (이황화알릴)(알리신이 분해되어 생성)	마늘, 양파, 락교	항산화작용, 해독작용, 암 예방
타이오설피네이트 (최루성분)	양파	항균 · 살균작용, 항알레르기작용, 당뇨병 예방
설포라판	브로콜리, 브로콜리새싹	강한 항산화작용, 해독작용, 항알레르기작용, 암 예방

강한 항산화작용이 있는 유황화합물

유황화합물에는 강한 항산화작용을 비롯해 살균작용이 있다. 미국에서 작성된 암 예방 가능성이 있는 식품 리스트 '디자이너 푸드 피라미드'에서는 마늘이 정점에 있고, 양배추나 양파 등 유황화합물을 많이 함유한 식품이 상위를 차지한다.

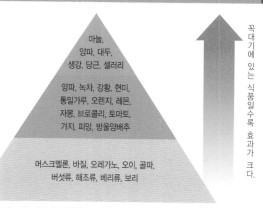

마늘,
양파, 대두,
생강, 당근, 셀러리

양파, 녹차, 강황, 현미,
통밀가루, 오렌지, 레몬,
자몽, 브로콜리, 토마토,
가지, 피망, 방울양배추

머스크멜론, 바질, 오레가노, 오이, 골파,
버섯류, 해조류, 베리류, 보리

꼭대기에 있는 식품일수록 효과가 크다.

● 디자인 푸드 피라미드(미국 국립암연구소)

유황화합물을 똑똑하게 섭취하는 방법

알리인이 함유된 마늘이나 파는 으깨거나 썰거나 하면 알리신이 발생해서 항산화작용이 강해지고 향도 강해진다. 그러나 알리신은 열에 약해서 가열할 때는 재빠르게 해야 한다. 생마늘은 자극이 강해서 많이 먹으면 위장 점막에 상처를 낼 수 있으므로 주의한다.

단백질류

POINT
- 단백질의 바탕이 되는 펩티드, 아미노산의 기능성 성분도 건강보조식품이나 보건용식품에 이용된다.
- 펩티드는 독자적인 기능성을 가지고 있다.

단백질, 펩티드, 아미노산의 기능성

단백질이나 단백질을 구성하는 성분인 펩티드와 아미노산에는 기능성 성분으로 작용하는 물질이 있다.

예를 들면, 단백질의 일종인 콜라겐은 인체를 구성하는 단백질의 약 30%를 차지하고, 피부나 뼈, 연골 등을 만든다. 그뿐만 아니라 피부에 산소나 영양을 공급해서 탄력 있는 피부를 만들고, 뼈에서는 골다공증을 예방하는 기능을 한다.

펩티드의 일종인 카제인 인산펩티드는 장에서 칼슘과 철의 흡수를 높이는 작용을 한다.

그중에서는 건강보조식품이나 특정보건용식품으로 이미 이용되고 있는 것도 있다.

아미노산인 글루탐산이나 아스파라긴산은 중추신경계에서 신경전달물질로 작용한다. 또한, 글루탐산에서 생성된 GABA(γ-아미노낙산)은 뇌의 혈행을 원활하게 해서 뇌를 활성화한다.

아미노산이 결합한 펩티드

펩티드는 단백질을 섭취했을 때 소화효소로 분해되어 생기는 물질로 치즈나 요구르트처럼 발효식품의 제조과정에서 미생물의 작용으로 만들어진 것이다. 펩티드는 아미노산이 결합해서 만들어졌지만, 아미노산이나 단백질과 다른 기능이 있다. 현재는 그 기능 중에서 혈압강하작용, 중성지방 감소, 칼슘 흡수 촉진작용 등의 기능이 있는 펩티드가 특정보건용식품으로 인정받고 있다.

시험에 나오는 어구

펩티드
단백질이 아미노산으로 분해되는 과정에서 생성되는 화합물. 아미노산이 2~20개 정도 결합해서 만들어진다.

키워드

특정보건용식품
혈압강하작용이나 장의 상태를 건강하게 해주는 등 특정 보건기능성분을 함유한 식품으로 후생노동성에서 인가받은 것.

메모

아미노산의 종류
천연아미노산은 약 500종류가 있는데, 인체를 만드는 아미노산은 약 20종류이다. 기능성을 가진 아미노산은 양쪽에 다 존재한다.

주요 단백질류의 종류와 기능성

분류	명칭	많이 함유된 식품	주요기능성
단백질	콜라겐	소힘줄, 장어양념구이, 닭연골, 연어, 건잔멸치, 꽁치	피부 주름과 처짐 예방, 골다공증 예방, 눈의 안정피로 개선
	글리시닌	대두, 대두가공제품(두부, 유부, 낫토 등)	고지혈증 예방, 호르몬 조절
	락토페린	치즈, 요구르트, 우유, 푸딩, 탈지분유	면역력 강화, 항균·항바이러스 작용, 빈혈 개선, 장내세균의 조정
	렉틴	감자, 완두콩, 대두, 강낭콩, 렌틸콩	감염병 예방, 면역력향상 효과, 암 예방
	카제인	우유, 치즈, 생크림	칼슘의 흡수 촉진, 면역력 강화, 고혈압 예방과 개선
펩티드	카제인 인산펩티드(CPP)(※)	우유	칼슘의 흡수 촉진, 골다공증 예방
	참깨펩티드(※)	참깨	혈압의 상승억제
	정어리펩티드(※)	정어리	혈압강하작용
	미역펩티드(※)	미역, 해조류	혈압강하작용
아미노산	글루타민	다시마 등의 해조류, 대두	근력향상, 피로회복, 면역력 강화
	타우린	문어, 오징어, 어패류	고혈압 개선, 간 기능 개선, 지방간 개선
	GABA (γ-아미노낙산)	발아현미, 토마토, 감자, 귤	혈압강하작용, 신경안정작용, 뇌의 활성화
	오르니틴	바지락, 참치, 광어, 치즈	간 기능 향상, 피로회복, 면역력 강화

※특정보건용식품으로 기능이 인정된 성분

펩티드의 생성

펩티드는 아미노산이 결합해서 생기는 경우와 단백질을 섭취했을 때 소화효소의 분해로 생기는 경우가 있고, 독자적인 기능성을 가지고 있다. 또한 발효식품의 제조과정에서 미생물의 작용으로 생성되기도 한다.

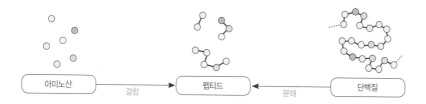

아미노산 →(결합)→ 펩티드 ←(분해)← 단백질

비타민 유사물질

● 비타민과 비슷한 기능을 하고 생명유지를 돕는 성분의 총칭이다.
● 항산화작용, 생활습관병 예방, 면역력향상 등의 효능이 주목을 받으면서 의약품이나 기능성식품으로 이용된다.

연구단계에 있는 기능성 성분

비타민 유사물질은 비타민과 비슷한 기능을 하거나 비타민의 기능을 돕는 작용을 하는 성분의 총칭이다. 비타민은 현재 13종류가 인정되고 있는데, 대부분이 체내에서 합성되기 때문에 결핍증이 명확하지 않다는 점이 비타민과 다르다.

기능성 성분은 아직 연구단계에 있지만 항산화작용이나 생활습관병 예방, 면역력향상 등 생명유지에 중요한 역할을 하는 성분이 많고, 이미 의약품이나 건강보조식품으로 이용되는 것도 있다.

과잉섭취에는 주의가 필요

코엔자임Q10은 육류나 어패류에 함유된 지용성 물질로 심장이나 간에 널리 분포해 있다. 항산화작용이 뛰어나고 생활습관병 예방을 위한 건강보조식품이나 심부전 치료약으로도 이용된다.

비타민 U는 양배추에서 발견된 지용성 성분으로 위장의 점막을 만들고, 상처난 조직을 재생하는 기능이 있다. 별칭 카베진이라고 불리며 위장약에 널리 쓰인다.

콜린은 수용성으로 인지질인 레시틴이나 신경전달물질인 아세틸콜린의 성분이다. 레시틴은 간의 지방 축적을 억제하는 기능이 있어 지방간이나 동맥경화 예방을 위한 건강보조식품에 많이 쓰인다.

어느 것이든 한 번에 대량 섭취하는 등 용량을 초과한 과잉섭취는 주의해야 한다.

시험에 나오는 어구

비타민 유사물질
비타민의 기능과 비슷하지만 비타민으로 인정되지 않은 성분. 비타민 P나 비타민 U 등 비타민 역사에서 보면 실수로 비타민이라는 이름이 붙여진 것도 있다.

키워드

코엔자임Q10
별칭 코엔자임Q10(유비퀴논). 간, 심장, 췌장, 신장 등에 함유되어 에너지를 만드는 조효소로 작용한다. 체내에서 합성되지만 나이가 들면서 감소한다.

콜린
콜린을 바탕으로 만들어진 아세틸콜린은 알츠하이머 예방효과가 기대되는 성분으로, 뇌의 활성화를 촉진하는 건강보조식품도 다수 판매되고 있다.

주요 비타민 유사물질의 종류와 기능성

명칭	많이 함유된 식품	주요기능성
코엔자임Q10	간, 소고기, 돼지고기, 참치, 가다랑어, 고등어, 땅콩	고혈압, 당뇨병, 심근경색의 개선과 예방, 강한 항산화작용, 피로회복효과
콜린	간, 달걀, 소고기, 돼지고기, 대두, 동부콩	혈압강하작용, 동맥경화 예방, 지방간 예방
비타민 P(헤스페리딘)	귤, 레몬, 오렌지, 버찌, 살구, 메밀	모세혈관강화, 고혈압·고지방증 예방, 항알레르기작용
비타민 U(카베진)	양배추, 양상추, 셀러리, 파래가루	위장의 점막 보호와 재생
이노시톨	오렌지, 수박, 복숭아, 멜론, 자몽	지방간 예방, 동맥경화 예방, 탈모 예방, 신경상태를 정상적으로 유지
리포산(티옥산)	간, 시금치, 브로콜리, 토마토	강한 항산화작용, 생활습관병 예방, 피로회복효과
오로틴산(비타민 B₁₃)	뿌리채소류, 밀배아, 맥주효모	간 기능 향상, 노화 방지
카르니틴(비타민Bt)	양고기, 소고기, 가다랑어, 새꼬막	지방 연소 효과, 다이어트 효과
판가민산(비타민 B₁₅)	무정백곡류, 참깨, 맥주효모, 호박씨	항알코올 작용, 간경변 예방, 오염물질에 의한 장애 예방, 세포의 수명을 늘림
아미그달린(비타민 B₁₇)	살구, 버찌, 건포도, 복숭아 등의 씨앗	암의 억제와 예방, 미국에서는 암 치료제 '레트릴'로 알려져 있으나, 일본에서는 치료에 사용하지 않는다.
파라아미노안식향산 (PABA)	간, 달걀, 맥주효모, 우유	장내에 필요한 균의 증식을 촉진, 백발·주름 예방, 엽산합성

비타민 유사물질인 건강보조식품

비타민 유사물질은 체내에서 합성되기 때문에 기본적으로는 결핍될 일은 없다고 여겨진다. 과잉증도 대부분은 문제가 되지 않지만, 비타민과 무기질에 비교해 충분한 데이터를 얻을 수 없는 물질이 많은 것이 현실이다. 안전을 고려해서 특히 임신 중이거나 수유 중인 사람의 경우에 대량섭취는 삼가도록 하자.

식이섬유

- 탄수화물의 일종으로 인간의 소화효소로는 소화되지 않는 식물성분이다.
- 곡물이나 채소에 많은 지용성 식이섬유와 해조류나 곤약에 많은 수용성 식이섬유가 있다.

'제6의 영양소'로 주목받는 기능성

식이섬유는 식물성식품에 많이 들어 있고, '인간의 소화효소로는 소화되지 않는 식물성분'으로 정의된다.

많은 수의 당이 결합한 구조로 식품성분표에서는 당류와 더불어 탄수화물로 표시되지만, 에너지로는 영양효과가 없어서 과거에는 별로 중요하게 여기지 않았다. 그러나 유해물질을 흡착해서 체외로 배출하거나 장내 유익균을 늘리는 것과 같은 기능성이 주목을 받으면서 지금은 '제6의 영양소'로 불리기도 한다.

비만을 억제하고 장내 환경을 건강하게 유지

식이섬유에는 여러 종류가 있는데, 물에 녹지 않는 지용성 식이섬유와 물에 녹는 수용성 식이섬유로 크게 구별된다.

지용성 식이섬유는 곡류, 채소, 새우나 게의 외피에 많고, 장내에서 수분을 흡수하면 부풀어 올라 장의 연동운동을 활발하게 하고 배변활동을 원활하게 한다.

수용성 식이섬유는 다시마, 미역, 곤약 등에 많이 들어 있는데, 장내에서 젤리상태로 변한 점성물질의 기능으로 당질의 흡수를 완만하게 하여 혈당치 상승을 억제한다.

식물성섬유는 소화가 잘 안 되어 비만을 억제하고 장내 환경을 좋게 만들어 암 예방에도 작용한다.

평소의 식생활에서 과잉섭취할 염려는 없다. 그러나 건강보조식품을 이용하는 경우에 대량으로 섭취하면 무기질 흡수를 방해할 우려가 있으니 주의해야 한다.

식이섬유의 종류와 특징

분류	명칭	많이 함유된 식품	주요기능성
지용성 식이섬유	셀룰로스	식물 세포벽의 주요성분. 곡류, 우엉, 대두와 같은 식물성식품에 함유되어 가장 많이 섭취된다. 과식이나 비만을 예방한다.	
	헤미셀룰로스	식물의 세포벽을 만드는 다당류 중에서 셀룰로스와 펙틴 이외의 부분. 채소, 콩류, 곡류에 많고, 항산화작용이나 면역력을 높이는 효과가 있다.	
	키틴, 키토산	새우나 게 등의 껍질, 버섯류에 많다. 키틴을 알칼리 처리한 것이 키토산. 비만이나 고지혈증 예방, 간 기능강화작용이 있다.	
	펙틴	사과나 귤 등의 과일류, 감자류 등에 있다. 숙성하면서 수용성으로 변화. 장내 환경을 좋게 하여 변비를 해소한다.	
수용성 식이섬유	글루코만난	곤약감자에 많다. 당이나 콜레스테롤의 흡수에 뛰어나고 위에서 부풀어서 쉽게 만복감이 생긴다. 다이어트에 이용된다.	
	천연검	인도 등지에서 생육하는 콩과인 구아콩 씨에 함유된 구아검이 잘 알려져 있다. 장내 환경을 개선해서 통변을 좋게 하고 혈당치의 상승을 억제하는 작용도 있다.	
	해조다당류	참우뭇가사리에 함유된 한천(아가로오스)이나 다시마, 대황에 함유된 아르긴산 등이 있다. 점성이나 흡착성이 강하고 혈압강하작용을 비롯한 생활습관병의 효과도 있다.	

식이섬유를 많이 함유한 식품

분류	식품명	식이섬유(가식부 100g당 함유량)[※1]			충분섭취량(g)	
		수용성(g)	지용성(g)	총량(g)		
곡류	호밀가루	4.7	8.2	12.9		
	오트밀	3.2	6.2	9.4		
채소	잘라서 건조한 무	3.6	17.1	20.7	1인분	5
	그리피스	0.6	7.1	7.7	1큰술	10
버섯	목이버섯(건조)	0.0	57.4	57.4		
	건표고버섯	3.0	38.0	41.0		
과일	곶감	1.3	12.7	14.0	1개	30
	건딸기	3.3	7.6	10.9	1개	30
콩류	강낭콩(건조)	3.3	16.0	19.3	1인분	25
	동부콩(건조)	1.3	17.1	18.4	1인분	25
	팥(건조)	1.2	16.6	17.8	1컵	25
	완두콩(건조)	1.2	16.2	17.4	1인분	25
	대두(국산, 건조)	1.8	15.3	17.1	1인분	25
	콩가루	1.9	15.0	16.9	1큰술	6
견과류& 씨앗류	삶은 밤	0.3	6.3	6.6	4개	50
	볶은 참깨	2.5	10.1	12.6	1큰술	10
해조류	건톳	–	–	51.8		
	구운김	–	–	36.0		
	건미역	–	–	32.7		
	건다시마	–	–	27.1		

※1 「일본 식품 표준성분표 2015」(문부과학성)참고

어린이의 식품첨가물 과잉섭취에 주의

식품첨가물은 식품의 제조과정이나 가공·보존을 목적으로 사용되는 것으로, 화학반응을 이용해서 제조한 화학적 합성품과 천연 동식물에서 추출·정제한 천연첨가물이 있다. 두부나 곤약의 응고제 등 첨가물 없이는 제조할 수 없는 것을 비롯하여 영양 부족을 보충하기 위해서 첨가하는 비타민이나 무기질, 과자나 빵에 색을 입히는 데 사용되는 캐러멜 등 종류는 다양하다.

어떤 성분이든 후생노동성 대신이 허가한 것만 사용 가능하고, 안전성은 동물실험 등의 결과로 위험성을 평가해 1일 섭취허용량(ADI)이 정해져 있다.

그러나 최근 발암성이 있다는 사실이 드러나 사용이 금지되기도 하고, 일본과 외국의 기준이 통일되지 않다 보니 해외에서는 금지라도 일본에서는 사용되기도 해서 식품첨가물에 대한 불안을 가진 사람이 많은 것도 사실이다.

또한 후생노동성의 여러 가지 안전성 검증은 단일 식품만으로 이루어지고, 복수의 식품첨가물을 섭취한 경우나 감수성이 높은 사람을 대상으로 한 경우에 나타나는 결과까지는 가정하지 않는다. 실제로 해외 연구에서는 일부 화학적 합성 첨가물이 어린이의 아토피성 피부염이나 ADHD(주의력결핍 및 과잉행동장애)를 증가시킨다는 것을 시사하는 결과도 발표했다. 그래서 감수성이 높은 사람이나 어린이가 섭취할 때는 식품첨가물의 위험성을 숙지하여 과잉섭취는 피하고, 경우에 따라서는 사용을 중지하는 선택지도 고려한다.

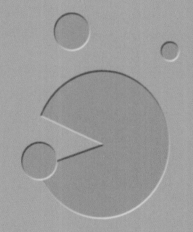

8장

식품과 영양

채소 · 버섯 · 과일의 영양

- 채소에는 비타민과 무기질, 식이섬유와 같은 기능성 성분이 많이 들어 있으니 매일 섭취할 수 있는 식단을 궁리한다.
- 과일은 1일 사과 1개 정도를 기준으로 계절 음식을 즐긴다.

채소류 …… 토마토

토마토의 리코펜은 항산화작용이 뛰어나다

채소류는 열매를 먹는 채소, 잎을 먹는 채소, 뿌리와 줄기를 먹는 채소 외에도 콩류, 버섯류 등이 있다.

비타민과 무기질이 풍부해서 식이섬유나 피토케미컬 등 기능성 성분을 섭취하기 위해서도 필요하다. 채소의 영양소에는 당질, 단백질, 지질의 에너지대사를 돕고, 면역력을 증강하며 호르몬균형을 잡아주는 등 여러 가지 기능이 있다.

열매를 먹는 대표적인 채소 토마토에 함유된 적색성분으로 항산화작용이 강한 리코펜은 암이나 동맥경화를 예방한다. 비타민 C도 풍부해서 노화 방지나 피부미용에도 효과적이다.

맛도 올리고 건강도 올리는 MEMO

토마토에는 다시마와 같이 풍미를 내는 성분인 글루탐산이 풍부하게 들어 있다. 이노신산을 함유한 고기나 어패류와 같이 가열하면 상승효과가 생겨 풍미가 더해진다. 글루탐산은 껍질 부근에 많으므로 껍질째 조리해도 효과적이다.

향미채소의 활용법

향신료나 장식으로 사용되는 경우가 많은 향미채소는 사실 영양소가 풍부하다. 자소엽에는 암이나 동맥경화를 예방하는 β-카로틴이 채소 중에서도 손에 꼽을 정도이고, 파슬리도 β-카로틴 외에 비타민 B군, C 등이 풍부하고, 생강은 몸을 따뜻하게 하는 효과와 항산화작용이 뛰어나다. 향미채소의 향과 매운맛을 살리면 소금을 줄이는 효과도 있다. 적극적으로 다양하게 활용해보자.

음식 궁합의 포인트

토마토와 오이는 같이 섭취할 때 주의가 필요하다. 오이에 함유된 아스코르비나아제라는 효소가 토마토의 비타민 C를 파괴하기 때문이다. 그러나 식초를 치거나 가열하면 아스코르비나아제의 기능이 억제된다. 함께 먹을 때는 드레싱이나 마요네즈를 곁들여보자.

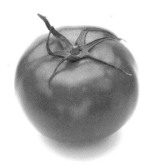

버섯류 ······ 표고버섯

저칼로리에 식이섬유가 풍부한 다이어트용 식재료

대부분의 버섯류에 많은 영양소가 비타민 B군, 비타민 D, 식이섬유, 무기질이다. 비타민 B군은 3대 영양소 대사를 돕고, 비타민 D는 뼈와 치아의 건강을 지켜준다. 버섯류는 저칼로리라서 다이어트를 위해 적극적으로 먹고 싶은 식재료이다. 또한 식이섬유가 풍부해서 변비를 해소하고 혈당치 상승을 억제하는 효과가 있어 생활습관병도 예방한다.

표고버섯에는 태양을 받으면 비타민 D로 변화하는 에르고스틴이 풍부하게 함유되어 있다.

> **맛도 올리고 건강도 올리는** MEMO
>
> 표고버섯은 날씨가 좋은 날에 30분에서 1시간 정도 햇빛에 말리면 풍미와 비타민 C의 양이 상승한다. 건표고버섯도 햇빛에 말리면 같은 효과를 얻을 수 있다. 조리할 때는 냉장고에서 하룻밤 동안 천천히 불리면 풍미가 더 살아난다.

과일류 ······ 사과

위장에 좋고 피로회복 효과도 있는 사과산

과일은 비타민을 비롯한 무기질, 식이섬유, 폴리페놀 등이 풍부하다. 폴리페놀은 색소와 쓴맛 성분으로, 활성산소를 제거하고 노화를 방지한다. 건강을 위해서는 하루에 1개 정도의 사과를 먹으면 좋다.

사과는 과일 중에서도 영양가가 높아서 '하루에 사과 한 개면 의사도 울고 간다'는 말이 있을 정도이다. 산미성분의 사과산은 위장 기능을 강화하고 피로 해소에도 효과가 있다. 또한 칼륨은 여분의 염분을 배출한다.

> **맛도 올리고 건강도 올리는** MEMO
>
> 사과는 껍질을 벗겨두면 폴리페놀이 산화해서 갈색으로 변한다. 벗기면 바로 식염수(물 1컵에 소금 1/5작은술)에 담가두거나 레몬즙을 뿌리면 갈변과 폴리페놀의 감소를 막을 수 있다. 또한 껍질째 먹으면 펙틴도 섭취할 수 있다.

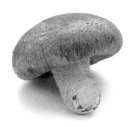

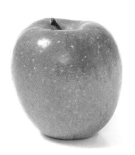

곡류·콩류의 영양

- ●곡류는 몸의 에너지원인 당질을 많이 함유하고 있으므로 중요한 식품이다. 특히 현미는 비타민과 무기질도 풍부한 우수 식품이다.
- ●콩류는 지질이 많은 그룹과 당질이 많은 그룹을 잘 구별해서 활용하자.

곡물류 ······ 현미

백미보다 비타민, 무기질 등 영양이 풍부하다

곡류는 주식이 되는 식품으로 예로부터 일본에서는 쌀을 비롯한 보리, 조, 수수 등을 주식으로 먹었다. 곡류의 주성분은 당질이고 몸의 에너지원으로 중요하다. 「일본인 식사 섭취기준(2015)」에는 1일 총에너지섭취량의 50~65%를 당질로 섭취하는 목표섭취량을 설정하고 있다. (*2015년 한국인 영양 섭취기준에 따르면, 한국인의 탄수화물 섭취 적정비율은 총에너지섭취량의 55~65%이다. - 역주)

현미는 백미보다 영양가가 우수한 곡물이다. 비타민 E나 비타민 B군, 칼륨, 마그네슘과 같은 무기질, 식이섬유 등이 모두 풍부하고 항산화작용도 뛰어나다.

맛도 올리고 건강도 올리는 MEMO

백미보다 표피가 딱딱해서 쌀을 씻은 후 몇 시간 동안 담가둔 다음에 전기밥솥이나 솥, 압력밥솥으로 밥을 지으면 부드러워진다. 배도 든든하고, 백미를 현미로 바꾸기만 해도 비만 예방이나 변비 해소에 효과가 있다.

곡물류 ······ 메밀가루

혈관을 강화하고 동맥경화를 예방하는 루틴 성분

주성분인 당질 외에도 단백질이나 비타민 B군이 풍부하다. 단백질에는 필수아미노산인 라이신과 트립토판이 많아서 단백원으로도 우수한 식품이다. 비타민 B_1은 당질대사를 원활하게 해서 피로회복을 돕는다. 루틴은 메밀의 열매에 함유된 폴리페놀의 일종이다. 항산화 작용이 뛰어나고 모세혈관을 튼튼하게 해서 동맥경화 예방이나 혈압강하 작용을 한다. 루틴은 껍질째 빻은 검은 메밀가루에 더 많이 함유되어 있다.

음주 후에는 메밀 국숫물을

메밀 국숫물에는 메밀 성분이 가득 녹아 있다. 그 중에서도 나이아신과 콜린은 간을 보호하고 알코올 분해를 도와주기 때문에 술을 마신 후에 마시면 숙취 예방에 좋다고 한다.

콩류 ······ 대두

뇌와 몸의 노화 방지,
갱년기장애 개선까지

콩류는 크게 지질의 비율이 높은 그룹과 당질의 비율이 높은 그룹으로 나뉜다.

대두와 땅콩에는 약 20%의 많은 지질이 있고 기름의 원료로도 쓰인다. 단백질은 30% 이상 함유되어 있어 '밭에서 나는 고기'라고 불린다. 필수아미노산이 골고루 들어 있고, 비타민과 무기질도 풍부하다. 갱년기장애 개선에 효과가 있는 이소플라본, 노화를 방지하는 대두사포닌, 뇌세포를 활성화하는 대두레시틴 등 기능성 성분도 다량 함유하고 있어 매일 먹으면 좋은 식품이다.

흡수율을 높이는 대두제품

대두는 소화가 잘 안 되지만, 두부, 유부, 낫토와 같은 대두가공제품은 소화 흡수율이 높다. 낫토는 대두에 낫토균을 배양한 후 발효해서 만드는데, 발효과정에서 혈전을 용해하는 나토키나아제라는 효소가 생성된다. 또한 낫토균은 유익균의 증식을 돕고 장의 상태를 건강하게 한다. 두유도 다양한 요리에 활용할 수 있다.

콩류 ······ 팥

저지방 · 고단백 식품으로
다이어트에 효과적

팥은 누에콩, 병아리콩, 렌틸콩, 강낭콩 등과 함께 당질이 많은 그룹에 포함된다. 건조콩의 50% 이상이 당질이고 단백질도 약 20% 함유되어 있다. 지질은 거의 없어서 저지방 · 고단백 다이어트용 식품이다.

비타민 B_1, 칼륨, 철도 풍부해서 피로회복, 부종해소, 빈혈 예방 등의 작용도 한다. 껍질에 함유된 쓴맛 성분인 사포닌에는 항산화작용이나 혈행 촉진에 효과가 있고 노화를 방지하며 몸을 따뜻하게 한다. 식이섬유는 변비도 예방한다.

음식 궁합의 포인트

부드럽게 익힌 팥에 채소 등을 넣고 조려서 만든 범벅과 같은 요리를 이토코니라고 한다. 단호박 이토코니는 단호박에 풍부한 β-카로틴과 비타민 E의 높은 항산화 효과로 암이나 동맥경화 예방에 도움이 된다.

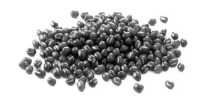

어패류 · 해조류의 영양

POINT

- 어류는 단백질이나 칼슘 섭취에 중요하다. DHA나 EPA가 풍부한 등푸른생선, 콜라겐이 충분한 흰살생선을 골고루 섭취한다.
- 칼로리가 낮고 식이섬유가 풍부한 해조류는 다이어트에 유용하게 활용하자.

어패류 ······ 정어리

정어리 등 등푸른생선에 풍부한 DHA, EPA

생선은 크게 등푸른생선(붉은살생선)과 흰살생선으로 나뉜다. 등푸른생선은 정어리, 꽁치, 고등어 등으로 등이 파랗고 살이 붉으며 비타민이나 무기질이 풍부하다. 불포화지방산인 DHA와 EPA가 많이 함유된 것도 등푸른생선이다.

정어리에는 특히 EPA가 풍부해서 동맥경화 예방에 효과적이다. 검붉은 신선한 살에 든 풍부한 철과 타우린은 빈혈을 예방한다. 또한 칼슘이나 비타민 D도 많아서 뼈를 튼튼하게 한다. 그러나 신선도가 금방 떨어지기 때문에 눈이 투명하고 복부가 탄탄한 것을 골라 되도록 빨리 먹도록 한다.

음식 궁합의 포인트

DHA와 EPA는 쉽게 산화되어 까다로운 면이 있으나 토마토와 같이 조리하면 리코펜과 비타민 C의 강력한 항산화작용으로 산화를 막아준다.
- 조리 예 / 정어리와 토마토 조림

어패류 ······ 참가자미

타우린 효과로 생활습관병을 예방

참가자미는 다른 흰살생선과 마찬가지로 살이 희고 저칼로리에 소화도 잘 되어 이유식에도 활용할 수 있다.

'왼쪽 넙치, 오른쪽 가자미'라고 해서 일반적으로 눈이 몸 오른쪽에 있는 것이 가자미이다.

풍부하게 함유된 타우린은 몸의 세포를 정상적으로 유지하는 작용이 있고, 혈압이나 혈당 수치를 정상적으로 회복하는 기능을 한다. 비타민 B_1, B_2도 많아서 피로회복이나 피부의 건강유지에도 효과를 발휘한다.

알밴 가자미는 살이 적지만 알의 풍미와 레티놀(비타민 A)이 꽉 차 있다.

음식 궁합의 포인트

버섯류와 같이 호일을 이용해 구우면 저칼로리의 건강한 일품요리가 된다.

어패류 ...... 바지락

아미노산과 비타민 B_{12}가
간 기능을 활발하게

　바지락은 간 기능을 튼튼하게 하고 숙취 예방에도 효과가 좋은 식품이다. 바지락에는 아미노산이 풍부한 데다 알리닌과 글루타민은 알코올을 대사하는 효소의 활성을 높여준다. 오르니틴, 메티오닌, 타우린은 담즙분비를 활발하게 해서 간의 해독작용을 돕는다. 또한 간 기능 개선에 효과적인 비타민 B_{12}도 많아서 시너지효과로 숙취를 예방한다.

> **맛도 올리고 건강도 올리는 MEMO**
>
> 바지락 국물은 바지락과 된장의 아미노산이 어우러져 깊은 풍미가 맛을 살린다. 또한 된장에 함유된 콜린은 알코올이 간에 지방으로 축적되는 것을 막는다.

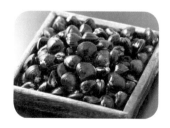

해조류 ...... 미역

다이어트나 변비 해소에
최적의 식품

　미역은 3~5월이 제철이다. 갓 딴 미역은 부드럽고 맛있어서 제철에 수확한 것을 건조하거나 염장해서 판매한다.

　미역은 저칼로리로 식이섬유가 풍부해서 다이어트나 변비 해소에 가장 알맞은 식품이다. 또한 β–카로틴이 많아서 피부나 점막을 강화하고, 감기나 인플루엔자에 대한 저항력을 높여준다. 요오드는 성장기 아이와 임산부에게 꼭 필요한 무기질이다. 칼륨도 풍부해서 여분의 염분을 배출해 부종을 해소한다.

> **음식 궁합의 포인트**
>
> 미소국의 가장 일반적인 재료인 미역과 파는 사실 궁합이 좋지 않다. 파에 함유된 인이 미역의 칼슘 흡수를 방해하기 때문이다. 그러나 비타민 D는 칼슘과 인의 균형을 정상으로 유지하는 기능을 하므로 등푸른생선이나 건잔멸치와 같이 먹으면 괜찮다.

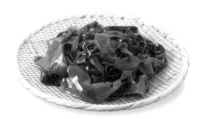

육류의 영양

POINT

- 아미노산이 골고루 함유된 육류는 일반적인 소 · 돼지 · 닭 외에도 양, 사슴, 멧돼지 등이 있다.
- 간은 저지방인 데다 '영양의 보고'이며 면역력을 높여주고 동맥경화를 예방한다.

육류 ⋯⋯ ## 소고기

흡수율이 높은
헴철이 빈혈을 개선

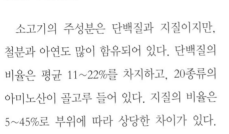

소고기의 주성분은 단백질과 지질이지만, 철분과 아연도 많이 함유되어 있다. 단백질의 비율은 평균 11~22%를 차지하고, 20종류의 아미노산이 골고루 들어 있다. 지질의 비율은 5~45%로 부위에 따라 상당한 차이가 있다. 지나치게 섭취하면 중성지방으로 축적되기 때문에 지방이 많은 등심이나 양지살은 피하고 살코기인 안심이나 넓적다리살을 먹는 방법을 궁리하자.

고기에 함유된 헴철은 식물성식품에 함유된 비헴철보다 흡수율이 높아서 빈혈 개선에도 효과적이다.

맛도 올리고 건강도 올리는 MEMO

고깃기름을 없애면서 맛있게 먹기 위해서는 마블링이 많은 등심 부위는 샤브샤브로, 양지살은 국거리로 하거나 물에 살짝 데친 후에 조리한다. 구울 때는 우지를 사용하지 말고 식물성기름을 사용하거나 기름을 따로 쓰지 않고 고기 자체의 기름으로 굽는다.

육류 ⋯⋯ ## 돼지고기

피로회복에 좋은
비타민B₁이 풍부

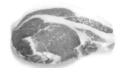

돼지고기에는 단백질과 지질, 비타민 B_1이 풍부하다. 단백질의 아미노산 함유량은 소고기와 동일하게 100으로 우수한 단백원이다. 지질은 많이 섭취하면 생활습관병의 원인이 되므로 비계 부분은 적당히 잘라내고 먹는다.

비타민 B_1은 피로물질인 젖산을 제거하는 작용이 있어 옛날부터 피로회복에 이용되었다. 함유량은 소고기의 약 8배로 특히 안심과 넓적다리살에 많이 들어 있다. 칼륨도 많아서 부종을 해소한다.

음식 궁합의 포인트

비타민 B_1은 유황화합물인 마늘이나 파와 같이 섭취하면 흡수율이 높아진다.

육류 ······ 닭고기

**껍질을 벗기면
저지방 다이어트용 식품으로**

주성분은 단백질과 지방으로 체내에서 비타민 A로 기능하는 레티놀과 셀렌도 풍부하다.

닭고기의 지질은 거의 껍질에 함유되어 있고, 껍질이 없는 경우 다리살 약 5%, 가슴살 약 2%, 사사미(닭가슴살의 연한 부위)는 원래 껍질이 없는 부위로 약 1% 정도의 매우 낮은 저지방이다. 다이어트를 하는 사람이라도 껍질이 없는 닭고기는 지방을 신경 쓰지 않고 먹을 수 있다.

레티놀은 피부와 점막을 강화해서 건강한 피부 상태를 유지하게 한다. 또한, 셀렌과 더불어 항산화작용이 있어 시너지효과로 노화를 방지한다.

음식 궁합의 포인트

무의 소화를 돕는 효소의 작용으로 닭고기의 소화 흡수를 높일 수 있다. 또한 무에 있는 비타민 C가 피부미용 효과를 더욱 상승시킨다.

육류 ······ 간

**돼지간에 특히 풍부한
비타민 A와 B_2**

간은 소, 돼지, 닭 상관없이 양질의 단백질, 레티놀, 비타민 B_2, 철을 많이 함유한 '영양의 보고'라고 알려져 있다. 게다가 저지방이며, 지질 함유율은 4% 이하이다.

레티놀은 특히 돼지와 닭간에, 비타민 B_2는 소와 돼지간에 풍부해서, 50g을 먹으면 성인의 하루 권장섭취량을 채울 수 있다.

비타민 A로 기능하는 레티놀은 비타민 B_2와 더불어 피부와 점막을 건강하게 해서 면역력을 높이고 동맥경화 예방에 효과적인 작용을 한다.

맛도 올리고 건강도 올리는 MEMO

간은 흐르는 물에 잘 씻은 후에 우유에 30분 정도 담가 두면 우유의 단백질에 함유된 콜로이드입자가 비린내를 흡수해서 먹기 편해진다.

Athletics Column

근육을 단련하고 싶다면 적당한 운동과 휴식, 그리고 단백질 섭취를!

근육을 만드는 영양소인 단백질은 육류나 유제품, 대두·대두가공제품 등에 많이 함유되어 있지만, 단백질 대사에는 비타민 B_1, B_2, B_6가 필요하므로 이 점을 의식해서 섭취할 필요가 있다. 또한 영양섭취와 동시에 중요한 것이 운동이다. 단련하고 싶은 근육이 있다면 그 부위에 의식을 집중하면서 다소 힘들다고 느낄 정도로 근력운동을 하면 효과적이다. 근섬유가 미세하게 파열하고 회복되면서 강화된다.

달걀 · 유제품의 영양

- 탄수화물과 비타민 C를 제외한 대부분의 영양소를 함유한 달걀은 영양공급과 함께 인지증 예방에도 효과적이다.
- 유제품인 요구르트는 장내세균의 균형을 맞추기 위해 매일 식탁에 두고 챙겨먹자.

달걀류 ····· 달걀

난황에 함유된 콜린이 인지증을 예방

달걀은 완전식품이라고 할 정도로 각종 영양소를 골고루 가지고 있다. 단백질이 주성분인 난백에는 비타민 B_1과 효소인 라이소자임이 들어 있다. 라이소자임은 살균효과가 뛰어나고 면역력을 높이는 작용이 있어서 감기약에 활용된다.

난황에는 탄수화물과 비타민 C를 제외한 대부분의 영양소가 있고, 특히 A, B_1, B_2, 철, 칼슘이 풍부하다. 비타민 유사물질인 콜린은 뇌를 활성화해서 인지증을 예방한다.

맛도 올리고 건강도 올리는 MEMO

달걀에 함유된 비타민 B군과 라이소자임은 열에 약하므로 날달걀로 섭취하는 것이 효과적이다. 노른자의 색이 진한 것은 β-카로틴 사료를 먹였기 때문이다. 자연방목으로 키운 달걀은 백색에 가까운 옅은 색을 띤다.

달걀은 날달걀로, 뾰족한 쪽을 아래로 향하게 보관하는 이유

날달걀은 표면의 작은 구멍으로 공기 중의 산소와 내부의 탄소가스를 교환하기 때문에 삶은 달걀보다 오래 두고 먹을 수 있다. 뾰족한 쪽을 아래로 향하게 하는 이유는 하나는 강도가 높기 때문이고, 또 하나는 둥근 쪽에는 기실이 있어서 세균이 번식하기 쉽기 때문에 그 부분을 위로 향하게 해서 난황과 멀어지게 하는 것이다. 보관 장소는 살모넬라균의 증식을 억제하기 위해 냉장고(10℃ 이하)가 적합하다.

음식 궁합의 포인트

달걀에 없는 비타민 C와 식이섬유가 많은 식품을 조합한다. 예를 들면, 아침에는 스크럼블 에그에 파슬리나 키위를 곁들여먹자. 단품요리라면 고야 찬푸루나 모로헤이야 달걀 볶음, 브로콜리 미모사 샐러드를 추천한다.

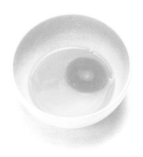

유제품 …… 우유

우유 1컵으로 하루 칼슘
필요량의 3분의 1 섭취 가능

    우유에는 젖소에서 짠 상태인 '원유', 원유를 살균 처리한 '일반우유', 원유에서 수분과 유지방 일부를 제거하고 성분을 진하게 만든 '성분조정우유', 원유를 주원료로 저지방으로 가공한 '가공유' 등이 있다.

    모두 필수아미노산의 균형이 잡힌 단백질, 지질, 당질, 무기질이 많이 함유되어 있다. 특히 칼슘이 풍부해서 흡수율이 좋고, 1컵(200㎖)이면 성인이 하루에 필요한 양의 약 3분의 1을 섭취할 수 있다.

음식 궁합의 포인트

탈모 예방에 효과적인 방법이 호박과의 조합이다. 우유에는 머리카락 성분인 단백질과 모근의 세포 기능을 활성화하는 비타민 B_2가 풍부하다. 호박에는 비타민 B_2의 작용을 돕는 카로틴이 함유되어 있다.

● 조리 예 / 호박 푸딩, 호박포타주

유제품 …… 요거트

유산균으로 변비 해소와
면역력 강화를 동시에!

    요거트는 우유를 원료로 해서 유산균으로 발효시킨 발효유 · 유산균음료의 일종이다.

    우유와 같은 성분에 비피더스균, 불가리아균 등의 유산균이 더해진다. 유산균의 종류는 200종 이상이며, 장내세균의 균형을 개선해서 변비를 해소하고 면역력 강화에 도움이 되는 유용한 균이다. 또한, 유산균의 종류에 따라 LG21 유산균은 산에 강해서 위 속에서도 죽지 않고 작용하여 헬리코박터(필로리균)로부터 위를 보호한다.

맛도 올리고 건강도 올리는 MEMO

컵 위에 커피 드리퍼를 올리고 필터를 끼운 뒤 요거트를 적당히 부어 냉장고에 몇 시간 두면 수분을 뺀 요구르트가 완성된다. 그것을 생크림이나 치즈 대신에 요리나 쿠키 베이킹에 활용하면 저지방, 저칼로리로 섭취할 수 있다.

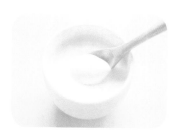

조리와 영양

POINT

- 포화지방산을 줄이기 위해서는 고기의 지방분을 제거하는 방법을 궁리한다.
- 소금을 줄이기 위해서 맛국물을 쓰거나 허브와 향신료를 활용한다.
- 채소의 수용성 비타민은 손실을 막고 지용성 비타민은 흡수율을 높인다.

조리로 지질이나 염분을 줄이는 방법

생활습관병 예방이나 개선을 위해서 지질이나 염분을 줄이고 채소를 많이 섭취하도록 권장하고 있다. 이를 실천하려면 조리 방법을 궁리해야 한다.

「일본인 식사 섭취기준(2015)」에는 성인의 경우 지질은 총에너지의 20~30% 비율로 섭취하고, 동물성지방에 많은 **포화지방산**의 **목표섭취량**은 7% 이하이다. 포화지방산을 줄이려면 소고기나 돼지고기는 안심과 넓적다리살, 닭고기는 사사미 등 지방이 적은 부위를 선택한다. 비계가 붙어있을 경우에는 손질할 때 깨끗이 제거하고, 얇게 썬 고기는 물에 살짝 데치며, 덩어리 고기는 삶아서 우려낸 후 사용한다.

소금의 1일 목표섭취량은 남성은 8g 미만, 여성은 7g 미만이다. 소금을 줄이기 위한 조리 비결은 ① 다시마나 가다랑어의 맛국물로 맛을 낸다. ② 생강이나 차조엽, 후추 등 향미채소나 허브나 향신료 등을 활용한다. ③ 식탁에 간장을 두지 않는다. ④ 저염조미료를 쓴다. ⑤ 소금은 무기질이 풍부한 천연염을 쓴다 등이다.

채소를 조리할 때는 채소의 좋은 영양소를 효율적으로 섭취할 수 있는 방법을 궁리해보자. **수용성 비타민** 중에서도 비타민 C는 산화나 열에 약하고 물에 녹기 쉬운 성질이 있다. 신선한 채소를 구입하면 바로 사용하는 것은 물론 씻을 때나 볶을 때는 재빨리, 국물 요리일 경우에는 국물도 같이 먹도록 한다.

지용성 비타민은 열에 강해서 기름과 같이 섭취하면 흡수율이 높아진다. 고기와 같이 조리하거나, 기름에 볶거나, 생으로 먹을 때는 드레싱을 뿌려서 먹는 등 다양하게 시도해보자.

시험에 나오는 어구

포화지방산
고기나 버터, 치즈와 같은 동물성지방에 함유된 지방산. 지방산은 탄소(C), 수소(H), 산소(O)로 구성되어 탄소의 이중결합이 없는 것이 포화지방산, 있는 것이 불포화지방산이다.

키워드

수용성 비타민
물에 용해되기 쉽고 열에 약한 비타민으로 비타민 B₁, B₂, B₆, 나이아신, 판토텐산, 엽산, B₁₂, 비오틴, 비타민 C의 9종류가 있다.

지용성 비타민
물에 녹지 않고 열에 강한 비타민으로 비타민 A, D, E, K의 4종류가 있다.

계절에 따른 채소의 영양소성분수치

영양소 중에서도 특히 비타민 C와 카로틴은 계절에 따라 함유량이 달라진다. 시금치는 12~1월, 토마토는 6~9월이 제철이다. 제철에 영양가가 제일 높다는 것을 알 수 있다.

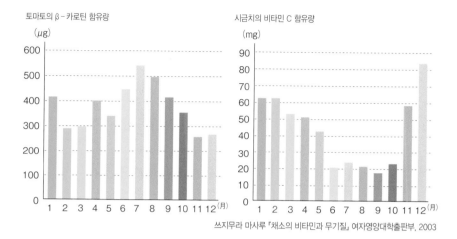

토마토의 β-카로틴 함유량

시금치의 비타민 C 함유량

쓰지무라 마사루 『채소의 비타민과 무기질』 여자영양대학출판부, 2003

4차 개정 식품 성분표와 7차 개정 식품 성분표의 영양소 비교

채소의 영양소 변화를 1982년에 공표된 4차 개정 일본 식품 표준성분표와 2015년에 개정된 7차 개정 일본 식품 표준성분표의 수치를 비교해보면 많은 영양소가 감소한 것을 알 수 있다. 성분표는 1년 동안 섭취하는 평균수치가 기재되지만, 채소의 영양소는 제철을 기준으로 감소하기 때문에 1년 동안 출하되는 채소는 제철에만 먹을 수 있는 채소와 비교해서 평균치가 낮아진다.

(가식부 100g 당)

식품명			무기질								비타민						식이섬유		
			나트륨	칼륨	칼슘	마그네슘	인	철	아연	동	카로틴	E	B₁	B₂	나이아신	C	수용성	지용성	총량
			mg	mg	mg	mg	mg	mg	mg	mg	μg	mg	mg	mg	mg	mg	g	g	g
브로콜리	꽃봉오리·생	4차개정	6	530	49	30	120	1.9	1.1	0.11	720	1.8	0.12	0.27	1.2	160	1	3.8	4.8
	꽃차례·생	7차개정	20	360	38	26	89	1	0.7	0.08	800	2.4	0.14	0.2	0.8	120	0.7	3.7	4.4
시금치	잎·생	4차개정	21	740	55	70	60	3.7	0.77	0.18	5200	2.5	0.13	0.23	0.6	65	0.8	2.7	3.5
	잎·1년 평균·생	7차개정	16	690	49	69	47	2	0.7	0.11	4200	2.1	0.11	0.2	0.6	35	0.7	2.1	2.8

「4차 개정 일본 식품 표준성분표」, 「일본 식품 표준성분표 2015(7차 개정)」 참고

식중독의 원인과 대책

POINT

- 세균에 의한 식중독에는 장에서 균이 증식하는 감염형과 식품 속에서 증식한 독소가 침투한 독소형이 있다.
▶ 예방을 위해서 식품위생법과 대량조리시설 위생관리 매뉴얼을 준수한다.

식중독의 원인과 분류

식중독의 원인은 세균·바이러스, 기생충, 화학물질, 자연독 4종류로 분류된다. 그중에서 발생률이 가장 높은 것은 세균·바이러스가 원인인 식중독이다.

세균에 의한 식중독에는 감염형과 독소형이 있고, 감염형은 음식물과 함께 체내로 들어온 균이 장에서 증식해서 중독을 일으킨다. 원인균은 살모넬라속균이나 캄필로박터 등으로 잠복기간이 긴 것이 특징이다. 독소형은 식품 속에서 균이 증식해서 독소가 생산되고 그것을 섭취하면 발생한다. 원인균은 황색포도구균이나 보툴리누스균 등으로 잠복기간이 짧고, 가열해도 막을 수 없다.

발생 건수와 원인은 식중독 통계로 발표

식중독은 환자를 진단한 의사가 보건소에 신고하도록 식품위생법에 정해져 있다. 그 데이터를 후생노동성이 집계해서 매년 식중독통계로 발표한다. 통계는 1952년부터 시작되었다. 거기에 따르면 1950년대의 발생 건수는 연간 2,000건 전후였는데, 최근에는 연간 1,000건 전후로 감소했다. 원인별로 보면 6~10월의 더운 시기에 많은 것이 살모넬라속균, 캄필로박터, 포도구균, 병원대장균 등이다. 겨울에 많은 것은 노로바이러스인데 1년에 걸쳐 발생하기 때문에 주의가 필요하다.

식중독의 예방대책은 식품위생법이나 대량조리시설위생관리 매뉴얼에 상세하게 나와 있다. 조리종사자는 그 내용을 잘 숙지하고 엄수하는 것이 중요하다.

시험에 나오는 어구

식품위생법
공중위생 견지에서 식품에 관해 필요한 규칙이나 조치를 규정하는 법률. 1948년에 제정되어 2003년에 대폭 개정되었다.

키워드

자연독
독버섯이나 패독 등

대량조리시설 위생관리 매뉴얼
집단 급식시설 등에서 식중독 예방을 위해 HACCP 개념에 기반해 조리과정의 중요한 관리사항을 정리한 것.

원인물질별로 파악하는 식중독의 발생상황

원인물질		총칭		
		발생	환자수	사망자
총수		976	19355	2
세균		440	7210	—
	살모넬라속균	35	440	—
	포도구균	26	1277	—
	보툴리누스균	—	—	—
	장염 비브리오	6	47	—
	장출혈성대장균(VT생산)	25	766	—
	기타 병원대장균	3	81	—
	웰시균	25	2373	—
	세레우스균	6	44	—
	여시니아증	1	16	—
	캄필로박터 제주니/콜리	306	1893	—
	나그비브리오	1	1	—
		—	—	—
		—	—	—
	콜레라균	—	—	—
		1	18	—
		—	—	—
	기타 세균	5	254	—
바이러스		301	10707	—
	노로바이러스	293	10506	—
	기타 바이러스	8	201	—
기생충		122	508	—
	쿠도아	43	429	—
	주육포자충	—	—	—
	고래회충	79	79	—
	기타 시생충	—	—	—
화학물질		10	70	—
자연독		79	288	2
	식물성자연독	48	235	1
	동물성자연독	31	53	1
기타		1	123	—
불명		23	449	—

「식중독 통계조사 (2014)」
후생노동성 참고

주요 원인균과 원인 식품, 증상, 예방법

균의 종류	원인식품	증상	예방법
살모넬라속균	달걀, 닭고기, 돼지고기	감염 후 한나절이나 이틀이 지나면 속이 매슥거리고 복통, 설사, 38℃ 전후의 발열. 증상은 1~4일 정도에 회복.	식품을 충분히 가열한다. 조리 기구는 잘 닦고 살균한다.
포도구균	조리된 식품	감염 후 3시간 이내에 속이 매슥거리거나 설사 증상이 나타난다. 대체로 24시간 이내에 회복.	상처가 있는 손으로 조리를 하지 않는다. 조리 기구를 잘 닦고 살균한다.
장출혈성 대장균	고기, 우물물	감염된 후 2~10일 사이에 발병하고 심한 복통, 설사가 계속되면서 혈변이 나온다. 요독증으로 발전하고 경련이나 의식장애가 생기는 경우도 있다.	고기를 다룬 조리 기구는 열탕살균한다. 손을 깨끗이 씻고 식재료는 잘 씻어서 가열한다.
웰치간균	가열조리식품, 카레, 수프 등	감염된 후 약 12시간 동안에 발생. 설사를 하지만 복통은 심하지 않다. 1~2일에 회복.	43~47℃에서 증식하고 균이 어느 정도까지 수가 늘어나지 않으면 발생하지 않는다. 조리된 식품은 실온에 방치하지 말고 냉장고에 보관한다.
캄빌로박터	고기, 음료수, 페트병음료	감염에서 발병까지 2~7일. 발열, 현기증, 근육통이 생기고, 그 다음에 속이 매슥거리고 설사를 한다. 수 시간에서 2일 정도에 회복.	손을 깨끗이 씻는다. 고기는 충분히 가열하고 조리 기구는 잘 씻고 살균한다.
노로바이러스	굴과 같은 이매패류, 2차감염	감염 후 1~2일에 발생. 속이 매슥거리고 설사, 복통, 38℃ 전후의 발열과 탈수증상 발생.	손을 깨끗이 씻고 조리 기구를 살균한다. 이매패류를 생으로 먹지 않는다.

고령자는 육식을 즐겨도 될까?

고령자의 영양소 결핍으로 인해 발생하는 사코페니아와 노쇠가 문제가 되는 가운데, 고기를 많이 먹어서 건강을 유지하려는 사람들이 점차 늘고 있다.

고기의 동물성 단백질은 아미노산이 풍부해서 근육이나 내장, 피부를 만드는 영양소이기도 하고 면역력을 높이는 면역글로블린을 만들기 때문에 중요하다. 그러나 음식의 서양화와 더불어 일본인에게 생활습관병이 늘어난 배경을 생각해보면, 반드시 고기를 많이 먹어야만 건강해진다고는 할 수 없다.

고기에는 양질의 단백질뿐만 아니라 포화지방산도 많다는 것이 중요한 문제 중 하나이다. 포화지방산은 동맥경화를 일으키는 원인이 되기 때문에 식사 섭취기준에서도 목표섭취량은 에너지 비율의 7% 이하이다.

또한 고령이 되면 소화계통의 활동도 떨어져서 위에 부담을 주면 소화불량을 일으키거나 제대로 소화하지 못한 채 장으로 이동하여 장내세균의 균형이 무너져 변비나 설사의 원인이 된다.

그러나 현재 60~70대는 빵과 우유와 같은 서양화된 음식에 익숙하고, 고기를 좋아하는 사람도 많은 세대이다. 극단적으로 이를 줄여서 즐거움을 잃기보다는 먹는 양과 빈도수를 줄이고, 기본적인 단백질은 생선과 대두가 공제품으로 섭취해서 저영양이 되지 않도록 식단을 짜보자.

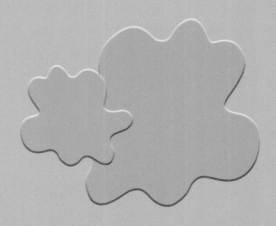

9장
—
질병과
영양의 관계

영양요법의 목적과 역할

- 영양요법은 영양 관리로 영양 상태를 개선하면서 질병의 치료를 도모하는 치료법 중 하나이다.
- NST에 의한 영양 케어 매니지먼트가 성과를 내고 있다.

영양요법의 성공으로 의료비도 절감

영양요법은 영양상태가 나쁜 사람이나 질병에 걸린 사람을 대상으로 영양관리를 통해 영양 상태를 개선하면서 질병의 치료를 도모하는 치료법 중 하나이다. 그중에서도 소화기질환으로 인한 섭취 부족이나 소화 흡수 장애, 당뇨병환자의 혈당 관리, 고령자의 삼킴 장애나 욕창 등은 영양관리에 따른 도움이 꼭 필요하다.

병원에서는 2000년 영양사법 개정으로 임상영양사가 환자의 영양상태를 평가하고 판정해서 영양관리와 영양지도를 해야 한다고 명기되었다. 게다가 2005년부터는 개호보험시설에서도 영양관리시스템인 영양 케어 매니지먼트가 필요하게 되었다. 현재 영양관리가 필요한 환자에 대해 NST(영양서포트팀)가 영양 케어 매니지먼트를 실시하는 시설이 늘어, 질병의 조기회복이나 합병증 감소, QOL의 향상은 물론 의료비의 경감이 실현 가능해졌다. 이런 움직임은 병원과 개호보험시설의 경비 절감으로 이어져 긍정적인 결과를 가져오고 있다.

NST에 기대를 걸고 있는 팀 의료

NST(영양서포트팀)란 의사를 선두로 해서 간호사, 관리영양사, 약제사 등을 핵심멤버로 두고 심리요법사와 작업치료사, 임상검사기사 등의 의료진으로 구성한 전문팀이다.

NST의 전문팀으로 욕창대책팀이나 씹기대책팀 등이 성과를 내는 시설도 있다.

 시험에 나오는 어구

영양 케어 매니지먼트
맞춤 영양관리를 위한 시스템. 영양 상태의 평가와 판정을 하고 그 결과를 토대로 영양케어 계획을 세워 실천으로 옮긴 후 평가한다.

 키워드

NST(영양서포트팀)
Nutrition Support Team의 약자. 의사나 관리영양사, 간호사 등의 전문 의료진이 연계해서 각자의 지식이나 기술을 살려 최선의 방법으로 환자의 영양을 지원하는 팀을 말한다.

QOL
Quality of Life의 약자. '삶의 질'이라는 의미. 의료 면에서는 환자의 병을 치료하는 데만 그치지 말고, 환자가 만족하는 삶의 질을 생각하자는 개념

 메모

영양요법
영양요법은 영양 상태가 나쁜 사람이나 질병에 걸린 사람을 대상으로 긴급대책으로 이루어지는 치료법 중 하나. 식사요법은 영양요법보다 포괄적인 의미로 사용되고, 질병에 걸린 사람뿐만 아니라 방치해두면 병이 될 염려가 있는 사람까지 시야에 넣어 식사를 활용해 개선하는 수단 중 하나이다.

영양 케어 매니지먼트의 순서

영양 검사	영양에 위험성이 있는 대상자를 문진과 시진 등의 간단한 방법으로 문제점을 찾는다.
영양평가	혈액검사 등의 결과로 영양 상태의 평가와 판정을 한다.
영양 케어 계획	● 영양공급　필요한 에너지와 영양소의 공급량과 공급 방법을 결정한다. ● 영양식사지도　올바른 식생활 실천을 위해 상담계획을 작성한다. ● 협진영양케어　의사, 간호사, 치과의사 등 여러 다른 의료진들과 연계한다.
실시	계획에 따라 영양 케어를 실시. 문제점이 있을 때마다 개선한다.
모니터링	영양 케어 대상자를 상대로 조사한 내용을 바탕으로 실시 중인 영양케어 내용을 검토한다.
평가	영양 케어의 내용과 결과를 다방면으로 평가하고 지속 가능 여부와 문제점을 검토한다.

임상영양관련 전문인증자격

영양요법을 행하기 위해서는 보다 고도의 지식이 요구된다. 인증자격을 취득하는 것도 수준을 높이는 하나의 방법이다.

명칭	조건	인증기관
영양서포트팀(NST) 코디네이터	일본 병태영양학회 회원인 의사, 관리영양사가 대상. 신청에는 근무하는 시설장의 추천장과 NST팀으로 영양평가를 검토한 병례가 필요	일본 병태영양학회
영양서포트팀(NST) 전문요법사	관리영양사, 간호사, 치과의사, 임상검토기사 등의 자격증이 있고, 5년 이상 의료 · 복지시설에서 근무. 일본 정맥 경장 영양학회 학술집회에 참여해서 단위 취득 등	일본 정맥 경장 영양학회
병태 영양 전문사	관리영양사의 자격을 가진 자로 2년 이상 일본 병태영양학회에 소속, 의료기관에서 3년 이상 근무(영양 관리) 경험. 학회출석이나 활동, 영양학에 관한 논문, 영양관리에 관한 리포트 제출	일본 병태영양학회
일본 당뇨병 요양지도사	간호사, 관리영양사, 약제사, 임상검사기사, 이학요법사 중에 관련 자격증을 가진 자. 조건에 맞는 의료시설에서 2년 이상 근속하고, 당뇨병환자의 요양 지도업무에 종사. 또한 통산 1,000시간 이상 요양 지도한 실적 등	일본 당뇨병 요양지도사인증기관
건강 씹기 지도사	건강 씹기 지도사 인증연수회를 수강하고, 인증시험에 합격할 것. 치과위생사, 관리영양사, 영양사, 보건사, 간호사, 언어청각사, 의사 등의 자격증이 있거나, 또는 병원이나 치과의사, 복지 · 개호시설 등에서 2년 이상 근무하면서 씹기와 건강에 관한 진료, 지도, 상담 경력 등이 있는 자	특정 비영리활동 법인 일본저작학회

생활습관병의 대책

- 생활습관병은 암, 심질환, 뇌혈관질환, 동맥경화증 등 생활습관이 원인으로 발생하는 질병의 총칭이다.
- 예방대책은 직전의 대사증후군을 목표로 실시한다.

대사증후군의 대책이 목적인 특정진단 · 특정보건지도

생활습관병은 식사, 운동, 흡연, 음주, 스트레스 등의 생활 습관이 원인으로 발생하는 질병이다. 일본인의 3대 사망원인인 암, 심질환, 뇌혈관질환이나 심질환과 뇌혈관질환의 위험성을 높이는 동맥경화증, 당뇨병, 고혈압증, 이상지질혈증 등은 모두 생활습관병으로 다룬다.

생활습관병은 빠른 단계에서 예방이나 발견, 개선하여 발병을 막을 수 있다. 그 예방대책으로 주목받는 것이 대사증후군(내장지방증후군)이다.

대사증후군은 내장 주변에 지방이 쌓인 비만으로 질병이 아닌 미병인 상태이다. 그러나 그 상태의 생활습관이 계속되면 생활습관병으로 이행할 확률이 높으므로, 현 단계에서 개선해두면 생활습관병의 발병률을 억제할 수 있다. 그래서 2008년 4월부터 40~74세의 의료보험가입자를 대상으로 한 특정검진 · 특정보건지도가 시작되어 대사증후군의 의심이 있는 사람은 보건지도가 의무화되었다.

대사증후군의 진단기준은 오른쪽 페이지에 있는 내용대로이다. 특정검진으로 내장지방형비만과 동맥경화의 위험성인자가 있는 사람을 발견하여 질병을 예방하는 것이 목적이다.

진단 단계에 따라 3종류의 보건지도가 이루어진다. 동기부여 지원과 적극적 지원으로 의사, 보건사, 관리영양사들의 지도하에 본인의 의지로 생활습관을 개선할 수 있도록 격려하고 나중에 그 결과를 평가한다.

 시험에 나오는 어구

생활습관병
과거에는 '성인병'이라고 했으나, 성인이 아니더라도 발병할 소지가 있기 때문에 1996년에 후생성(현 후생노동성)이 지금의 명칭으로 변경했다.

 키워드

특정검진 · 특정보건지도
정식명칭은 특정건강검진 · 특정보건지도. 별칭은 대사증후군검진이라고도 한다. 과거의 진단목적은 질병의 조기 발견과 치료였으나 이 검진 이후부터는 '질병 예방'이 목표이다.

동기부여 지원 · 적극적 지원
동기부여란 본인의 의지로 목적을 정하고 행동을 바꾸도록 하는 것. 동기부여 지원은 원칙적으로 1회 지원. 적극적 지원은 3개월 이상 수차례의 지원을 받는다.

특정건강검진 · 특정보건지도의 내용과 순서

대사증후군의 예방과 치료에 중점을 둔 생활습관병 예방을 위한 검진과 보건지도로 '특정건강검진(특정검진)', '특정보건지도'는 다음과 같은 단계로 이루어진다.

스텝 1 복부의 BMI 지수로 내장지방 축적의 위험성을 판정

- ●복부 　　남성 85cm 이상, 여성 90cm 이상 　　　　　　　　　　　→ (1)
- ●복부 　　남성 85cm 미만, 여성 90cm 미만 또한 BMI가 25 이상 　→ (2)

※BMI = 체중(kg) ÷ (신장(m))²

스텝 2 검사결과, 문진표를 통해 추가 위험률을 계산

①~③은 대사증후군(내장지방증후군)의 판정항목, ④는 기타 관련 위험성, ④의 흡연력은 ①~③의 위험성이 1개 이상인 경우에만 계산된다.

① 혈당	a 공복시 혈당 b HbA1c(NGSP수치)의 경우	100mg/dl 이상 또는 5.6% 이상
② 지질	a 중성지방 b HDL콜레스테롤	150mg/dl 이상 또는 40mg/dl 미만
③ 혈압	a 수축기 b 확장기	130mmHg 이상 또는 85mmHg 이상
④ 문진표	흡연력 있음	

스텝 3 스텝 1, 2를 통해 보건지도 단계를 그룹별로 나눈다.

(1)의 경우
①~④의 위험성 중에 추가 항목이

2 이상의 대상자는	적극적 지원단계
1의 대상자는	동기부여 지원단계
0의 대상자는	정보제공단계

(2)의 경우
①~④의 위험성 중에 추가 항목이

3 이상의 대상자는	적극적 지원단계
1 또는 2의 대상자는	동기부여 지원단계
0의 대상자는	정보제공단계

※위의 표에서 전기 고령자(65세 이상 75세 미만)는 적극적 지원인 경우에도 동기부여 지원을 한다. 또한, 약을 복용 중인 사람은 특정보건지도 대상에서 제외된다.

당뇨병

POINT

- 당뇨병은 혈당치를 낮추는 인슐린이 부족해지면서 만성적으로 혈당이 떨어지기 어려워진 상태이다.
- 치료는 식사요법, 운동요법, 약물요법을 조합해서 이루어진다.

당뇨병은 혈당치, 혈압, 체중 관리가 중요

혈액 속에는 에너지원이 되는 포도당이 함유되어 있는데, 그 농도를 혈당치라고 한다. 혈당치는 식후 올라갔다가 인슐린(P.60 참조)이라는 호르몬 작용에 의해 원상태로 돌아온다. 그러나 인슐린 분비 기능이 저하되면 혈당치를 낮추기 어려워지고, 그 상태가 만성적으로 이어지면 당뇨병이 발병한다.

당뇨병은 크게 1형 당뇨병과 2형 당뇨병으로 나뉜다. 과식이나 운동 부족 등 잘못된 생활습관으로 발병하는 것이 2형 당뇨병이다.

당뇨병이 무서운 이유는 합병증 때문으로 주로 2개의 유형이 있다. 하나는 대혈관 합병증으로 심장이나 뇌의 두꺼운 혈관에 동맥경화가 진행되어 심근경색이나 뇌경색의 위험성이 높아진다. 또 하나는 미소혈관증으로 특히 눈의 망막과 소변을 여과하는 신장의 모세혈관이 손상되기 쉬워서 실명하거나 신장병을 일으키기도 한다. 신장병이 악화되면 소변을 만들 수 없게 되어(당뇨병성 신증), 유해 물질이 체내에 쌓이는 것을 막기 위해 인공투석이 필요하다. 당뇨병은 증상이 없는 상태로 진행되는 경우가 많아 악화를 방지하려면 조기발견이 중요하다. 당뇨병은 발병하면 완치하기 어렵기 때문에 진단 결과가 '당뇨병 의심'이라 해도 생활습관을 검토해볼 필요가 있다.

치료는 혈당치와 더불어 혈압, 체중 관리를 목표로 식사요법과 운동요법, 약물요법을 병행한다. 식사요법으로는 적정 에너지를 유지하는 게 기본이다. 당질 제한식은 단기간으로 효과는 볼 수 있지만, 장기적인 연구 결과는 아직 없다.

 키워드

1형 당뇨병
유전성, 또는 어떤 원인으로 β세포가 파괴되어 인슐린이 결핍되면서 발생하는 당뇨병. 인슐린 주사가 필요하다.

2형 당뇨병
당뇨병의 90%를 차지하고 당뇨병이 의심되는 성인 남녀는 약 950만이나 된다(『2012년 국민건강·영양조사보고』 참고).

당질 제한식
밥이나 빵과 같은 주식에 많이 함유된 당질을 제한하는 식사법. 당뇨병학회는 '당질 제한식은 현시점에서는 권장하지 않는다'고 제언한다(P.102 참조).

메모

인슐린의 작용
인슐린은 췌장에서 분비되어 식후 상승한 혈당치를 낮추는 기능을 한다. 그 작용이 부족해지는 원인은 인슐린 분비 기능의 저하와 인슐린 작용의 효과가 떨어지는 인슐린 저항성의 증가이다.

당뇨병의 분류

분류	병세
1형 당뇨병	췌장의 β세포가 파괴되어 절대적인 인슐린 결핍 상태가 된다. 자기면역성과 특발성이 있다.
2형 당뇨병	인슐린의 분비저하가 원인인 유형과 인슐린 저항성이 원인인 유형, 그리고 인슐린이 상대적으로 부족해지는 유형이 있다.
기타 특정 메커니즘, 질환에 의한 것	• 유전인자로 유전자 이상이 동정으로 인정되는 것 • 기타 질환, 조건에 맞는 것 췌외분비질환, 내분비질환, 간질환, 약이나 화합물에 의한 것, 감염증 등
임신성 당뇨	임신 중에 처음 발견한 당대사 장애로 아직 당뇨병은 아닌 경우

「당뇨병치료가이드 2012~2013」(일본당뇨병학회) 참고

당뇨병의 진단기준

당뇨병형 ▶
- 혈당치(공복시 ≧ 126㎖/dl, 아무 때나 ≧ 200㎖/dl, OGTT 2시간 ≧ 200㎖/dl 중 하나)
- HbA1c(당화혈색소) ≧ 6.5%(NGSP)[*] [HbA1c (JDS) ≧ 6.1%]

※NGSP는 일본당뇨병학회가 2012년 4월부터 사용하고 있는 국제표준화된 새로운 HbA1c수치

2형 당뇨병의 치료법

식사요법, 운동요법, 약물요법을 병행한다.

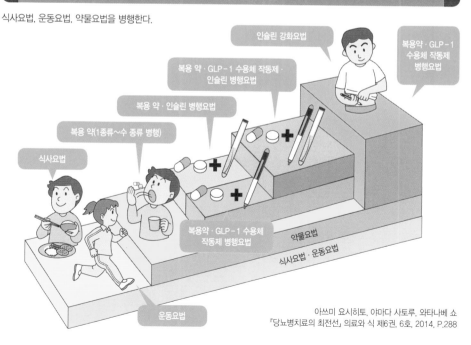

아쓰미 요시히토, 야마다 사토루, 와타나베 쇼
「당뇨병치료의 최전선」 의료와 식 제6권, 6호, 2014, P.288

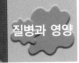

고혈압

● 고혈압은 혈압이 만성적으로 기준수치보다 높은 상태를 말한다.
● 고혈압은 방치하면 동맥경화와 뇌경색, 심근경색을 일으킨다.
● 개선하려면 소금은 1일 6g 미만, BMI는 25 미만을 목표로 한다.

90~95%는 원인불명인 본태성고혈압

혈압은 혈액이 혈관을 통과할 때 혈관에 미치는 압력을 말한다. 안정상
태 시 혈압이 만성적으로 정상수치보다 높은 상태를 고혈압이라고 한다.

고혈압이 되면 항상 혈관이 부담을 받다 보니 혈관의 탄력성이 떨어져
서 딱딱해진다. 방치하면 동맥경화의 위험성이 높아지고, 뇌경색이나 심근
경색을 일으키게 된다.

고혈압에는 본태성고혈압과 이차성고혈압이 있고, 90~95%는 원인불명
인 본태성고혈압이다. 원인은 특정할 수 없지만, 고혈압은 염분의 과다섭
취, 운동 부족, 흡연 등 잘못된 생활습관과 스트레스, 노쇠 등의 복합적인
원인으로 발생한다. 특히 비만한 사람은 고혈압이 될 확률이 일반인보다
2~3배 높다고 한다.

혈압은 정기적인 측정

고혈압은 자각이 없어서 발견하려면 정기적인 혈압측정이 필요하다. 안
정 시 혈압이 수축기혈압 140mmHg 이상 또는 확장기혈압 90mmHg 이상
이 계속되면 고혈압이라고 진단된다.

고혈압의 적정관리를 위해서는 우선 생활습관의 개선이 필요하다. 혈압
강압제를 사용할지 말지, 합병증의 위험성이 있는지를 보고 의사가 판단한
다. 고혈압 치료 가이드라인에서는 수정해야 할 항목을 오른쪽 페이지의 표
와 같이 설정하고, 복합적인 형태로 실시하면 더욱 효과적으로 혈압을 관
리할 수 있다고 한다. 그러나 과도한 운동은 오히려 혈압 상승의 원인이 되
므로 자제하고 적당한 운동을 명심한다.

동맥경화

동맥경화에는 죽상동맥경화
증(아테로마성동맥경화), 중
막경화, 세동맥경화의 3종류
가 있고, 고혈압의 경우에는
죽상동맥경화증이 되기 쉽다.
죽상동맥경화증은 비교적 두
꺼운 동맥 내막에 지방덩어
리인 죽상물질이 침전되면서
혈관이 좁아져 발생한다.

속발성고혈압

원인이 특정되지 않은 고혈
압. 전체 5~10%를 차지하
고 신장병이나 당뇨병의 원
인으로 신장장애를 일으키면
서 발병하는 신실질성 고혈
압 등이 있다.

고혈압 치료 가이드라인

환자에게 최적의 의료를 제
공하기 위한 표준 지침과 그
근거를 제시하기 위해 일본
고혈압학회가 작성한다.

고혈압의 진단 기준

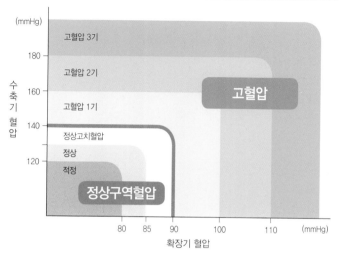

「고혈압치료 가이드라인 (2014)」 일본고혈압학회 참고
(*한국의 경우는 고혈압 전단계 130~139mmHg ┃ 주의혈압 120~129mmHg ┃ 정상 120mmHg 미만 - 역주)

생활습관의 수정항목

항목	수정내용
1. 저염	6g/일 미만
2a. 채소 · 과일	채소 · 과일의 적극적인 섭취[※1]
2b. 지질	콜레스테롤이나 포화지방산의 섭취를 자제. 생선(어유)의 적극적인 섭취
3. 감량	BMI [(체중 (kg)÷(신장(㎡)] 25 미만
4. 운동	심혈관병이 없는 고혈압환자가 대상. 유산소운동을 중심으로 매일 30분 이상을 목표로 꾸준히 운동한다.
5. 절주	에탄올 남성 20~30㎖/일 이하, 여성 10~20㎖/ 일 이하[※2]
6. 금연[※3]	간접흡연 방지도 포함

※1 중증의 신장장애 환자는 고칼륨혈증을 초래할 위험성이 있기 때문에 채소와 과일을 적극적으로 권장하지 않는다. 당분이 많은 과일의 지나친
　섭취는 비만한 사람이나 당뇨병 등의 질환으로 에너지 제한이 필요한 환자에게는 권하지 않는다.
※2 에탄올 남성 20~30㎖는 니혼슈 180㎖, 맥주 1병, 소주 90㎖, 위스키 · 브랜디 더블 1잔, 와인 2잔 정도에 상당. 여성의 경우는 남성의 반
※3 금연 후에는 체중이 늘어나서 혈압이 높아지기 쉬우니 체중 증가에 주의가 필요

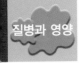

이상지질혈증

 POINT

- 이상지질혈증은 LDL콜레스테롤, HDL콜레스테롤, 중성지방 중 하나가 기준수치를 초과했거나 부족한 상태이다.
- ▶ 치료는 생활습관의 개선을 기본으로 한다.

지방산 섭취 방법에 주의하여 식사요법을 진행

이상지질혈증이란 혈중 콜레스테롤이나 중성지방 등의 수치가 비정상이 되어 동맥경화의 위험성이 높아진 상태이다. LDL콜레스테롤, HDL콜레스테롤, 트리글리세라이드(중성지방) 중 하나가 기준수치를 초과했는지 여부를 보고 판단한다.

LDL콜레스테롤은 간에서 생성된 콜레스테롤을 장기로 운반하는 기능을 하는 리포단백질이다. 혈액 속에 지나치게 증가하면 동맥 혈관에 지방덩어리(플라크)를 만들기 때문에 수치가 너무 높으면 문제가 된다. 반대로 HDL콜레스테롤은 혈관 내 콜레스테롤을 간으로 돌려보내는 기능을 하는데 수치가 너무 낮으면 문제가 된다. 트리글리세라이드는 에너지원인 지질이지만 너무 많으면 비만이나 동맥경화의 원인이 되므로 수치를 조절해야 한다.

다소 유전적인 영향도 있으나 대부분 과식이나 불규칙한 생활, 운동 부족이 원인으로 남녀 모두 40대 이후에 발생하기 쉽다. 특히 여성은 갱년기가 되면 그때까지 LDL콜레스테롤을 억제하던 에스트로겐이 감소해서 수치가 높아지기 쉬우므로 주의할 필요가 있다.

이상지질혈증 치료의 기본은 먼저 생활습관의 개선이고, 처음부터 약물요법을 쓰지 않는다. 생활습관은 금연, 식사는 소금 6g/일 미만, 술을 줄이는 것 외에도 본연의 전통식 일본식을 기본으로 해서 지방산 섭취에 주의하는 것이 중요하다(오른쪽 페이지 참조). 운동은 매일 30분 이상 꾸준히 유산소 운동하는 것을 목표로 삼는다.

 시험에 나오는 어구

콜레스테롤
세포막이나 담즙산, 부신피질호르몬 등의 성분으로 중요하다. 그러나 혈중 LDL콜레스테롤이 과다하거나 HDL콜레스테롤이 과소하거나 하면 동맥경화의 원인이 된다.

 키워드

LDL콜레스테롤
별칭. 나쁜 콜레스테롤. 간에서 만들어진 콜레스테롤을 각 기관으로 운반하는 기능을 한다. 지나치게 많으면 혈관 벽에 지방덩어리(플라크)가 생겨서 동맥경화가 생길 수 있다.

HDL콜레스테롤
별칭. 좋은 콜레스테롤. 혈중 콜레스테롤을 간으로 돌려보내기 때문에 너무 적으면 동맥경화가 생길 수 있다.

 메모

트랜스지방산
어유 등 이중결합을 가진 기름에 수소를 첨가해서 단단하게 만든 것으로 버터 대신에 쓰이는 마가린이나 쇼트닝에 함유되어 있다. 심근경색의 위험성이 있다고 해서 국제적으로 규제를 강화하는 추세이다.

이상지질혈증의 진단 기준

명칭	조건(※1)	명칭
LDL콜레스테롤(LDL-C)	140mg/dl 이상	고 LDL콜레스테롤혈증
	120~139mg/dl	경계 고 LDL콜레스테롤혈증(※2)
HDL콜레스테롤(HDL-C)	40mg/dl 미만	저 HDL콜레스테롤혈증
트리글리세라이드(TG)	150mg/dl 이상	고 트리글리세라이드혈증

※1 공복시 채혈을 원칙으로 한다(10~12시간 금식을 '공복시'로 한다. 그러나 물이나 차 등 칼로리가 없는 수분 섭취는 괜찮다).
※2 선별검사에서 경계 고 LDL-C혈증을 나타낸 경우에는 고위험인지 병세를 검토해서 치료의 필요성을 고려한다.
(*한국의 경우는 LDL콜레스테롤: 적정 100mg/dl 미만 / 정상 100~120mg/dl 미만 / 경계 130~159mg/dl 미만 / 높음 160~189mg/dl 미만,
HDL콜레스테롤: 낮음 40mg/dl 미만, 트리아실글리세롤: 적정 150mg/dl 미만 / 경계 150~199mg/dl 미만 / 높음 200~499mg/dl – 역주)

「동맥경화성 질환 예방 가이드라인 (2012년)」 일본 동맥경화학회

이상지질혈증의 개선 포인트

- 금연을 하고 간접흡연을 피한다.
- 과식을 억제하고 표준체중을 유지한다.
- 고기의 비계, 유제품, 난황의 섭취를 줄이고, 어류, 대두가공제품의 섭취를 늘린다.
- 채소, 과일, 미정제 곡물, 해조류의 섭취를 늘린다.
- 소금을 많이 함유한 식품을 자제한다(6g/일 미만).
- 알코올의 과잉섭취를 자제한다(25g/일 이하).
- 매일 30분 이상 유산소운동을 한다.

「동맥경화성 질환 예방 가이드라인 (2012년)」 일본 동맥경화학회

이상지질혈증의 식사요법

전통식 일본식을 기본으로 한다.

명칭	조건
고 LDL-C혈증	콜레스테롤과 포화지방산을 많이 함유한 고기의 비계, 내장, 껍질, 유제품, 난황 및 트랜스지방산이 있는 과자류, 가공식품의 섭취를 자제한다.
고 TG혈증	당질을 많이 함유한 과자류, 음료, 곡류의 섭취를 줄인다. 알코올 섭취를 자제한다. n-3계 다가불포화지방산을 많이 함유한 어류의 섭취를 늘린다.
저 HDL-C증	트랜스지방산의 섭취를 자제한다. n-6계 다가불포화지방산의 섭취를 줄이기 위해서 식물성 기름의 과잉섭취를 자제한다.

※지방산 종류의 자세한 내용은 P.99 참조

「동맥경화성질환예방 가이드라인 (2012년)」 일본 동맥경화학회

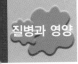

고요산혈증(통풍)

 POINT

- 통풍은 고요산혈증의 일종으로 발생하는 급성관절염이다.
- 혈청요산수치가 7.0mg/dl을 넘으면 고요산혈증으로 진단된다.
- 고요산혈증은 식사요법을 중심으로 퓨린체가 많이 들어간 식품을 삼가도록 한다.

갑자기 심한 통증이 생기며 발작을 반복하는 통풍

통풍은 혈중 요산이 많아지면 결정이 생기고 관절에 침착해서 발생하는 급성관절염이다. 엄지손가락 관절에 침범하기 쉽고, 사람에 따라 직전에 바늘로 찌르는 듯한 전조증상이 있지만, 갑자기 심한 통증이 엄습하는 경우가 대부분이다.

치료하지 않으면 3일 정도 발작이 이어지다가 일단 통증도 가라앉지만, 잊어버릴 만하면 다시 발작을 반복한다.

환자 90%는 남성으로 40~50대에 많이 발병

통풍은 고요산혈증이라는 질병의 일종으로 혈청요산수치가 7.0mg/dl 이상이 되면 고요산혈증이라고 진단한다. 요산수치가 기준을 넘는다고 반드시 통풍은 아니지만, 확률은 높아진다.

통풍처럼 통증을 수반하지 않는 고요산혈증의 경우에는 질병인지도 모르는 사이에 진행된다. 고요산혈증인 사람은 고혈압, 이상지질혈증, 당뇨병 등 생활습관병과 같이 발병하기 쉽고, 특히 동맥경화에 주의해야 한다.

환자의 90%는 남성으로 40~50대에 많이 발병한다. 여성은 폐경 후에 발병하기 쉬워진다.

치료는 통풍이 발병했을 경우에는 통증을 억제하는 약을 사용하지만, 기본적으로는 생활습관의 개선과 식사요법을 병행한다. 비만한 사람은 에너지 섭취를 적정하게 유지하고, BMI의 표준체중을 목표로 감량한다. 그러나 급격한 감량은 오히려 혈청요산수치를 높이므로 주의할 필요가 있다. 또한 요산을 생산하는 퓨린체를 많이 함유한 식품도 삼가도록 한다.

 키워드

고요산혈증
몸속에서 생성되는 요산량이 증가하면 '요산생산과잉형', 배출되는 요산량이 저하하면 '요산배설저하형', 이 두 가지가 혼재된 '혼합형'이 있고, 약을 사용할 경우에는 유형에 따라 구분한다.

 메모

요산과 통풍
퓨린체가 분해되어서 생성된 요산은 수분에 잘 녹지 않다 보니 혈액 속에 과다해지면 결정이 된다. 이것이 관절 등에 축적해서 통증을 유발하는 것이 통풍이다.

식사요법 포인트

1 **에너지 섭취를 적정하게 유지하고, 1일 3식의 규칙적인 식사를 한다.**
BMI 측정 결과 비만이라고 판정된 사람은 표준체중을 목표로 감량한다.

2 **퓨린체를 많이 함유한 식품의 섭취를 자제한다.**
체내의 요산량을 조금이라도 줄이기 위해서 퓨린체를 많이 함유한 고기나 생선 내장 등을 삼가도록
한다. 고기나 생선으로 국물을 낸 음식에도 많이 함유되어 있으니 주의한다.

3 **수분을 충분히 섭취한다.**
수분을 섭취하면 소변량을 늘려서 요산의 배출량을 증가시킬 수 있기 때문이다.
당분이나 칼로리가 높은 주스가 아닌 물이나 차를 마신다.

4 **채소를 충분히 섭취한다.**
요산은 산성에는 용해되기 어렵지만, 알칼리성분에는 잘 녹으니 채소, 감자류, 해조류와 같은 알칼리
성식품을 충분히 섭취한다.

5 **알코올을 자제한다.**
알코올이 분해되면 요산이 발생하므로 자제한다.
특히 맥주는 퓨린체가 많으니 피한다.

6 **소금이 함유된 식품은 자제한다.**
생활습관병 중에서도 특히 고혈압은 합병증을 유발할 수 있으니 1일 6g 이하를 명심한다.

퓨린체가 많은 식품과 적은 식품

	함유량(100g중)	주요 식품
매우 많다	300mg 이상	닭간, 말린 정어리, 멸치, 아귀간
많다	200~300mg	돼지간, 소간, 가다랑어, 정어리, 새우, 말린 정어리, 말린 꽁치
적다	50~100mg	장어, 빙어, 돼지로스, 삼겹살, 소로스, 소혀, 양고기(머튼), 본리스 햄, 베이컨, 어묵, 시금치, 콜리플라워
매우 적다	50mg 이하	콘비프, 어육소시지, 가마보코, 구운치쿠와, 사츠마아게, 말린 청어알, 연어알젓, 비엔나소시지, 두부, 우유, 치즈, 버터, 달걀, 옥수수, 감자, 고구마, 쌀밥, 빵, 우동, 메밀, 과일, 양배추, 토마토, 당근, 무, 배추, 해조류

일본통풍학회·핵산대사학회 가이드라인(2012), 고요산혈증·통풍 치료 가이드라인 제2판 [2012년 추가 증보판], 메디컬뷰사

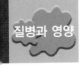

간질환

- 바이러스가 감염 원인인 바이러스성 감염은 전문 의료기관에서 진료한다.
- 바이러스성 감염의 95%는 B형과 C형 바이러스가 원인이다.
- 주로 생활습관병이 원인인 지방간은 식사요법·운동요법으로 개선을 꾀한다.

정기적인 검진으로 조기 발견과 치료를

간은 당질, 단백질, 지질의 대사, 알코올 분해, 유해물질의 해독 등 중요한 기능을 담당하는 장기이다. 주요 질환은 바이러스성 간염과 지방간으로 둘 다 만성화되면 간경변으로 진행되고 더 악화되면 간암이 되기도 한다.

바이러스성 간염은 A~E형 중 하나의 간염바이러스에 감염되어 발병한다. 현재 일본에서는 혈액이나 체액을 매개로 감염되는 B형과 C형 바이러스가 원인인 경우가 대부분이고, 약 80%를 C형, 약 15%를 B형이 차지한다. 감염은 혈액검사로 확인할 수 있으며, 감염이라는 사실을 알았을 때는 바로 전문 의료기관에서 진찰을 받아야 한다.

지방간은 간에 지방이 축적된 상태로 과식이나 과음, 비만, 당뇨병 등으로 발병한다. 과음이 원인인 경우를 알코올성 지방간, 과식이나 비만, 당뇨병이 원인인 경우를 비알코올성 지방간이라고 한다.

간은 '침묵의 장기'라고 할 정도로 자각증상이 나타나지 않지만, 만성간염이 되어 간세포의 파괴가 진행되면 조직이 딱딱해져 본래의 기능을 제대로 못하게 된다. 그 상태가 더 악화하면 간경변으로 진행되어 생명이 위험해지므로 반드시 빠르게 대처해야 한다.

지방간 치료는 우선 식사요법과 운동요법을 병행한다. 과식이나 알코올을 자제하고, 적당한 운동습관을 들인다. 알코올은 적당량을 지켜 주 2일은 간이 휴식하는 휴간일(간이 쉬는 날 – 역주)을 정한다. 또한 담배와 같은 유해물질은 간에 부담을 주므로 금연하도록 한다.

C형간염

바이러스성간염의 약 80%를 차지한다. 환자는 60세 이상에 많다. 과거에는 수혈에 의한 감염이 많았지만, 현재는 거의 사라졌다. 최근의 감염은 각성제나 한번 사용한 주사바늘, 문신바늘을 재사용해서 발생하는 경우가 많다. 간경변이 되면 일정한 비율로 간암으로 진행된다.

 키워드

간염바이러스

A~E형 중에서 A와 E형은 주로 물이나 음식물을 매개로 B, C, D형은 주로 혈액이나 체액을 매개로 감염된다. 과거에는 A형이 많았으나 위생 상태가 개선되면서 상당히 줄었다. 백신접종에 의한 예방도 가능하다.

간 기능 이상의 기준수치로 의심되는 질환

항목	기준치(※)	검사결과와 의심되는 질환
AST(GOT)	30IU/L 이하	둘 다 과도하게 높은 수치(2,000~3,000IU) → 급성간염 　　AST ⟨ ALT → 지방간, 만성간염(AST/ALT 비율이 0.6 전후) 　　AST ⟩ ALT → 알코올성 지방, 간경변(AST/ALT 비율이 2.0 이상) → 간암(AST/ALT 비율이 3.0 이상) AST수치만 높으면 → 심근경색 등 간 외의 질환
ALT(GPT)	30IU/L 이하	
γ-GT	남성 50IU/L 이하	γ-GTP 수치만 높으면 → 알코올성 간염, 췌장의 질환 등(며칠간 금주 후 재검사를 한다) AST, ALT의 수치도 높으면 → 알코올성 지방간, 급성·만성간염, 간경변 등
	여성 30IU/L 이하	

※검사기관에 따라 기준수치가 달라지기도 한다.
(*한국의 경우는, GOT(AST)정상수치 범위 0~40IU/L ｜ GPT(ALT)정상수치 범위 0~40IU/L ｜ γ-GT 남성 11~63IU/L, 여성 8~35IU/L - 역주)

술 1단위(순 알코올 약 20g 상당)

술 1단위는 알코올 섭취량의 기준이라 하고, 순 알코올로 환산하면 약 20g이다. 이 1단위를 각종 알코올음료로 환산하면 다음과 같다. 또한 1단위를 분해하는 데 대략 4시간 정도 걸린다.

주류	알코올 도수	순알코올 20g상당	
맥주	5%	중병(500mℓ) 또는 큰 캔(500mℓ) 1개	
니혼슈	15%	1잔(180mℓ)	
와인	14%	1/4병(약 180mℓ)	
츄하이캔	5%	1.5캔(약 520mℓ)	
위스키	40%	더블 1잔(60mℓ)	

공익사단법인 알코올건강의학협회 웹사이트 참고

신장질환

POINT

- 신장 기능이 건강한 사람의 60% 이하로 저하되거나 단백뇨가 나오는 상태가 지속되면, 만성신장병(CKD)으로 판단한다.
- 개선하려면 식사요법이 중요하고 신장 기능의 단계에 맞춰 이루어진다.

진행이 계속되면 부종, 피로감, 빈혈의 자각증상

신장은 혈액을 여과해서 노폐물을 소변을 통해 체외로 배출하는 것 외에도 체액의 수분량이나 삼투압, 혈압 등을 조절한다. 또한 적혈구를 만드는 호르몬 분비, 뼈의 대사를 촉진하는 등 여러 가지 중요한 기능을 한다.

신장병은 이러한 신장의 기능이 저하되는 질병이다. 신장 기능이 건강한 사람의 60% 이하로 저하되고 단백뇨가 나오는 등의 이상 증상이 3개월 이상 지속되면 만성신장병(CKD)으로 판단한다(진단기준은 오른쪽 페이지 참조).

초기증상은 거의 없지만, 진행되면 수분이나 염분, 노폐물이 체내에 정체되어 부종, 피로감, 빈혈과 같은 자각증상이 나타난다. 게다가 더 진행되면 인공투석이 필요한 경우도 있다. 또한 심근경색이나 뇌졸중의 위험성도 높아지므로 정기적인 소변검사와 혈액검사로 조기 발견과 치료가 필요하다.

발병 원인 중 하나인 대사증후군

원인은 과식, 과음, 운동 부족, 흡연, 스트레스, 노쇠 등의 영향이다. 대사증후군인 사람은 방치해두면 발병률이 높아지기 때문에 주의가 필요하다. 신장 기능의 저하를 막기 위해서는 생활습관을 고치고 무엇보다 식사요법이 중요하다. 생활 습관으로는 금연과 적당한 음주, 운동을 실천한다. 중증이 되면 단백질 제한이 필요하지만, 영양관리는 사구체여과량(GFR)의 단계에 따라 달라지므로 의사나 관리영양사의 지시에 따라 이루어진다.

시험에 나오는 어구

사구체여과량(GFR)
Glomerular Filtration Rate의 약자. 1분간 또는 24시간 동안 사구체로 여과할 수 있는 원뇨의 총량. 신장 기능을 평가하는 기본이다.

키워드

만성신장병(CKD)
Chronic Kidney Disease의 약자. 2002년에 미국 신장재단이 발표한 신장병 예후 개선책 가이드라인으로, 정의와 단계 분류가 제시되어 있다.

인공투석
신장 기능이 현저하게 떨어져 수분이나 노폐물이 체내에 축적되면서 생명 유지가 힘들어졌을 때 실시한다. 인공적으로 혈액을 정화하는 치료로 혈액투석과 복막투석 2종류가 있다.

만성신장병(CKD)의 정의

① 소변 이상, 화상 진단, 혈액, 병리로 신장 장애가 밝혀진다. 특히 0.15g/gCr 이상의 단백뇨(30mg/gCr 이상의 알부민뇨)가 중요하다.

---

② 사구체여과량(GFR) < 60㎖/분/1.73㎡
①②중 하나 또는 양쪽 다 3개월 이상 지속된다.

만성신장병(CKD)의 중증도 분류

원질환	단백뇨 구분		A1	A2	A3
당뇨병	소변 알부민 정량(mg/일)		정상	미량 알부민뇨	만성알부민뇨
	소변 알부민/Cr 비율(mg/gCr)		30 미만	30~299	300 이상
고혈압, 신장염, 다발성낭포신, 이식신장, 불명확, 기타	요단백 정량(g/일)		정상	경도 단백뇨	고도 단백뇨
	요단백/Cr 비율(g/gCr)		0.15 미만	0.15~0.49	0.50 이상
GFR구분 (㎖/분/ 1.73㎡)	G1	정상 또는 높은 수치	≧ 90		
	G2	정상 또는 경도 저하	60~89		
	G3a	경도~중등도 저하	45~59		
	G3b	중등도~고도 저하	30~44		
	G4	고도 저하	15~29		
	G5	말기 신부전 (ESKD)	< 15		

KDIGO CKD guideline 2012를 일본인용으로 개정.
중증도는 원질환, GFR 구분, 단백뇨 구분의 종합적인 단계로 평가한다.
CKD의 중증도는 사망, 말기 신부전, 심혈관 사망 발생의 위험성을 나타낸 초록색 단계를 기준으로 노란색, 오렌지색, 빨간색 순으로 단계가 상승할수록 위험성도 높아진다.

사단법인일본신장학회(편) 「CDK진료 가이드 2012」 도쿄의학사, 2012, P.3

9장 질병과 영양의 관계

식품알레르기

- 식품알레르기는 알레르겐을 섭취하면 몸에 증상이 나타나는 면역반응이다.
- 3대 원인은 우유, 달걀, 밀가루이며 나이가 들면서 완화되는 경우도 많다.
- 치료는 알레르겐을 제거한 식사관리를 중심으로 이루어진다.

알레르겐 7품목은 식품표시를 의무화한다

식품알레르기 원인이 되는 식품(알레르겐)을 섭취하면, 몸이 가렵거나 두드러기, 재채기 등이 나타나는 면역반응이다. 가장 증상이 나타나기 쉬운 부분은 피부로 환자의 약 90%는 얼굴이나 몸이 가렵고 빨개지는 등의 증상을 경험한다. 식품알레르기는 소화 기능이 미숙한 갓난아이와 어린이가 발병하기 쉽고, 알레르겐은 3대 원인으로 불리는 우유, 달걀, 밀가루가 전체의 약 60%를 차지한다.

유병률은 성장하면서 감소하지만, 성인이 되어서 발병하는 사람도 있다. 성인에게 많은 알레르겐은 조개류, 밀가루, 과일류이다. 알레르겐 중에서 우유, 달걀, 밀가루, 새우, 게, 메밀, 땅콩의 7품목은 특정 원재료(알레르기 유발물질로 한국은 난류, 우유, 메밀, 땅콩, 대두, 밀, 고등어, 게, 새우, 돼지고기, 복숭아, 토마토, 아황산류, 호두, 닭고기, 소고기, 오징어, 조개류, 잣 등 22가지다 - 역주)로 식품표시가 의무화되어 있다.

식품알레르기가 발생하면 문진이나 혈액검사 등으로 원인이 되는 식품을 특정한다. 그다음에 의사나 관리영양사들과 상담하면서 알레르겐이 되는 식품을 제거한 식사(제거식)나 저알레르겐 식품을 이용한다. 가공식품은 식품표시에 신경을 쓰면서 안전성을 확인한 후에 이용한다.

식품알레르기는 나이가 들면서 내성이 생겨 완화(증상이 경감)되는 경우도 많다. 특히 달걀, 우유, 밀가루, 대두는 완화되기 쉽지만, 메밀, 갑각류, 견과류 등은 완화가 어려운 경향이 있다. 복수의 알레르겐이 있어 아나필락시스를 일으킨 경험이 있다면 완화가 어렵기 때문에 발병하지 않도록 장기적인 식사관리가 필요하다.

아나필락시스

급성 중증 알레르기 반응. 원인물질의 섭취나 접촉 후 가려움, 기침, 구토나 복통 등여러 가지 증상이 발생한다. 혈액 저하나 호흡곤란, 의식장애 등의 쇼크증상을 일으켰을 때는 신속하게 자가주사용 알레르겐을 투여해야 한다.

면역반응

피부 반응에 이어 두 번째로 많은 증상은 기침, 재채기 등 호흡기 반응이 약 28%, 눈이나 입안, 입술 등의 가려움과 발진, 부종과 같은 점막 반응이 약 22%로 세 번째로 많다.

특정 원재료

특히 알레르기를 일으키기 쉬운 식품 중에서 발생빈도와 부작용이나 위험도를 고려한 7품목으로 식품표시가 의무화되어 있다.

식품알레르기 증상

나타나는 부분	증상
피부	가려움, 두드러기, 빨갛게 부어오름(발적)
점막	눈 : 결막충혈, 가려움, 눈꺼풀 부종 / 코 : 재채기, 콧물, 코막힘 / 입 : 입안, 혀, 입술가려움, 부종
호흡기	기침, 목의 가려움, 목소리쉼, 호흡곤란
소화기	매슥거림, 구토, 복통, 설사, 혈변
전신증상	혈압저하, 잦은 맥박, 부정맥, 의식장애 등

원인이 되는 식품(대상은 음식물섭취 후 60분 이내에 증상이 발현하고 의료기관에서 진료를 받은 환자)

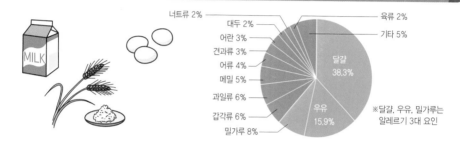

너트류 2%
대두 2%
어란 3%
견과류 3%
어류 4%
메밀 5%
과일류 6%
갑각류 6%
밀가루 8%

육류 2%
기타 5%
달걀 38.3%
우유 15.9%

※달걀, 우유, 밀가루는 알레르기 3대 요인

식품알레르기 발생 시의 임상형 분류

임상형		발생연령	빈도가 높은 식품	내성획득	아나필락시스의 가능성	아나필락시스의 메커니즘
신생아 · 유아 소화관 알레르기		신생아기, 모유기	우유(유아용 조정 분유)	대부분은 완화	(±)	주로 비 IgE 의존성
식품알레르기에 관여하는 유아 아토피성 피부염(※)		모유기	달걀, 우유, 밀가루, 대두 등	대부분은 완화	(+)	주로 IgE 의존성
직후 증상 (두드러기, 아나필락시스 등)		모유기~ 성인기	모유기~유아기 : 달걀, 우유, 밀가루, 메밀, 어류, 너트류 등 / 아동~성인 : 갑각류, 어류, 밀가루, 과일류, 메밀, 너트류 등	달걀, 우유, 밀가루, 대두 등은 완화되기 쉽다. 그 외에는 완화되기 어렵다.	(++)	IgE 의존성
특수성	식물의존성운동유발, 아나필락시스(FDEIA)	아동기~ 성인기	밀가루, 새우, 게 등	완화되기 어렵다	(+++)	IgE 의존성
	구강알레르기증후군 (OAS)	유아기~ 성인기	과일 · 채소 등	완화되기 어렵다	(+)	IgE 의존성

※만성 설사인 경우 소화기 증상과 저단백혈증이 합쳐진 예도 있다.
모든 모유기 아토피성 피부염에 식물이 관여되는 것은 아니다.

「식물알레르기 진료 가이드 (2014)」 후생노동과학연구반 참고

로코모티브 신드롬

POINT

- ●로코모티브 신드롬은 뼈, 척추, 관절 등의 운동기관이 쇠퇴한 상태를 말한다.
- ●노쇠나 운동부족, 허약에 의한 영양부족, 비만 등의 원인으로 발생된다.
- ●대책은 영양개선과 운동으로 근육을 만든다.

젊은 여성의 지나친 체중 감소도 로코모티브 신드롬의 원인

로코모티브 신드롬은 다리와 허리의 근육이나 뼈, 관절 등이 쇠퇴해서 병간호가 필요하거나 노쇠나 병으로 자리보전하게 될 위험성이 높아지는 상태를 말한다.

원인은 주로 노쇠나 운동부족으로 인한 근육의 감소와 관절의 질병, 골다공증 등이지만, 최근 젊은 여성에서 증가하는 지나친 체중 감소로 인한 영양부족도 원인 중 하나이다. 또한 비만한 사람은 체중이 늘어난 만큼 허리나 무릎에 부담이 생겨 로코모티브 신드롬의 위험성이 높아진다.

근력이 감소하는 '사코페니아'에 특히 주의

로코모티브 신드롬 중에서도 특히 근육이 감소하는 것을 '사코페니아'라고 한다. 근육은 30세 정도가 가장 건강하고 이후부터 노쇠하면서 감소하여 70세 이후에는 13~24%, 80세 이상은 약 50%가 사코페니아라는 보고도 있다. 젊은 사람의 경우에는 식단 조절만 하는 다이어트는 근육이 감소하기 때문에 주의해야 한다.

사코페니아를 비롯한 로코모티브 신드롬에는 영양개선과 운동을 병행한 치료가 이루어진다. 비만한 사람은 칼로리 섭취를 적정수준 유지하고, 항상 적당한 운동을 유념해서 BMI의 표준체중을 목표로 감량한다. 마른 사람이나 고령자는 근육을 만드는 고기, 생선, 달걀, 유제품, 대두가공제품 등의 단백질과 단백질 분해와 합성을 촉진하는 비타민 B_6를 같이 섭취하도록 한다. 또한 뼈의 건강을 위해서 비타민 D나 K 섭취도 잊지 말고 챙기고, 헬스장에서 근육 트레이닝하는 습관을 들인다.

시험에 나오는 어구

로코모티브 신드롬
운동기능저하 증후군이라고도 한다. 2007년에 일본정형외과학회가 초고령사회의 대책으로 개념과 대책을 제시했다.

키워드

사코페니아
그리스어로 사코(근육), 페니아(감소)로 근육의 감소를 의미한다. 로코모티브 신드롬을 일으키는 요인의 가장 중요한 요소라고 여겨진다.

메모

노쇠(frail)
고령자의 근력이나 활동이 저하한 상태(허약)를 말한다. 사코페니아는 주로 근력이나 신체 기능의 저하를 주요인으로 다루는데, 노쇠는 인지 기능, 일상생활의 활동성, 피로감 등 넓은 범위의 요소를 포함한다.

적당한 칼로리 섭취의 기준
체중×0.4단위가 간편함. 고령자라도 체중×0.3단위는 섭취하는 게 좋다.

로코모티브 신드롬 테스트

다음의 7개 항목 중에 하나라도 해당하면 뼈나 관절, 근육 등이 쇠퇴하고 있다는 증거, 로코모티브 신드롬의 우려가 있다.

☐ 한쪽 다리로 서서 양말을 못 신는다.

☐ 집에서 발을 헛디뎌 넘어지거나 미끄러지거나 한다.

☐ 계단을 오를 때 난간이 필요하다.

☐ 조금 힘이 필요한 집안일이 힘들다(청소기 사용, 이불 말리기 등).

☐ 2kg 정도의 구매한 물건을 들고 오기가 힘들다(1ℓ의 팩 우유 2개 정도).

☐ 15분 정도 계속 못 걷는다.

☐ 파란불인 동안에 건널목을 다 건너지 못한다.

일본성형외과학회공인 로코모티브 신드롬 예방계발 공식사이트 「로코모 챌린지」 참고

로코모티브 신드롬의 원인 중 하나인 저체중의 비율(여성)

다이어트나 식욕부진 등으로 영양이 부족해지면, 뼈나 근육의 양이 줄어 로코모티브 신드롬이 되기 쉬워진다. 특히 여성의 저체중이나 고령자의 저영양상태는 각별한 주의가 필요하다.

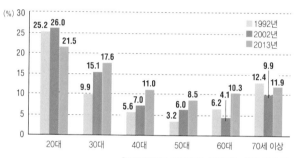

「국민영양조사」, 「국민건강ㆍ영양조사」 후생노동성 참고

Athletics Column

일상생활에 도입하는 운동습관

후생노동성에서는 평소 생활에 다음에 소개하는 운동을 도입해서 지금보다 1일 10분 더 많이 움직이는 운동습관을 들이도록 권장한다.

- 자전거나 도보로 출퇴근한다.
- 휴식시간에는 산책을 한다.
- 근처 공원이나 운동시설을 이용한다.
- 지역의 스포츠 이벤트에 참가한다.
- 보폭을 크게 해서 빨리 걷는다.
- 엘리베이터와 에스컬레이터가 아닌 계단을 이용한다.

- 청소나 세탁은 힘차게, 집안일을 하는 동안 틈틈이 스트레칭을 한다.
- 텔레비전을 보면서 근육운동이나 스트레칭을 한다.
- 평소보다 먼 마트까지 걸어서 간다.
- 휴일에는 가족이나 친구와 하는 외출을 즐긴다.

그 외에 라디오체조, 국민체조 등 모든 운동이 로코모티브 신드롬을 막기 위한 대책이 된다.

「건강을 만들기 위한 신체활동지침(액티브 가이드)」 후생노동성 참고

운동요법

- 대사증후군과 생활습관병의 개선은 식사요법과 운동을 병행하는 것이 효과적이다.
- 후생노동성의 「건강을 만들기 위한 신체활동 기준 2013」이 지표 중 하나이다.
- 일상생활의 활동을 의식해서 늘리기만 해도 소비에너지는 증가한다.

비만인에게 부족한 일상생활의 소비량

대사증후군을 비롯해 생활습관병의 원인이 되는 비만의 개선에는 식사요법과 운동을 병행하는 것이 중요하다. 운동량은 에너지 섭취가 소비에너지보다 많아질수록 더 필요하다. 소비에너지가 많아지면 여분의 체지방이 사용되면서 비만을 해소할 수 있다.

운동량의 기준은 후생노동성이 제시하는 멧츠(METs)가 있다. 이것은 안정상태를 1로 해서 활동하거나 운동했을 때 몇 배의 에너지가 소비되는지를 나타내는 수치이다. 「건강을 만들기 위한 신체활동 기준 2013」에서는 라이프 스테이지에 따라 과학적 근거가 있는 신체활동을 발표했다(오른쪽 페이지 참조).

최근에는 운동할 시간이 없는 경우에는 회사일이나 집안일 등 일상생활을 하면서 몸을 움직여서 소비에너지를 늘리려는 사고방식도 주목받고 있다. 신체활동으로 소비되는 에너지는 운동에 의한 것과 **일상생활활동**(비운동성 신체활동)에 의한 것으로 크게 나눌 수 있는데, 후자의 소비에너지를 NEAT(비운동성 활동열생산)이라고 한다.

비만인과 비비만인의 NEAT를 비교해보면, 비만인은 보행을 포함한 서서 하는 신체활동 시간이 평균 1일 약 150분이나 적다는 연구 결과가 있다. 그래서 일상생활에서 가능한 서 있는 자세나 걷는 거리를 늘리고 집안일을 적극적으로 하는 것만으로도 소비에너지를 늘릴 수 있다. '체격이 큰 사람'이 '강도 높은 활동'을 '긴 시간' 할수록 에너지소비량은 많아진다.

시험에 나오는 어구

멧츠(METs)
신체활동의 강도를 나타내는 단위. 앉아 있는 안정상태가 1멧츠. 후생노동성의 「건강을 만들기 위한 운동 지침 2006」(엑서사이즈 가이드 2006)에 자세하게 게재되어 있다.

키워드

건강을 만들기 위한 신체활동 기준 2013
2006년에 후생노동성이 발표한 「건강을 만들기 위한 운동기준 2006」을 개정. 건강한 몸을 만들기 위해서는 운동뿐만 아니라 생활활동의 강도나 양을 늘리는 것도 중요하다는 관점도 포함되어 있다.

NEAT
Non-Exercise Activity Thermogenesis의 약자. 비운동성 신체활동에 의한 에너지소비를 말한다.

검진 결과와 연령별 신체활동의 기준

혈당·혈압·지질 상황		신체활동(생활활동·운동)[※1]		운동	체력(전신지구력)
검진 결과가 기준 범위 내	65세 이상	강도와 상관없이 신체활동을 매일 40분(=10멧츠·시/주)	세대 공통 지금보다 조금이라도 늘린다(예를 들면 10분 더 걷는다).	세대 공통 운동습관을 들이도록 한다(30분 이상·주 2일 이상)	성별·연령별로 나타낸 강도로 약 3분간 운동 지속 가능
	18~64세	3멧츠 이상 강도의 신체활동[※2]을 매일 60분(=23멧츠·시/주)		3멧츠 이상 강도의 운동[※3]을 매주 60분(=4멧츠·시/주)	
	18세 미만	–		–	
혈당·혈압·지방 중 하나가 건강지도 레벨인 사람		의료기관의 도움 없이 운동해도 괜찮다고 확인이 되면, 대상자가 운동을 시작하기 전과 하는 동안에 스스로 신체 상태를 확인할 수 있도록 도와주고, 보건지도의 일환으로 적극적인 운동지도를 한다.			
위험성이 중복되는 사람 또는 바로 진찰이 필요한 사람		생활습관병 환자가 운동을 적극적으로 할 때는 특히 안전상의 문제가 중요하기 때문에 우선 담당 의사와 상담한다.			

※1 '신체활동'은 '생활활동'과 '운동'으로 나뉜다. 그중에서 생활활동이란 일상생활의 노동, 집안일, 근무, 통학과 같은 신체활동을 말한다. 운동이란 스포츠 특히 체력의 유지와 향상을 목적으로 계획적·의도적으로 실시하면서 지속성이 있는 신체활동을 가리킨다.
※2 '3멧츠 이상 강도의 신체활동'이란 '평소 평지를 걷는 일' 또는 이와 비슷하거나 많은 신체활동.
※3 '3멧츠 이상 강도의 운동'이란 숨이 차고 땀을 흘릴 정도의 운동.

「건강 만들기 위한 신체활동 기준 2013」(후생노동성) 참고

비만인과 비비만인의 총에너지 소비량 비교

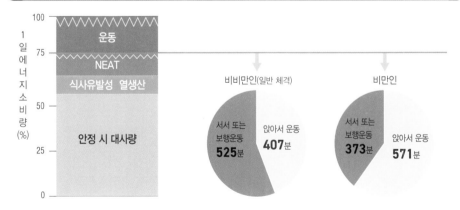

1일 총에너지 소비량은 주로 기초대사량(약 60%), 식사유발성 열생산(약 10%), 신체활동량(약 30%)으로 구성된다. 그리고 신체활동량은 다시 운동과 비운동성 신체활동(NEAT)으로 나뉘지는데, 비만인과 비비만인의 내용이 다르다. 비만인은 서 있는 시간이 비비만인보다 약 150분이나 적고, 에너지 소비도 적은 경향이 있다.

(Ravussin E. A NEAT Way to Control Weight – Science,530 – 531,307,2005)

오하라 가즈노리「신체활동과 에너지대사」(후생노동성 생활습관병 예방을 위한 건강정보 사이트) 참고

인지증(치매)을 예방하는
생활습관

　인지증은 65세 이상에서 약 15%로 발병하고, 예비군은 4명 중 1명이라고 한다(2012년 후생노동성 조사).

　인지증 중에서 반 이상을 차지하는 것이 알츠하이머형 인지증이다. 뇌의 해마에 β-아밀로이드라는 특수한 단백질이 축적되어 신경세포가 죽어가면서 기억장애가 생긴다. 또한 판단력이 떨어져 방을 청소할 수 없게 되고, 계절에 맞지 않는 옷을 입거나 요리를 못 하게 되거나 한다.

　예방에는 식생활을 개선하고, 운동하는 습관을 들일 필요가 있다. DHA와 EPA를 많이 함유한 등푸른생선이나 항산화작용이 강한 채소나 과일, 레드와인의 섭취가 발병을 늦춘다는 것은 잘 알려진 사실이다. 고혈당은 발병 위험성이 높으므로 혈당치가 높은 사람은 낮추도록 노력해야 한다. 흡연은 발병률을 높이니 금연은 기본이다. 또한 수면 부족이 심한 사람은 숙면하는 사람에 비해 발병 위험성이 5배나 높다는 데이터도 있다. 그러나 30분 정도의 낮잠을 자면 위험성을 줄인다는 연구 결과도 있으므로, 수면이 부족할 때는 30분 정도 낮잠을 자두자.

　인지증으로 두 번째 많은 것이 뇌혈관성인지증이다. 뇌경색 등 뇌혈관의 질병으로 뇌세포에 산소가 부족해지면서 신경세포가 죽어서 발병한다. 알츠하이머형과 마찬가지로 건망증은 생기지만 판단력 저하는 나타나지 않는 것이 특징이다. 뇌혈관성인지증은 동맥경화를 예방하는 것이 가장 중요하다. 운동에는 유산소운동이 효과적으로 혈압이나 중성지방수치를 낮추면서 뇌의 혈류를 늘린다.

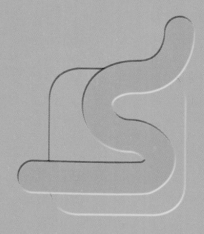

10장

라이프 스테이지와
영양

임신기와 수유기의 영양

- 임신 중 체중 증가는 권장체중증가량에 맞춰서 식사를 조절한다.
- 임신기에는 엽산, 마그네슘, 철, 요오드, 셀렌 등을 많이 섭취한다.

임신초기에는 특히 엽산을 많이 섭취

임신기에는 모체의 건강과 태아의 발육을 위해서 충분한 영양을 섭취해야 한다. 칼로리는 임신 전 BMI수치에 따라 임신기에 권장되는 체중증가량이 결정된다. 임신 전의 체격이 '저체중(마른 체격)'이거나 '보통'인 사람의 임신 중 체중 증가량이 7㎏ 미만이면 저체중아를 출산할 위험성이 높아지기 때문에 적당히 체중을 늘리도록 식사를 조절한다.

태아가 급격하게 성장하는 임신중기부터 말기 사이에는 '저체중(마른 체격)'과 '보통'인 사람은 1주간 0.3~0.5㎏의 증가를 기준으로 한다. '비만'한 사람은 보건사와 관리영양사와 상담해서 식사를 관리한다.

임신초기에는 특히 엽산 섭취에 신경을 써야 한다. 엽산의 충분한 섭취가 태아의 신경관 폐쇄 장애 위험성을 대폭 줄이기 때문에 후생노동성에서는 영양보조식품 등을 통해 1일 400㎍의 엽산을 섭취하도록 통지하고 있다.

또한 마그네슘과 철은 임신고혈압증후군이나 빈혈 예방을 위해서 평소보다 많이 섭취해야 한다. 철은 태아의 혈액을 만드는 데 필요하고, 특히 중기·후기·말기에는 철을 함유한 식품을 많이 먹도록 한다.

분만 직후에는 신생아에게 면역성분이 풍부한 모유를 먹인다. 특히 분만 후 초유(5~7일간)에는 면역글로블린이나 락토페린이 많이 함유되어 있으므로 되도록 많이 먹인다. 수유 중인 산모는 지방이 많거나 자극적인 음식을 자제하고, n-3계가 많은 생선이나 아연, 요오드, 셀렌 등이 들어간 식품을 꼭 챙겨 먹는다.

시험에 나오는 어구

초유

분만 후 약 1주일 동안 나오는 모유를 말한다. 면역항체(IgG나 IgA), 락토페린 등이 함유되어 신생아의 목이나 소화기관을 질병으로부터 보호하는 역할을 한다.

키워드

신경관 폐쇄 장애

뇌나 척추가 만들어지는 임신 4~5주기 경에 발생하는 태아의 선천성이상. 다리의 운동장애나 방광·직장의 기능장애, 뇌의 형성부전으로 무뇌증이 되는 경우도 있다. 엽산 부족이 원인이다.

메모

임신고혈압증후군

과거에는 임신중독증이라고 했다. 임신 20주에서 분만 후 12주 사이에 고혈압 증상이 나타나고 단백뇨를 동반하는 경우도 있다. 산모와 태아에 악영향을 주기 때문에 안정을 취하고, 동물성지방이나 당질을 제한하는 등 영양을 관리한다.

BMI 체격 구분별 임신 중 권장체중증가량

체격구분	권장체중증가량
BMI 18.5 미만 / 저체중(마른 체격)	9~12kg
BMI 18.5 이상 25.0 미만 / 보통	7~12kg[*1]
BMI 25.0 이상 / 비만	개별 대응[*2]

- 체격구분은 비임신 시의 체격.   • BMI = 체중(kg) / 신장(m)^2

※1 체격구분이 '보통'일 때, BMI가 '저체중(마른 체격)'에 가까운 경우에는 권장체중증가량의 위쪽으로, '비만'에 가까운 경우에는 아래쪽으로 권장하는 것이 바람직하다.

※2 BMI가 25.0을 약간 넘는 정도의 경우에는 대략 5kg을 기준으로 해서, 눈에 띄게 벗어나 있으면 기타 위험성도 고려하면서 임상적인 상황을 바탕으로 개별적으로 대응한다. 태아 3kg, 자궁 1kg, 양수, 태반 각 500g, 본인의 지방 증가 2kg으로 하고, 여유로 1kg으로 봤을 때 8kg 정도의 체중 증가가 이상적이다.

(*한국의 경우는 19.8 이하 / 저체중 / 12.7~18.2 | 19.8~2 / 적당 체중 / 11.4~15.9 | 26.1~29 / 과체중 / 6.8~11. 4 | 29 이상 / 비만 / 6.8 – 역주)

「임산부를 위한 식생활지침」 후생노동성 참고

임산부와 수유부의 식사 섭취기준(부가량)

영양소				임산부		수유부	
에너지(kcal/일)			초기	+50		+350	
			중기	+250			
			말기	+450			
				권장섭취량	충분섭취량	권장섭취량	충분섭취량
단백질(g/일)			초기	+0	—	+20	—
			중기	+10	—		—
			말기	+25	—		—
지질	n-6계 지방산		(g/일)	—	9	—	9
	n-3계 지방산		(g/일)	—	1.8	—	1.8
비타민	지용성	비타민 A (µgRAE/일)[*1]	초기·중기	+0	—	+450	—
			말기	+80	—		—
		비타민 D	(µg/일)	—	7.0	—	8.0
		비타민 E	(mg/일)	—	6.5	—	7.0
		비타민 K	(µg/일)	—	150	—	150
	수용성	비타민 B$_1$	(mg/일)	+0.2	—	+0.2	—
		비타민 B$_2$	(mg/일)	+0.3	—	+0.6	—
		나이아신	(mgNE/일)	—	—	+	—
		비타민 B$_6$	(mg/일)	+0.2	—	+0.3	—
		비타민 B$_{12}$	(µg/일)	+0.4	—	+0.8	—
		엽산	(µg/일)	+240	—	+100	—
		판토텐산	(mg/일)	—	5	—	5
		비오틴	(µg/일)	—	50	—	50
		비타민 C	(mg/일)	+10	—	+45	—
무기질	다량	칼륨	(mg/일)	—	2,000	—	2,200
		마그네슘	(mg/일)	+40	—	—	—
		인	(mg/일)	—	800	—	800
	소량	철 (mg/일)	초기	+2.5	—	+2.5	—
			중기·말기	+15.0	—		—
		아연	(mg/일)	+2	—	+	—
		동	(mg/일)	+0.1	—	+0.5	—
		망간	(mg/일)	—	3.5	—	3.5
		요오드	(µg/일)	+110	—	+140	—
		셀렌	(µg/일)	+	—	+20	—
		크롬	(µg/일)	—	10	—	10
		몰리브덴	(µg/일)	—	—	+	—

※1 프로비타민 A 카로티노이드 포함

「일본인 식사 섭취기준(2015)」 후생노동성 참고

영유아기의 영양

- 생후 5~6개월까지의 영양원은 모유 또는 인공유뿐이다.
- 이유식은 아이의 상태를 보면서 시작해서 1~1세 반 정도에 끝낸다.
- 영유아기는 식품알레르기에 주의하면서 올바른 식습관을 기른다.

이유식을 하는 동안에는 날것이나 맛이 강한 음식은 피한다

영유아기는 0~5세 정도를 말한다. 생후 5~6개월까지는 영양원이 모유 또는 인공유(조제분유)이다. 모유에는 비타민 K의 함유량이 적으므로 임신·수유 중인 산모는 비타민 K가 많이 들어 있는 낫토나 녹황색채소를 신경 써서 챙겨 먹도록 한다. 모유만 먹일 경우에는 신생아 검진 때 비타민 K를 투여받는 경우도 있다.

생후 5~6개월 정도에 침이 늘어나고 입을 오물거리게 되면 이유식을 시작한다. 처음에는 아이의 상태를 보면서 하루에 한 숟갈씩 시작한다(오른쪽 페이지 참조). 7개월 정도부터는 이유식의 횟수와 양을 늘리면서 다양한 맛을 체험하게 하고 1세부터 1세 반 정도를 기준으로 이유식을 끝낸다.

이유식을 하는 동안에는 회나 날달걀과 같은 날음식은 세균이나 기생충의 위험이 있으므로 피한다. 또한 염분이 많거나 자극이 강한 음식도 주지 않도록 한다. 꿀은 클로스트리디움 보툴리누스균에 감염될 가능성이 있으므로 1세까지는 금지한다. 또한 영유아기에는 식품알레르기를 일으킬 가능성이 높기 때문에 달걀, 우유, 밀가루, 대두와 같은 알레르겐이 되기 쉬운 식품은   매일 먹이거나, 한번에 많이 먹이지 않도록 한다.

이유식이 끝나면 1일 3회, 주식·주요리·반찬이 골고루 들어간 식사를 규칙적으로 먹여서 올바른 식습관을 기르도록 한다. 그러나 아직 3번의 식사로는 필요한 영양소를 채우지 못하므로 부족한 영양소는 1일 2회 정도의 간식으로 보충한다.

시험에 나오는 어구

모유

모유만 먹이는 경우에는 체중 증가가 양호한지 유의한다. 또한 장기적인 약의 복용, 음주, 흡연은 모유의 영양에 영향을 미치므로 수유를 할 경우 의사와 상담한다.

메모

이유식으로 피해야 할 식품

꿀 외에도 장어는 소화불량을 일으키기 쉬우니 피해야 한다. 명란젓, 성게, 연어알은 알레르겐이 되기 쉬우니 피하고 기름기가 많은 식품도 피한다.

카우프지수

영유아기(생후 3개월 경~학령기 전반기)의 발육상태를 확인하는 지수. 어디까지나 기준으로만 참고한다.

$$체중(g) \div 신장(cm)^2 \times 10$$

발육상태	카우프지수
아주 마름	13 미만
마른 편	13 이상 ~ 15 미만
표준	15 이상 ~ 19 미만
약간 과체중	19 이상 ~ 22 미만
비만	22 이상

영유아기의 에너지 필요 추정량

(kcal/일)

	남아	여아
0~5(개월)	550	500
6~8(개월)	650	600
9~11(개월)	700	650
1~2(세)	950	900
3~5(세)	1,300	1,250

「일본인 식사 섭취기준(2015)」, 후생노동성 참고

이유식 진행 방법의 기준

이유식의 시작 ──────────────→ 이유식의 끝

시기		생후 5~6개월 정도	7~8개월 정도	9~11개월 정도	12~18개월 정도
먹는 방법의 기준		● 아이의 상태를 보면서 1일 1회 한 숟갈씩 시작한다. ● 모유나 분유는 원하는 만큼만 먹인다.	● 1일 2회 식사 주기를 만들어간다. ● 다양한 맛이나 혀의 느낌을 즐기도록 식품의 종류를 늘린다.	● 식사 주기를 잘 지키며 1일 3회 식사로 진행한다. ● 가족이 함께 즐기는 식탁 체험을 경험하게 한다.	● 1일 3회 식사 주기를 지키면서 생활리듬을 만들어간다. ● 스스로 먹는 즐거움을 손으로 움켜쥐는 식사로 시작한다.
식사 기준	조리형태	부드럽게 갈아서 으깬 상태	혀로 으깰 수 있는 강도	잇몸으로 으깰 수 있는 강도	잇몸으로 씹을 수 있는 강도
1회 당 기준량	곡물(g)	● 으깬 죽부터 시작한다. ● 갈아서 으깬 채소도 시도해본다. ● 익숙해지면 으깬 낫토·흰살생선 등을 시도해본다. ● 다양한 맛과 혀의 느낌을 즐기도록 식품의 종류를 늘린다.	죽 50~80	죽 90~부드러운 밥 80	부드러운 밥 90~밥 80
	채소·과일(g)		20~30	30~40	40~50
	생선(g)		10~15	15	15~20
	고기(g)		10~15	15	15~20
	두부(g)		30~40	45	50~55
	달걀(개)		난황 1~ 달걀 1/3	달걀 1/2	달걀 1/2~2/3
	유제품(g)		50~70	80	100

※ 표에 제시된 양은 어디까지나 기준으로 참고하고, 아이의 식욕이나 성장발육 상황에 맞게 식사량을 조절한다.

「수유·이유식 지원 가이드(2007)」 후생노동성 참고

10장 라이프 스테이지와 영양

아동기의 영양

- 아동기는 골격이 급격하게 발달하고 한 해 동안 신장의 발육양이 가장 크다.
- 성장을 도와주는 단백질, 칼슘, 마그네슘, 철 등을 충분히 섭취한다.
- 비만은 장래 생활습관병이 될 위험성이 높으므로 빨리 해소한다.

올바른 식습관을 들이는 중요한 시기

아동기는 6~11세인 초등학생 시기를 말한다. 이 시기는 골격이 급격하게 발달하고, 한 해 동안 신장의 발육양은 남아가 11~12세 정도, 여아가 9~10세 정도로 가장 크다. 더불어 근육과 지구력도 늘어 호흡기나 순환기계 기능도 발달한다.

영양적인 면에서는 몸을 만들기 위해 중요한 단백질이나 뼈의 성장에 필요한 칼슘, 마그네슘을 반드시 섭취한다. 「일본인 식사 섭취기준(2015)」에는 혈액을 만드는 데 필요한 철은 성인보다 많이 제시되어 있다. 특히 여아는 아동기가 끝날 즈음부터 생리가 시작되어 철이 부족해지기 때문에 빈혈이 되지 않도록 주의한다.

또한 이 시기에는 올바른 식습관을 들이는 데도 중요한 시기이다. 식사는 3번 거르지 말고 규칙적인 시간에 먹도록 한다. 싫어하는 음식이 있을 경우에는 잘게 써는 등 조리방법을 달리해서 개선하도록 한다.

아침식사를 거르거나 야식은 생활습관을 망친다

최근에는 올빼미형 생활을 하는 아이들이 늘어 야식이나 늦잠으로 인해 아침식사를 거르는 일이 문제가 되고 있다. 야식은 비만으로, 아침식사를 거르면 저체온이나 저혈당으로 집중력이 떨어져 의욕이 소실될 수 있으므로 당장 개선하도록 하자.

비만이 될 우려가 있는 아이는 칼로리를 과다섭취하지 않도록 주의한다. 이 시기에 살이 찌면 어른이 되어도 살이 빠지기 어려운 체질이 되는 데다 생활습관병이 생길 위험성도 높아지기 때문이다. 서둘러 비만 해소를 위한 대책을 강구하자.

 키워드

아침식사 거르기
아침식사는 하루에 필요한 에너지와 영양을 섭취할 뿐만 아니라 잠들어 있는 머리와 몸을 깨워 생활 리듬을 맞추기 위해서도 중요하다.

뼈의 성장
칼슘의 체내 흡수율을 높이는 데는 비타민 D도 필요하다. 비타민 D는 일광욕을 하면 피부 속에서도 생성되므로 밖에서 노는 활동도 중요하다.

학교 급식법
1954년에 제정되었다. 학교 급식의 법적 근거를 명확히 하고 교육 활동의 일환으로 실시되었다. 2008년에 대폭 개정되고 학교의 식육추진 계획이 새롭게 규정되었다.

 메모

아동기의 단위제 칼로리 섭취 기준
0~10kg   체중×1.0
11~20kg   체중×0.9
21~30kg   체중×0.8
31~40kg   체중×0.7
41~50kg   체중×0.6
51~60kg   체중×0.5
이후는 성인과 같다.

SD는 표준편차(Standerd Deviation)의 약자로 평균치에서 벗어난 정도의 지표이다. 마이너스가 클수록 저신장, 저체중으로, 플러스가 클수록 고신장, 고체중으로 여긴다.

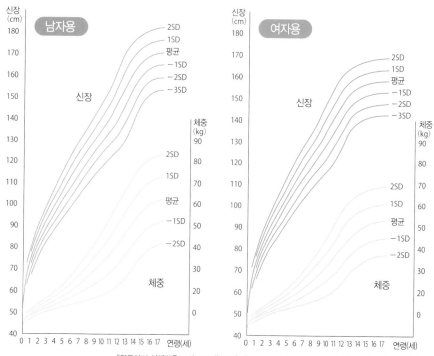

「영유아기 신체발육 조사보고서(2000)」후생노동성 및 「학교보건통계조사(2000)」문부과학성 참고

연령(세)	6~7		8~9		10~11	
성별	남	여	남	여	남	여
신체활동단계	II					
에너지(kcal)	1,550	1,450	1,850	1,700	2,250	2,100
단백질(g)(권장섭취량)	35	30	40	40	50	50
지방에너지 비율(%)	20~30					
탄수화물(%에너지)	50~65					

「일본인 식사 섭취기준(2015)」후생노동성 참고

사춘기의 영양

POINT

- 사춘기에는 신장과 체중이 급격하게 성장하고 남녀의 성차가 커진다.
- 에너지, 단백질, 칼슘 등의 필요량이 가장 많다.
- 아침식사를 거르거나 편식, 과도한 다이어트, 고식(孤食)에 주의한다.

과자나 인스턴트식품은 자제한다

사춘기는 개인차가 있지만, 12~17세의 중학생, 고등학생 시기에는 대부분의 아이가 사춘기를 맞이한다. 신장과 체중이 급격하게 성장하면서 성호르몬 분비로 남녀의 성차도 커진다.

사춘기는 골량이 가장 증가하는 시기이기도 하다. 칼슘이 가장 많이 축적되는 시기는 남자가 13~16세, 여자가 11~14세 정도이다. 그래서 「일본인 식사 섭취기준(2015)」에는 12~14세의 칼슘 권장섭취량이 남자 1,000mg/일, 여자 800mg/일로 가장 많다.

이 시기에는 에너지나 단백질도 가장 많이 필요하다. 장래의 건강한 몸을 만들기 위해서는 제대로 잘 섭취하자. 그러나 배가 고프다고 과자나 인스턴트식품으로 배를 채우지 않도록 한다. 이러한 식품에는 인이 많이 들어 있는데, 인은 칼슘과 마그네슘과 함께 뼈와 치아를 구성하는 성분이지만, 과잉섭취하면 칼슘과 철의 흡수를 방해해서 뼈의 발육 부진이나 빈혈이 발생하는 원인이 된다.

가능하면 가족과 함께 식사를 한다

최근에는 아침식사를 거르거나 편식, 과도한 다이어트로 인한 에너지나 영양소 부족이 문제가 되고 있다. 아동이 혼자 식사하는 고식(孤食)도 편식을 조장하고, 가족과의 대화 부족으로 정신적인 면에 미치는 영향도 우려된다. 바쁘더라도 가능하면 가족이 식사를 같이 하면서 아동이 영양적인 면이나 정신적인 면에서 충분히 만족한 상태가 되도록 신경을 쓰자.

시험에 나오는 어구

성호르몬
제2차 성징을 촉진한다. 남자는 턱수염과 가슴 털이 나기 시작하고, 변성이나 사정이 일어난다. 여자는 피하지방이 늘어 살이 찌고 초경이 시작된다. 남자는 테스토스테론, 여자는 에스트로겐이라는 호르몬에 의해서 나타난다.

메모

과도한 다이어트
최근 사춘기 여자는 마르고 싶다는 욕구가 강해서 과도한 다이어트로 폭주하는 경향이 있다. 표준체중보다 20% 이상이나 적은 마른 상태는 영양부족으로 빈혈이나 체력 저하를 초래하므로 주의가 필요하다. BMI 18 이하는 위험하다.

사춘기 식사 섭취기준(에너지)

연령(세)	12~14		15~17	
성별	남	여	남	여
신체활동단계	II			
에너지(kcal)	2,600	2,400	2,850	2,300
단백질(g)(권장섭취량)	60	55	65	55
지방에너지 비율(%)	20~30			
탄수화물(%에너지)	50~65			

「일본인 식사 섭취기준(2015)」 후생노동성 참고

중학생의 고식 실태

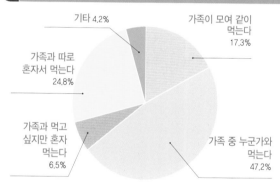

기타 4.2%
가족이 모여 같이 먹는다 17.3%
가족과 따로 혼자서 먹는다 24.8%
가족과 먹고 싶지만 혼자 먹는다 6.5%
가족 중 누군가와 먹는다 47.2%

고식은 영양이 편중되기 쉽고 원하는 시간에만 식사를 하는 등 아이의 식습관에 악영향을 미친다. 또한 가족과의 대화가 부족해져서 자폐증이나 은둔형 외톨이의 원인이 되기도 한다.

「아동 학생의 식생활 등 실태조사 (2000년)」
일본체육 · 학교건강센터 참고

Athletics Column

사춘기의 아침식사 섭취와 운동능력의 관계

성장기에 아침을 거르면 뇌나 몸에 영양이 부족해져 학력이나 운동능력에도 영향을 미친다.

오른쪽 그래프 세로축의 점수는 체력합계 점수를 나타내는데, 아침을 챙겨 먹는 아이의 평균 점수가 더 높다.

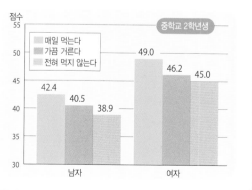

점수

중학교 2학년생

■ 매일 먹는다
■ 가끔 거른다
■ 전혀 먹지 않는다

남자: 42.4 / 40.5 / 38.9
여자: 49.0 / 46.2 / 45.0

223

성인기의 영양

- 청년기(18~29세) · 장년기(30~49세)에 생활 습관이 무너지면 장래 생활습관병의 위험성이 높아진다.
- 40세를 넘으면 정기검진을 받으면서 건강관리에 신경을 쓴다.

식생활에 대한 의식이 낮은 20대

성인기는 20~64세까지의 시기를 말하고, 그중에서도 18~29세를 청년기, 30~49세를 장년기, 50~64세를 중년기로 구분하기도 한다.

청년기에서 장년기에는 체력이나 기력이 넘치며 한창 활동할 시기이다. 그러나 이 시기에 불규칙한 생활이나 무너진 식생활을 계속하면 나이가 들면서 생활습관병에 걸릴 위험성이 높아진다. 특히 젊은 세대는 건전한 식생활에 대한 의식이 낮다는 게 문제이다(오른쪽 페이지 참조). 아침식사는 거의 하지 않는다는 사람이 20~30대 남성은 약 20%나 상승했고, 여성 중에서도 20대는 약 16%나 된다.

비만은 남성에 많은데, 10년 전과 비교해 보면 특히 20대가 늘었다. 비만은 그대로 방치해두면 30대 후반 이후에 생활습관병의 우려가 있다. 여성의 경우는 최근 마른 체격이 증가하는 추세이며, 특히 20대는 10년과 비교해서 다소 감소는 하고 있지만 5명 중 1명은 저체중이다.

40대를 넘으면 남녀 모두 1년에 한번은 특정검진이나 건강검진을 받아 건강 상태를 확인하자.

여성은 장년기 후반쯤부터 갱년기가 찾아오는 사람이 많다. 갱년기는 폐경 전후 10년을 가리키는데, 여성호르몬이 급격하게 감소하면서 골량이 감소하고, 혈중콜레스테롤 수치가 상승하기 쉬워지면서 몸에 여러 이상 증상이 나타난다. 골량을 유지하기 위해서 칼슘이나 비타민 D를 충분히 섭취하고, 평소에도 여성호르몬과 비슷한 기능이 있는 이소플라본이 들어간 대두 가공제품을 적극적으로 섭취하도록 한다.

 시험에 나오는 어구

갱년기
폐경의 평균은 약 50세. 폐경 전후 10년간을 갱년기라고 한다. 시기나 증상은 개인차가 있지만, 여성호르몬인 에스트로겐이 감소해서 열이 나고 우울감, 발한 등 다양한 증상이 나타난다.

 키워드

저체중
BMI 18.5 이하는 저체중으로 분류되는데, 병적으로 마른 체격은 표준체중 20% 이하인 경우를 가리킨다. 젊은 여성이나 고령자의 무리한 다이어트가 원인인 경우가 많다.

이소플라본
대두에 많이 함유된 여성호르몬과 비슷한 기능을 하는 플라보노이드의 일종. 식물성 에스트로겐이라고도 한다. 이소플라본을 섭취하면 골다공증 예방과 갱년기장애를 줄일 수 있다.

건전한 식생활을 실천하는 마음가짐(성·연령계급별)

젊은 층일수록 건전한 식생활에 대한 의식이 낮다. 아침식사를 거르는 일이 많고, 주식·주요리·반찬을 모두 차려서 먹는 빈도도 낮다.

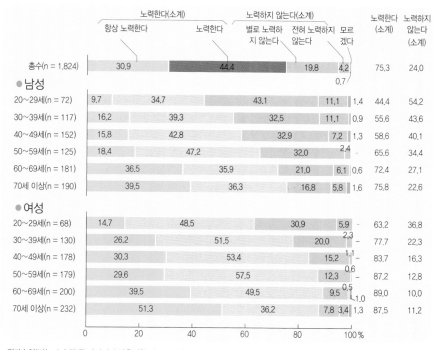

	항상 노력한다	노력한다	별로 노력하지 않는다	전혀 노력하지 않는다	모르겠다	노력한다(소계)	노력하지 않는다(소계)
총수(n = 1,824)	30.9	44.4	19.8	4.2	0.7	75.3	24.0
남성							
20~29세(n = 72)	9.7	34.7	43.1	11.1	1.4	44.4	54.2
30~39세(n = 117)	16.2	39.3	32.5	11.1	0.9	55.6	43.6
40~49세(n = 152)	15.8	42.8	32.9	7.2	1.3	58.6	40.1
50~59세(n = 125)	18.4	47.2	32.0	2.4		65.6	34.4
60~69세(n = 181)	36.5	35.9	21.0	6.1	0.6	72.4	27.1
70세 이상(n = 190)	39.5	36.3	16.8	5.8	1.6	75.8	22.6
여성							
20~29세(n = 68)	14.7	48.5	30.9	5.9	-	63.2	36.8
30~39세(n = 130)	26.2	51.5	20.0	2.3	-	77.7	22.3
40~49세(n = 178)	30.3	53.4	15.2	1.1	-	83.7	16.3
50~59세(n = 179)	29.6	57.5	12.3	0.6	-	87.2	12.8
60~69세(n = 200)	39.5	49.5	9.5	0.5	1.0	89.0	10.0
70세 이상(n = 232)	51.3	36.2	7.8	3.4	1.3	87.5	11.2

※결과수치(%)는 소수점 두 자리까지 반올림한 것으로 내용과 합계가 일치하지 않는 경우도 있다.

「식육에 관한 의식조사 (2014)」 내각부 참고

연대별 비만 남성의 비율(10년 전과 비교)

남성 비만의 경우는 20대에 대폭으로 증가. 40대, 50대에는 다소 늘어나서 3명 중 1명은 비만이다.

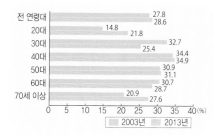

「국민건강·영양조사(2013년)」 후생노동성 참고

연대별 저체중 여성의 비율(10년 전과 비교)

여성은 20대의 저체중이 다소 감소하고 있지만, 5명 중 1명은 마른체형이다.

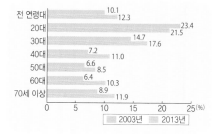

「국민건강·영양조사(2013년)」 후생노동성 참고

고령기의 영양

- 고령기는 65세 이상으로 75세까지를 전기 고령자, 75세 이상을 후기 고령자라고 한다.
- 저영양은 자리보전의 원인이 되므로 주의한다.

저체중은 저영양에 주의한다

고령기는 65세 이상을 말한다(75세까지를 전기 고령자, 75세 이상을 후기 고령자로 나누기도 한다).

고령기가 되면 근력이나 체력의 저하, 골량의 감소, 내장기능의 저하, 기억력 감퇴 등의 노화현상이 나타난다.

식사는 스스로 하는 고령자의 경우에는 「일본인 식사 섭취기준(2015)」의 수치를 참고해서 건강 상태나 신체활동 등을 보면서 에너지나 영양소의 필요량을 산출한다. 가벼운 질환이 있으면 그 질환이나 약의 영향을 고려하면서 영양과부족이 되지 않도록 섭취한다. 특히 저영양은 사코페니아나 면역력 저하를 일으키기 쉽고, 자리보전의 원인이 되기 때문에 주의가 필요하다. 몸의 영양 상태는 혈청알부민 수치나 혈색소량(헤모글로빈 수치)으로 추측할 수 있다. 저영양 예방에는 BMI가 18.5 미만의 저체중인 사람이나 반년 동안 체중이 2~3㎏ 감소한 사람은 특히 주의해서 단백질과 n-3계 지방산, 비타민, 무기질을 섭취하도록 한다. 단백질, 비타민, 무기질은 신체 기능의 저하를 예방하는 데 꼭 필요한 영양소이고, 운동도 병행한다면 사코페니아의 예방효과를 높일 수 있다. 칼슘과 비타민 D는 골절 예방에 효과가 있고, 비타민 D는 자외선을 받으면 체내에서 생성되기도 한다. 고령이 되면 미각까지 잃다 보니 자칫 염분을 과다섭취할 수 있다. 조리방법을 달리해서 저염을 하도록 하자. 또한 고령자는 갈증도 잘 느끼지 못해서 **탈수증상**이 생길 수 있으므로 식사에 함유된 수분 외에 음료 등으로 1~1.5ℓ의 수분을 자주 섭취하도록 하자.

시험에 나오는 어구

탈수증상
몸의 수분과 전해질이 부족해진 상태. 체중 감소 약 1~2%로는 소변량이 줄어드는 정도라서 자각이 거의 없다. 3~9%의 중등도는 두통, 메스꺼움, 현기증이 생긴다. 10% 이상 감소하면 사망 위험에 노출된다.

키워드

사코페니아
근육량 감소, 근력 저하(압력 등), 신체 기능의 저하 중 2가지 이상에 해당하는 경우를 말한다. 넘어지거나 골절해서 병간호가 필요한 상태가 될 가능성이 높으므로 주의가 필요하다.

혈청알부민 수치
알부민은 혈중 주요 단백질로 영양 상태를 보는 지표 중 하나이다.

혈색소량
(헤모글로빈 수치)
혈액검사의 항목 중 하나로 철결핍성빈혈 진단에 사용된다. 고령이 되면 수치가 떨어지는 경향이 있고, 영양 상태를 보는 지표 중 하나이기도 하다.

고령기 식사 섭취기준

연령(세)	70~	
성별	남	여
신체활동단계	II	
에너지(kcal)	2,200	1,750
단백질(g) (권장섭취량)	60	50
지방에너지 비율(%)	20~30	
탄수화물(%에너지)	50~65	

「일본인 식사 섭취기준(2015)」후생노동성 참고

고령자의 대표적인 저영양 요인

1 사회적 요인
독거
개호력 부족 · 방임
고독감
빈곤

2 정신적 심리적 요인
인지기능장애
우울
잘못 삼킴 · 질식의 공포

3 노쇠 관여
후각 · 미각장애
식욕저하

4 질병요인
장기부전
염증 · 악성종양
몸이 쑤시고 아픔
틀니 등의 구강 문제
약물 부작용
씹기
삼킴 장애
일상생활의 동작 장애
소화기관의 문제(설사 · 변비)

5 기타
부적절한 식사 형태의 문제
영양에 관한 잘못된 인식
의료자의 잘못된 지도

저영양 상태의 조기 발견을 위한 체크포인트

아래에 소개하는 조기 발견을 위한 체크포인트는 어디까지나 기준으로 참고하고, 만약 하나라도 해당이 되면 식사내용을 확인해보고 문제가 있다면 개선한다.

① 체중의 변화
체중이 반년 사이에 2~3kg 감소했다.
또는
1~6개월간 체중 감소율*이
3% 이상이다.

※체중 감소율(%)

$$= \frac{(\text{평소 체중} - \text{현재 체중})}{\text{평소 체중}} \times 100$$

② BMI
18.5 미만
※BMI = 체중 ÷ (신장 (m))^2

③ 혈청알부민 수치
3.5g/dl 미만
(3.8g/dl 이하는 저영양 예비군)

④ 혈중 총콜레스테롤 수치
150mg/dl 미만

⑤ 혈중 헤모글로빈 수치
10mg/dl 이하

섭식 · 삼킴 장애와 영양

POINT

- 고령기는 씹는 힘과 삼키는 힘이 약해진 사람이 늘어나기 때문에 그 사람의 단계에 맞춰서 개호식을 제공한다.
- 먹는 즐거움을 유지하기 위해 입으로 먹을 수 있는 방법을 연구한다.

섭식 · 삼키기는 5단계로 나눠진다

고령기가 되면 치아가 빠지거나 질병의 원인으로 음식물을 씹는 힘(저작력)이나 삼키는 힘(연하력)이 약해진다. 국립장수의료센터의 조사에 따르면, 요양병원에 입원한 고령 환자, 노인보건시설, 특별양호노인홈에 들어간 고령자의 40% 이상이 섭식 · 삼킴 장애라고 한다.

섭식과 삼키기는 입에 넣은 음식물을 씹어서 삼키는 과정을 말하고, 그 과정은 5단계로 나뉜다(오른쪽 페이지 참조). 5단계 중에서 한 가지 또는 복수의 단계에서 문제가 생기는 경우를 섭식 · 삼킴 장애라고 한다.

섭식 · 삼킴 장애의 문제는 평소 식사를 마음대로 하지 못하기 때문에 QOL(삶의 질)이 떨어지고, 저영양이나 탈수증, 잘못 삼킴, 질식 등의 위험성이 높아진다는 점이다. 이러한 위험성을 피하고자 섭식 · 삼킴 장애의 단계에 맞춰 고려한 식품이 개호식(고령자친화식품 – 역주)이다. 씹는 힘이 약해진 사람을 위해서는 식재료를 한입 사이즈로 자르거나, 칼집을 넣거나, 또는 부드럽게 익히는 등의 여러 가지 방법을 궁리해서 고안했다. 또한 삼키는 힘이 약한 사람은 자신의 상태에 맞춰서 죽이나 퓌레 상태의 식사, 젤리식 등을 선택할 수 있다. 일본개호식품협의회는 유니버설 디자인 푸드(UDF)의 4가지 구분에 따라 씹는 힘과 삼키는 힘의 기준, 제공하는 식사의 단단함의 기준을 정하고 그 규칙에 맞는 상품을 판매하고 있다.

개호식과 같은 음식만으로도 영양이 부족할 때는 필요에 따라 경장영양으로 영양을 지원하는 등 영양개선을 먼저 생각한다. 그러나 영양이 좋아지면 다시 개호식으로 돌아가 먹는 즐거움을 유지하도록 해야 한다.

시험에 나오는 어구

삼킴 장애
음식물이 잘못해서 기관으로 넘어가 버리는 일. 고령이나 질병으로 삼키는 힘이 약해졌을 때 발생하기 쉽다. 잘못 삼킨 음식물이 기관에 남아 있으면 폐렴의 원인이 되기 때문에 주의가 필요하다.

키워드

경장영양
중증의 삼킴 장애로 입으로 식사를 할 수 없게 되었을 때 선택하는 영양요법. 코로 삽입한 튜브를 끼워 위, 십이지장, 공장에 영양을 보내는 방법이다.

유니버설 디자인 푸드 (UDF)
일상 식사에서 개호식까지 폭넓게 이용할 수 있도록 먹기 편한 점을 배려해서 고안한 식품. 일본개호식품협회가 제정한 규칙에 맞는 상품만 UDF로 인정하고 상표를 붙일 수 있다.

섭식 · 삼키기 과정(5단계)

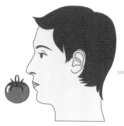 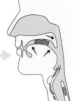 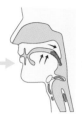 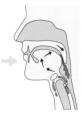 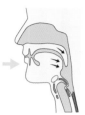

1 인지기
(선행기)
음식물의 형태나 색
깔, 단단함 등을 두뇌
가 판단한다.

2 조작기
(준비기)
입에 들어간 음식물
을 씹어서 체액과 섞
어서 삼키기 쉬운 상
태(식괴)로 만든다.

3 구강기
혀를 사용해 식괴를
구강에서 목구멍으
로 보낸다.

4 인두기
목구멍의 식괴를 꿀
꺽 삼켜서 식도로 보
낸다.

5 식도기
식도로 보낸 식괴를
연동운동으로 위로
보낸다.

유니버설 디자인 푸드의 4가지 구분

		구분			
		구분 1 씹기 편하다	**구분 2** 잇몸으로 으깬다	**구분 3** 혀로 으깬다	**구분 4** 씹지 않아도 된다
씹는 힘의 기준		딱딱한 것이나 큰 것은 다소 먹기 힘들다	딱딱한 것이나 큰 것은 먹기 힘들다	잘고 부드러우면 먹을 수 있다	고형물은 작아도 먹기 힘들다
삼키는 힘의 기준		뭐든 삼킬 수 있다	음식물에 따라 삼키기 힘든 경우가 있다	물이나 차를 마시기 힘든 경우가 있다	물이나 차가 마시기 힘들다
단단함의 기준	밥	밥~부드러운 밥	부드러운 밥~죽	죽	페이스트죽
	생선	구운생선	조림생선	발라놓은 생선 조림 (걸죽한 안카케)	가는 체로 거른 흰살 생선
	달걀	두꺼운 계란말이	맛국물로 만든 부드러운 계란말이	스크램블 에그	부드러운 차완무시 (건더기 없이)
물성규격	단단함 상한치 (N/㎡)	5×10⁵	5×10⁴	졸(※) : 1×10⁴ 젤 : 2×10⁴	졸 : 3×10³ 젤 : 5×10³
	점성 하한치 (mPa · s)			졸 : 1500	졸 : 1500

※졸이란 액체, 또는 고형물이 액체 중에 분리되어 유동성을 가진 상태를 말한다.
　젤이란 졸이 유동성을 잃고 젤리모양으로 굳어진 상태를 말한다.

찾아보기

한글 찾아보기

한글 찾아보기

한글 찾아보기

ㅇ

235

찾아보기

한글 찾아보기

영어 찾아보기

그림으로 이해하는 인체 이야기

영양학의 기본

2021. 10. 15. 초 판 1쇄 인쇄
2021. 10. 22. 초 판 1쇄 발행

감　수 | 와타나베 쇼
감　역 | 차원
옮긴이 | 양지영
펴낸이 | 이종춘
펴낸곳 | BM (주)도서출판 성안당
주소 | 04032 서울시 마포구 양화로 127 첨단빌딩 3층(출판기획 R&D 센터)
　　　10881 경기도 파주시 문발로 112 파주 출판 문화도시(제작 및 물류)
전화 | 02) 3142-0036
　　　031) 950-6300
팩스 | 031) 955-0510
등록 | 1973. 2. 1. 제406-2005-000046호
출판사 홈페이지 | www.cyber.co.kr
ISBN | 978-89-315-8971-9 (03510)
　　　978-89-315-8977-1 (세트)
정가 | 16,500원

이 책을 만든 사람들
책임 | 최옥현
진행 | 최동진
본문 디자인 | 신묘순
표지 디자인 | 박원석
홍보 | 김계향, 유미나, 서세원
국제부 | 이선민, 조혜란, 권수경
마케팅 | 구본철, 차정욱, 나진호, 이동후, 강호묵
마케팅 지원 | 장상범, 박지연
제작 | 김유석

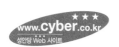

www.cyber.co.kr
성안당 Web 사이트

편집: 유한회사 view기획(이케가미 나오야) I 커버디자인: 이세 타로(ISEC DESIGN INC.)
본문디자인: 노무라 유미(mom design) I 집필협력: 코미야 치즈코
일러스트: 아오키 노부토, 다카하시 나오미